Cathérine Hölzen



# Stark durch Bewegung

## Selbsthilfe bei Parkinson

Mit effektiven Übungen aus der Physiotherapie typische Symptome und Schmerzen lindern – für mehr Lebensqualität

riva

# Inhalt

## 3 Die Übungen 121



## Anhang

# Vorwort

In den letzten zehn Jahren hat es einen erheblichen Wissenszuwachs im Bereich der aktivierenden Therapien der Parkinson-Krankheit gegeben. Zu den aktivierenden Therapien zählen insbesondere Physiotherapie, Ergotherapie, Logopädie und Musiktherapie.

Die aktivierenden Therapien gelten heute als gleichberechtigter Therapiepfeiler neben der medikamentösen Behandlung der Parkinson-Krankheit. Für eine spezifische Physiotherapie konnte unter anderem gezeigt werden, dass sich nicht nur Komplikationen wie Stürze und Krankenhausaufenthalte verringern lassen, sondern dass sich auch das Outcome (verringerte Mortalität) der behandelten Parkinson-Patienten im Vergleich zu einer unspezifischen Physiotherapie deutlich verbessert. Heutzutage sollte die spezifische Parkinson-Physiotherapie idealerweise in interprofessionellen Parkinson-Netzwerken erfolgen (www.parkinsonnetzwerke.de).

Frau Hölzen hat als Autorin des vorliegenden Buches langjährige Erfahrung in der spezifischen Physiotherapie von Menschen mit Parkinson. Sie arbeitet derzeit am Klinikum Osnabrück interprofessionell im hiesigen Team des Zentrums für Parkinson-Syndrome und andere Bewegungsstörungen (ZPSB). Darüber hinaus ist sie im regionalen Parkinsonnetz Osnabrück+ (www.pnplus.de) aktiv. Eine wesentliche Zielsetzung des vorliegenden Buches ist es, Betroffene zu ermutigen, ihrer Erkrankung aktiv zu begegnen und sich an der Gestaltung ihrer Behandlung zu beteiligen.

Diese als Patient-Empowerment bezeichnete Strategie ist auch ein wesentliches Ziel innerhalb der interprofessionellen Parkinson-Netzwerke. Hierbei ist die Schulung von Menschen mit Parkinson ein Kernelement.

Frau Hölzen versteht es, in leicht verständlicher Sprache den Betroffenen und ihren Angehörigen den Einstieg in eine auf die Parkinson-Krankheit spezifisch abgestimmte Physiotherapie zu ermöglichen. Und das ist ihr auch mit diesem Buch ganz hervorragend gelungen. Es kann gleichzeitig als Motivator dienen, denn durch die regelmäßige Anwendung spezifischer aktivierender Übungen kann der Krankheitsverlauf eigenständig positiv beeinflusst und die Lebensqualität verbessert werden. Den optimalen Effekt wird die aktivierende Therapie immer nur dann erzielen, wenn gleichzeitig eine auf die individuellen Symptome abgestimmte, optimale medikamentöse Behandlung und gegebenenfalls eine bestmögliche Einstellung einer tiefen Hirnstimulation besteht. Diesbezüglich ist eine regelmäßige Kommunikation auf Augenhöhe im interprofessionellen Team unentbehrlich.

Ich wünsche mir, dass dieses Buch zahlreichen Leserinnen und Lesern hilfreich sein wird, um Menschen mit Parkinson den Zugang zu einer spezifischen Physiotherapie und einer aktiven Gestaltung ihrer Behandlung zu ermöglichen.

**Prof. Dr. med. Tobias Warnecke**
Chefarzt der Klinik für Neurologie und neurologische Frührehabilitation, Klinikum Osnabrück und Vorstandsvorsitzender der Parkinson Netzwerke Deutschland e.V.

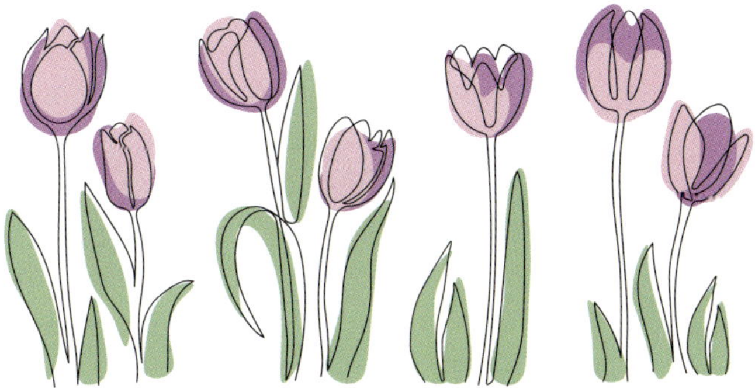

# Einführung

Die Leitlinie zur Behandlung der Parkinson-Krankheit empfiehlt jedem Patienten mit Parkinson-Krankheit, der motorische Symptome zeigt, Physiotherapie. Dabei ist es wichtig, dass die Therapie auf Ihre motorischen Defizite, Symptome und Ihre Leistungsfähigkeit angepasst wird, um das beste Ergebnis zu erzielen.[1]

Die Leitlinie gibt uns auch einen zeitlichen Rahmen für die Physiotherapie vor. Drei Stunden pro Woche sollen es mindestens sein. Einmal abgesehen von speziellen Therapiekonzepten, die über einige Wochen ein intensives Training beinhalten und anschließend selbstständig durch den Übenden weitergeführt werden, kenne ich kein Beispiel für eine so zeitintensive ambulante Versorgung von Patienten. Drei Stunden pro Woche stellen sowohl den Betroffenen, die physiotherapeutische Praxis als auch die Versicherer vor große Herausforderungen. Doch die Leitlinie zeigt uns auch eine Lösung auf: Ein Teil des Trainings kann als Eigentraining erfolgen, wenn der Patient dazu in der Lage ist.[2]

Seit 2013 arbeite ich regelmäßig mit Menschen, die zusammen mit ihrem Parkinson-Begleiter durchs Leben gehen. Wenn ich dann sage, dass die ein bis zwei Therapieeinheiten pro Woche nicht ausreichen, um die Symptome abzumildern oder sie möglichst lange stabil auf einem Level zu halten, folgt eine Frage natürlich auf dem Fuße: »Welche Übungen soll ich denn machen?« Mit der Zeit habe ich viele kleine Zettelchen mit Übungsanleitungen geschrieben und mit den Jahren kamen immer mehr Ideen für Eigenübungen zusammen. In allen möglichen Situationen traf ich auf Ideen: bei meinem eigenen Training, im Schlaf, beim Einkaufen oder bei der Behandlung anderer Krankheitsbilder. Doch ab und zu vergaß ich die Ideen auch wieder, bevor ich sie testen konnte. Eines Tages kam ein langjähriger Patient zu unserem Termin und sagte, dass eine spezielle Übung der letzten Woche ihn in den letzten Tagen stark vorangebracht hätte. Doch die Freude währte nicht lange – wir konnten uns nicht mehr erinnern, welche Übung es gewesen war. An diesem Tag erstellte ich mir endlich ein Dokument auf meinem Handy und trug nach und nach die Titel aller Übungen ein, die mir einfielen. So kamen mit der Zeit fünf DIN-A4-Seiten nur an Überschriften zusammen, die zum Grundstein dieses Buches wurden.

Wenn Sie sich nun fragen, welche Übung es denn nun war, die meinem Patienten so gut gefallen hatte, dann schauen Sie doch mal zur Übung »Ausschultern« auf Seite 164 vorbei – zum Glück fiel uns die Übung später wieder ein.

Ergänzend zu den Übungen und Übungsplänen für die eigenständige Behandlung der Symptome, die das Herzstück des Buches bilden, ist es mir wichtig, Ihnen auch einen bunten Strauß an Wissen mitzugeben. Drei Stunden pro Woche zu trainieren ist leicht gesagt, die Umsetzung fällt manchmal relativ schwer. Doch wenn Sie wissen, was hinter dem Begriff »Parkinson-Krankheit« steckt, wie die Trainingsstrategien auf uns wirken, welche biomechanischen Zusammenhänge es gibt und wie Sie es schaffen, sich anhand dieses Wissens müheloser zu bewegen, dann fällt es Ihnen bestimmt gleich leichter, sich zum Training zu bewegen.

In frühen Stadien der Erkrankung sollte es Ihr Ziel sein, die Uhr wieder zurückzudrehen und Ihre Beweglichkeit, Kraft, Ausdauer, Ihre Körperhaltung und Ihre Balance unter der guten Wirkung der Medikamente auf ein möglichst hohes Niveau zu heben. Kommen die Symptome trotz der Medikation im weiteren Verlauf der Erkrankung zurück, geht es darum, diese frühzeitig zu erkennen und mit dem Training in Schach zu halten.

Das ist das Ziel: Patient-Empowerment. Machen Sie die Parkinson-Krankheit zu Ihrer ganz persönlichen Parkinson-Krankheit und erfüllen Sie sich selbst den Wunsch, mit Ihrem Parkinson-Begleiter ein aktives und weiterhin selbstbestimmtes Leben zu führen.

**Ihre Cathérine Hölzen**

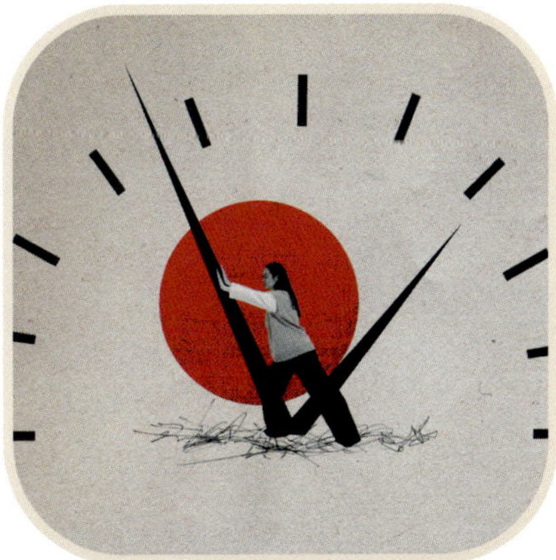

*Drehen Sie die Uhr mit der Hilfe von Bewegung und Sport zurück. Sie werden sehen, dass Sie damit ganz erstaunliche Ergebnisse erzielen werden.*

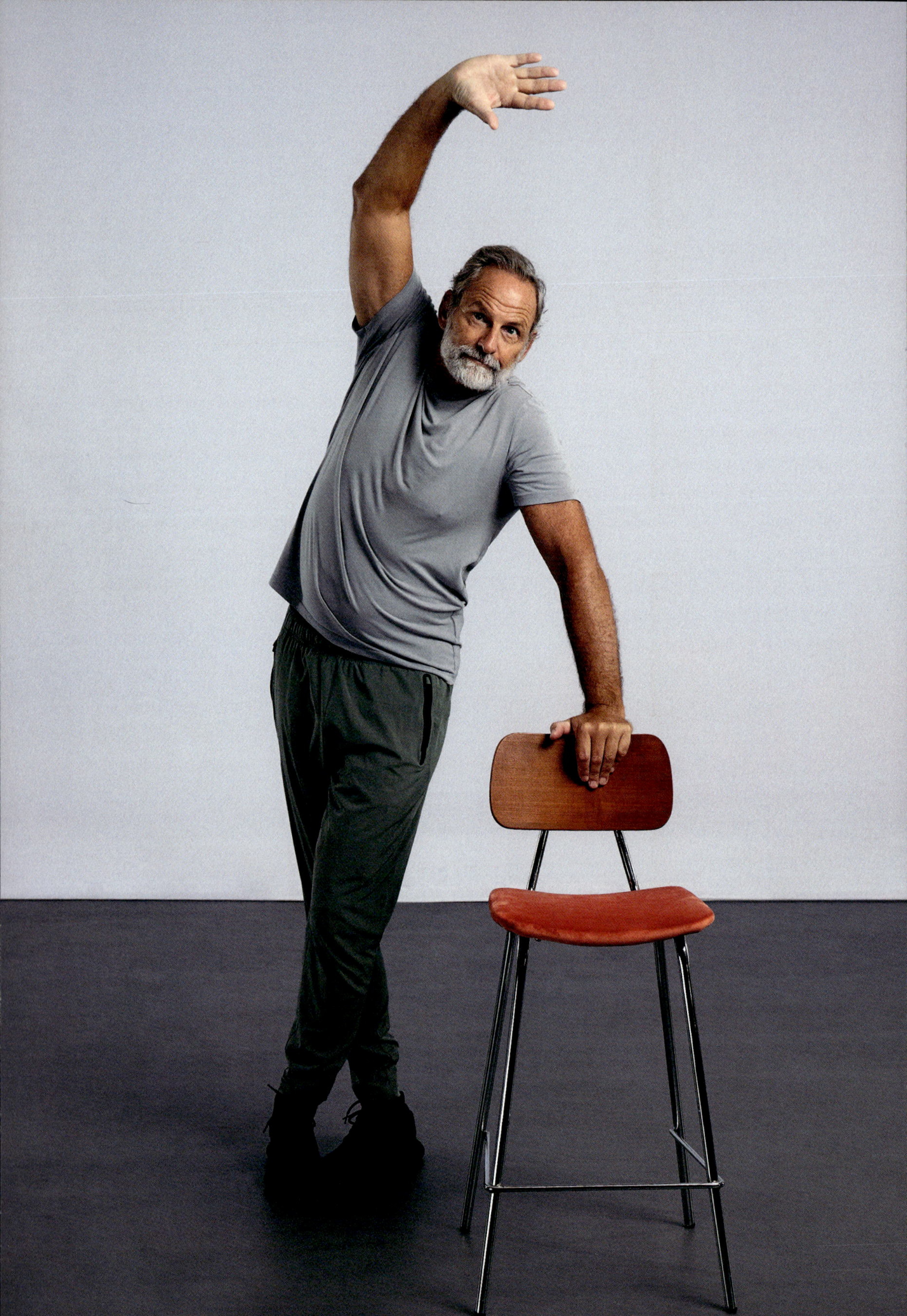

Cathérine Hölzen

# Stark durch Bewegung

## Selbsthilfe bei Parkinson

» Ja, der Gang scheint eine besondere, Gedanken schaffende, Gefühle wirkende Kraft in sich zu tragen: Er kann Trauer bannen, Leidenschaft mäßigen, Würde geben. «

*Hermann Bahr*
*(1863–1934, österreichischer Schriftsteller)*
*Frei nach dem Parkinson Parcours am Klinikum Osnabrück, ausgewählt von Prof. Dr. Jutta Wermke*

# 1

# Parkinson verstehen

» Verlieren Sie vor allem nicht die Lust zu gehen: ich gehe mir jeden Tag das tägliche Wohlbefinden an und entgehe jeder Krankheit; ich habe mir meine besten Gedanken angegangen und ich kenne keinen Gedanken, der so schwer wäre, dass man ihm nicht entgehen könnte. «

*Søren Kierkegaard*
*(1813–1855, dänischer Philosoph und Schriftsteller)*
*Frei nach dem Parkinson Parcours am Klinikum Osnabrück, ausgewählt von Prof. Dr. Jutta Wermke*

# Was ist Parkinson?

Für ein möglichst gutes Ergebnis Ihrer Parkinson-Behandlung ist es entscheidend, wie gut sich alle Beteiligten mit dem Krankheitsbild und dessen Behandlung auskennen und bereit sind, daran zu arbeiten. Es sind nicht nur die Ärzte – Neurologen, Radiologen, (Neuro)-Psychologen, Allgemeinmediziner und Kliniken –, sondern auch Therapeuten wie Physio- und Ergotherapeuten, Logopäden und Musiktherapeuten, darüber hinaus Sanitätshäuser, Apotheken und die Industrie und schlussendlich Patientenvertretungen, ambulante Sportangebote und Selbsthilfegruppen, die ein großes Behandlungsnetzwerk bilden. Doch die Person, die im Mittelpunkt steht und auf deren Ziele und Mithilfe es ganz besonders ankommt, sind Sie! Genau deswegen sollten Sie möglichst viel über die Parkinson-Krankheit wissen und diese Kenntnisse auf Ihre individuelle Erkrankung und Ihr Umfeld beziehen, damit Sie ein möglichst gutes Ergebnis erzielen.

Deshalb starten wir mit einem Abriss darüber, was im Körper bei der Parkinson-Krankheit geschieht, wie die Krankheit verläuft, und betrachten die Symptome, die bei Ihrer Parkinson-Krankheit auftreten.

## Die korrekte Bezeichnung für Parkinson

Vielleicht wundern Sie sich, dass in diesem Buch nicht von *Morbus Parkinson* die Rede ist. In der aktuellen Leitlinie der Parkinson-Krankheit wird die Bezeichnung Parkinson-Krankheit aus verschiedenen Gründen empfohlen. Neben der direkten Übersetzung aus dem Englischen (*parkinson's disease*) ist mit diesem Begriff zum Beispiel eindeutig klar, worüber gesprochen wird – eine Krankheit. Häufig hörte man auch den Begriff des idiopathischen Parkinsons. »Idiopathisch« bedeutet, dass die Medizin noch keine Antwort auf die Frage gefunden hat, woher eine Erkrankung kommt. Einige nachgewiesene Ursachen für eine Parkinson-Krankheit wurden jedoch schon ausgemacht – beispielsweise eine genetische Komponente oder Umweltfaktoren. Daher ist der Begriff des »idiopathischen Parkinsons« nicht immer zutreffend.[3]

# Das komplexe Krankheitsbild der Parkinson-Krankheit

Mit ihrer Vielzahl an Symptomen kann die Parkinson-Krankheit sehr unterschiedliche Verläufe nehmen. Allen gemein ist eine Verlangsamung der Bewegungen (Bradykinese), die durch einen Mangel an Dopamin bedingt ist. Auch die zunehmende Muskelsteifheit, der Rigor, gehört zu den Kardinalssymptomen der Parkinson-Krankheit. Obwohl der Tremor, das wohl bekanntestes Symptom der Parkinson-Krankheit, ihm ursprünglich seinen Namen »Schüttellähmung« gab, tritt er bei einem Viertel der Erkrankten nicht auf. Die Parkinson-Krankheit betrifft im Wesentlichen Menschen ab einem Alter von 50 Jahren, es gibt aber auch Fälle, in denen jüngere Menschen betroffen sind. Die Hintergründe dieser weitreichenden Erkrankung zu verstehen, bildet die Grundlage zum Verständnis ihrer Behandlung.

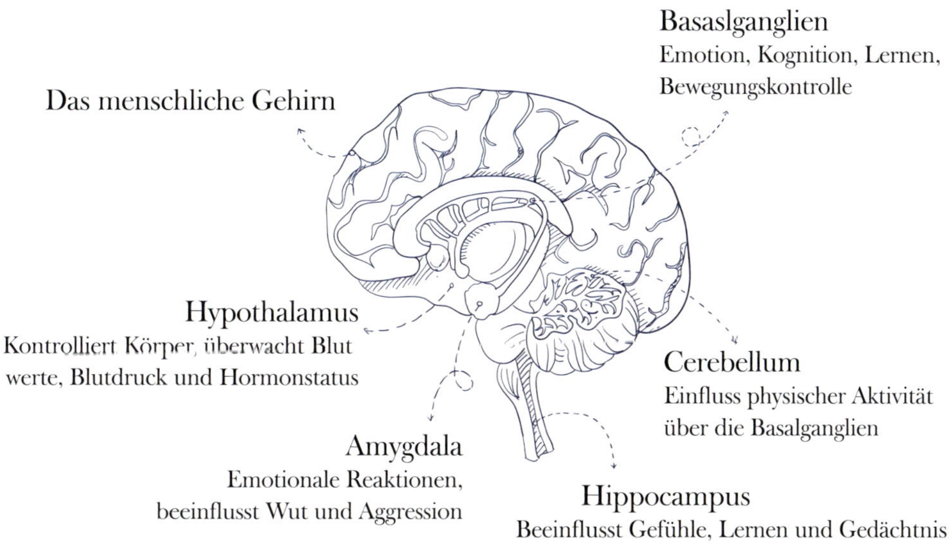


*An der Parkinson-Krankheit sind viele verschiedene Hirnnetzwerke beteiligt.*

## Was bei der Parkinson-Krankheit im Gehirn passiert

Die Parkinson-Krankheit ist eine neurodegenerative Erkrankung, die durch den Verlust dopaminerger Neuronen in der *Substantia nigra pars compacta,* einem paarig angelegten Bereich im Mittelhirn, gekennzeichnet ist. Sie wurde erstmals 1817 vom britischen Arzt James Parkinson beschrieben. Er veröffentlichte seine Beobachtungen unter dem Titel »*An Essay on the Shaking Palsy*« (»Ein Essay über die Schüttellähmung«). Diese frühe Beschreibung bildet die Grundlage der modernen klinischen Definition der Erkrankung.

Durch den vermehrten Mangel an Dopamin gerät der Hirnstoffwechsel der Basalganglien zunehmend in ein Ungleichgewicht. Zu Beginn können verschiedene nicht-motorische Symptome auftreten. Da zuerst die Vaguskerne – die Kerngebiete des Vagusnervs, der Ursprung im Gehirn –, das olfaktorische Zentrum (Riechkolben) und der Hirnstamm betroffen sind, erinnern die ersten Symptome nicht direkt an eine Parkinson-Krankheit. Zu diesen ersten Symptomen zählen Schlafstörungen, Riechstörungen, Verstopfung und Depressionen. Eines der häufigsten frühen Symptome ist die REM-Schlafverhaltensstörung.[4] Normalerweise liegen wir auch bei lebhaften Träumen relativ ruhig im Bett. Bei einer REM-Schlafverhaltensstörung werden die Träume jedoch motorisch ausgelebt.

Die *Substantia nigra*

Normal

An Parkinson erkrankt

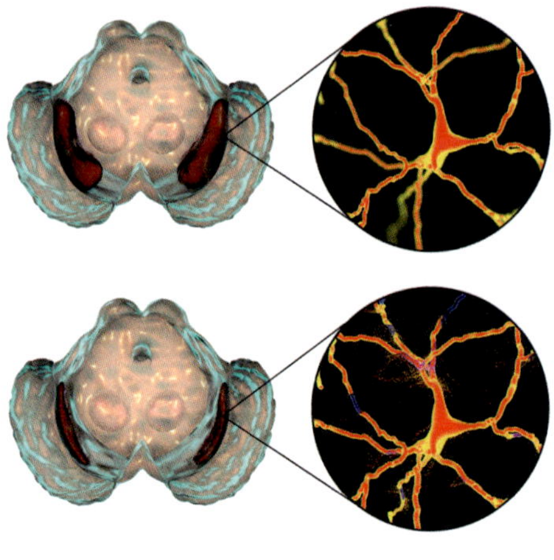

*Die Dopamin produzierenden Zellen gehen bei der Parkinson-Krankheit nach und nach verloren, sodass ein Dopaminmangel entsteht.*

Dies kennzeichnet sich häufig durch ein Um-sich-Schlagen oder Herausrutschen aus dem Bett, oft auch zum Leidwesen des Bettpartners.

Hat sich die Erkrankung bis zur *Substantia nigra* ausgebreitet, kommt es zu den ersten motorischen Symptomen. Bis dahin sind in der Regel 60 bis 80 Prozent der Dopamin produzierenden Zellen verloren gegangen.

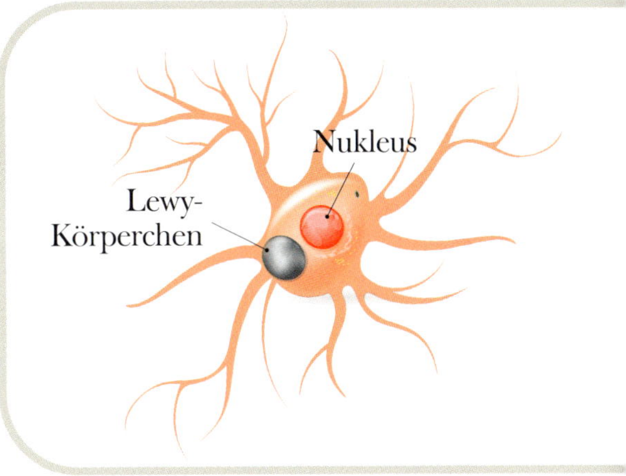


*Das fehlgefaltete α-Synuklein verklumpt zu den sogenannten Lewy-Körperchen.*

Hinzukommend zum Verlust an dopaminergen Zellen produziert der Körper ein fehlerhaftes Protein, das α-Synuklein. Im weiteren Verlauf verklumpen die fehlgefalteten α-Synukleine zusammen mit noch anderen Bestandteilen zu den sogenannten Lewy-Körperchen. Diese sind nicht nur im Gehirn zu finden. Auch im Magen-Darm-Trakt, in der Haut und in den Speicheldrüsen wurden sie nachgewiesen. Was genau dazu führt, dass das in unserem Körper natürlich vorkommende α-Synuklein auf diese Weise fehlerhaft produziert wird, ist bisher nicht abschließend geklärt.[5]

## Ein breites Spektrum an Symptomen und Krankheitstypen

Die Parkinson-Krankheit lässt sich in Subtypen einteilen, die eine bessere Vorhersagbarkeit des Krankheitsverlaufes ermöglichen sollen. Bei dem *Body-first*-Subtyp finden sich die Lewy-Körperchen zuerst im Darm, ehe sie sich über Nervenfasern in das Herz und in den Hirnstamm und danach auf andere Bereiche des Gehirns ausbreiten. Beim *Brain-first*-Subtyp beginnt die Fehlfaltung der Proteine im Hirnstamm und breitet sich von da aus über die verschiedenen Hirnbereiche und auch bis in den Darm und das Herz aus.[6]

Dass die Parkinson-Krankheit nicht ausschließlich Veränderungen im dopaminergen System und der *Substantia nigra* bewirkt, erklärt auch die Vielzahl an möglichen Symptomen. Je nach Symptomausprägung wird die Parkinson-Krankheit in einen Tremor-dominanten Typ, einen Hypokinetisch-rigiden Typ oder einen Äquivalenztyp unterschieden. Je nach der gefundenen Ursache der Erkrankung können die Parkinson-Syndrome als idiopathisches, genetisches oder symptomatisches Parkinson-Syndrom eingeteilt werden.

Neben der klassischen Parkinson-Krankheit gibt es atypische Parkinson-Syndrome: die Multisystematrophie (MSA), die progressive supranukleare Blickparese (englisch *progressive supranuclear palsy*, kurz PSP) und die kortikobasale Degeneration (CBD).[7]

## Die Rolle von Umweltgiften

Dass Parkinson in Gebieten mit einer vermehrten Pestizidexposition häufiger auftritt als in anderen Regionen, ist schon länger bekannt. Der Ärztliche Sachverständigenbeirat Berufskrankheiten (ÄSVB) hat im März 2024 die wissenschaftliche Empfehlung veröffentlicht, Parkinson-Syndrome in die Liste der Berufskrankheiten aufzunehmen. Nach einer Prüfung und anschließenden Aktualisierung im September 2025 empfiehlt der ÄSVB nun ausdrücklich, die Berufskrankheit mit der Bezeichnung »Parkinson-Syndrom durch langjährig, häufig und selbst angewendete Pestizide« in die Liste der Berufskrankheiten aufzunehmen. Die Einleitung des Verfahrens wird nun durch das Bundesministerium für Arbeit und Soziales angestrebt (Stand Dezember 2025).[8] Bis auf Weiteres können Betroffene sich ihre Parkinson-Krankheit bei Erfüllung der Kriterien als »Wie-Berufskrankheit« anerkennen lassen und bereits jetzt Leistungen der gesetzlichen Unfallversicherung erhalten.[9]

Frankreich war mit seiner Anerkennung der Parkinson-Krankheit als Berufskrankheit sehr viel schneller als Deutschland, das noch mitten im Prüfungsprozess steckt. Als Vorreiter erkennt das Land seit dem Jahr 2012 die Parkinson-Krankheit als Berufskrankheit an.[10] In Studien konnte nämlich nachgewiesen werden, dass ein neurotoxisches Molekül namens MPP+, das die dopaminergen Neuronen zerstört, stark der Struktur von Paraquat, einem verbreiteten Herbizid, ähnelt. Auch weitere Umweltgifte wie Rotenon zeigen eine ähnliche

Wirkung wie MPP+. Diese Beobachtung hat maßgeblich zu zahlreichen Studien geführt, die den Zusammenhang zwischen Pestizidexposition und einem erhöhten Parkinson-Risiko untersuchen. Es konnte gezeigt werden, dass bestimmte Pestizide, wie eben Paraquat und auch Rotenon, das Risiko für Parkinson erhöhen können. Diese und andere Substanzen haben in Tiermodellen nachweislich das Potenzial, das nigrostriatale System – also die dopaminergen Neuronen im Gehirn, die bei Parkinson zentral betroffen sind – zu schädigen. Doch nicht jeder, der Umweltgiften ausgesetzt ist, entwickelt zwangsläufig eine Parkinson-Krankheit. Andere Faktoren, beispielsweise eine genetische Prädisposition, spielen ebenfalls eine Rolle.[11]

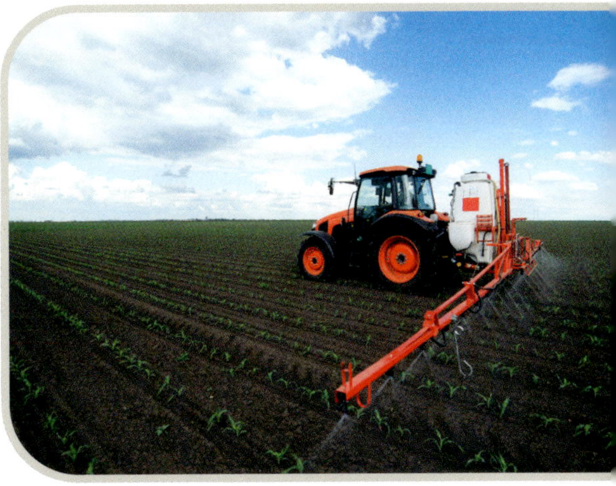

*Wer regelmäßig Umweltgiften ausgesetzt ist, hat ein erhöhtes Risiko, eine Parkinson-Krankheit zu entwickeln.*

In der Europäischen Union ist Paraquat, das 1962 auf den Markt kam, wegen extrem hoher Risiken für Landwirtinnen und Landwirte seit 2007 verboten, in der Schweiz sogar schon seit 1989. Rotenon wurde in Deutschland 1987 vom Markt genommen.

Das heißt jedoch nicht, dass deren Einsatz bei uns nicht auch heutzutage für die Erkrankung von Menschen verantwortlich ist. Da es bei der Parkinson-Krankheit erst nach langer Zeit zu motorischen Auffälligkeiten und damit zu einer Diagnose kommt, kann die Ursache der Erkrankung in eine Zeit zurückreichen, in der diese Umweltgifte in Deutschland noch genutzt wurden. Obwohl das Ausbringen von Paraquat in Deutschland verboten ist, spielt Deutschland jedoch bei der Herstellung und dem Export dieses Herbizids nach wie vor eine entscheidende Rolle.[12] Mehr zu diesem Thema finden Sie unter dem Abschnitt »Die Geschichte des MPTP« (Seite 24).

## Kann man die Parkinson-Krankheit riechen?

Joy Milne, eine Krankenschwester mit einem sehr ausgeprägten Geruchssinn, entdeckte zehn Jahre vor der Parkinson-Diagnose ihres Mannes eine Veränderung seines Geruchs. Sie nahm ihn als moschusartig, schwer, intensiv und sehr stark wahr. Jahre später, als sie mit ihrem Mann zu dem Treffen einer Selbsthilfegruppe für Parkinson ging, erkannte sie den Geruch bei den anderen Patienten wieder.[13] Später teilte sie ihre Erfahrungen mit einem Neurologen, der einen einfachen T-Shirt-Test organisierte. Joy sollte aus zwölf T-Shirts den Geruch der sechs Parkinson-Patienten herausriechen. Sie identifizierte sieben T-Shirts positiv auf den Parkinson-Geruch. Das eine »falsch positive« T-Shirt stammte von einer vermeintlich gesunden Person, die acht Monate später die Diagnose Parkinson erhielt.[14] Nach diesen Tests war klar: Joy Milne kann Parkinson riechen und die wissenschaftliche Suche nach den chemischen Ursachen des Geruchs begann.[15]

Seitdem Joy Milne den Geruch der Parkinson-Krankheit erkannt hat, wird daran gearbeitet, die chemische Signatur zu entschlüsseln und die Parkinson-Krankheit auf diese Weise frühzeitig erkennen und den Krankheitsverlauf besser einschätzen zu können. Tatsächlich ist es gelungen, Moleküle ausfindig zu machen, die den typischen Parkinson-Geruch verursachen.[16]

Bei der Parkinson-Krankheit kommt es häufig zu einer Seborrhoe – einer vermehrten Produktion von Talg. Die Zusammensetzung des Talgs und auch das Hautmikrobiom sind bei der Parkinson-Krankheit verändert. Hinzu kommt, dass der oxidative Stress und die Veränderung autonomer Funktionen zu einer Parkinson-typischen Veränderung des Sebums (Hauttalg) beitragen.[17] Denn neben der offensichtlichen Beeinträchtigung der motorischen Funktionen sind bei der Parkinson-Krankheit auch automatisch ablaufende Körperprozesse beeinträchtigt. Dazu zählt beispielsweise die Steuerung der Talgdrüsen sowie die Regulation der Hauttemperatur und -durchblutung, die in Folge zu der beschriebenen Seborrhoe führen. Die metabolischen Veränderungen des Hauttalgs lassen sich in ähnlicher Form auch im Gehirn, Blut und Darm von Personen mit der Parkinson-Krankheit nachweisen.[18]

Da Sebum sehr einfach und kostengünstig bei einem Parkinson-Verdacht auf eine Veränderung hin analysiert werden kann, wurde untersucht, ob sich die Analyse des veränderten Sebums zur Diagnosestellung der Parkinson-Krankheit, der Messung des Krankheitsfortschritts, der Wirkung von Therapien auf den Krankheitsverlauf und der Entwicklung einer REM-Schlafverhaltensstörung zu einer Parkinson-Krankheit eignen könnte.[19] Es zeigte sich, dass eine Parkinson-Krankheit zuverlässig von der Kontrollgruppe unterschieden werden kann. Die Testpersonen mit einer REM-Schlafverhaltensstörung unterschieden sich in ihrem Geruch von den Parkinson-Patienten. Drei der Testpersonen mit einer nachgewiesenen REM-Schlafverhaltensstörung ähnelten in ihrem Geruch nach 24 Monaten jedoch den Parkinson-Patienten, zwei von ihnen zeigten auch schon erste Anzeichen einer Parkinson-Krankheit. Das heißt, durch eine Analyse des Hauttalgs scheint sich eine Vorhersage über die Ausbildung einer Parkinson-Krankheit treffen zu lassen. Es zeigte sich außerdem, dass sich die Zusammensetzung des Talgs in einer Beobachtung über 24 Monate veränderte, je weiter die Erkrankung fortschritt.[20]

Die Medikamenteneinnahme verändert den Geruch übrigens nicht, er ist also wirklich ein Ausdruck der Erkrankung.[21] Weitere Studien sind jedoch nötig, um die Erkenntnisse noch besser einordnen und praktisch anwenden zu können.[22]

# Krankheitsverlauf und Prognose

Die Parkinson-Krankheit betrifft im Wesentlichen Menschen ab 50 Jahren. Nur etwa fünf Prozent der Betroffenen sind jünger. Zwischen der Diagnosestellung und den im Nachhinein erinnerbaren ersten Symptomen liegen jedoch oft viele Jahre. Ab einem Alter von 80 Jahren haben vier- bis fünfmal so viele Personen eine Parkinson-Krankheit wie im Alter von 60 Jahren.[23]

Warum Menschen eine Parkinson-Krankheit entwickeln, ist noch nicht abschließend geklärt. Doch man kann davon ausgehen, dass es nicht ein einzelner, sondern ein Zusammenspiel verschiedener Faktoren ist, die zu einem so massiven Verlust an dopaminergen Zellen führt. So wurden verschiedene Gene identifiziert, die an der Entstehung einer Parkinson-Krankheit beteiligt sein können, gleichzeitig spielen Umweltfaktoren, wie der Kontakt zu Lösungsmitteln oder Pestiziden, Kopfverletzungen, aber auch Lebensstilfaktoren wie fehlender Kaffeekonsum eine Rolle.[24]

Interessanterweise ist die Parkinson-Krankheit auf dem Vormarsch – weltweit nehmen ihre Fallzahlen im Vergleich zu anderen Krankheiten am schnellsten zu. In Anbetracht der weltweit steigenden Lebenserwartung, der alternden Gesellschaft und der Auswirkungen der Industrialisierung wird mit einer deutlichen Zunahme der Erkrankungszahlen zu rechnen sein. Schätzungen zufolge verdoppelte sich die Zahl der Betroffenen zwischen 1990 und 2015 weltweit auf über sechs Millionen Menschen und stieg damit alterskorrigiert um 61 Prozent. Für 2040 sind über zwölf Millionen Erkrankte prognostiziert. Andere Schätzungen gehen von über 17 Millionen Betroffenen aus. Dafür, dass die Erkrankung erst 1817 durch James Parkinson beschrieben wurde – in der Zeit der industriellen Revolution in England –, ist sie von einer Randerscheinung recht zügig zu einer pandemischen Erkrankung angewachsen. »Das Lebenszeitrisiko, an Parkinson zu erkranken, […] liegt jetzt bei 1 zu 15.«[25]

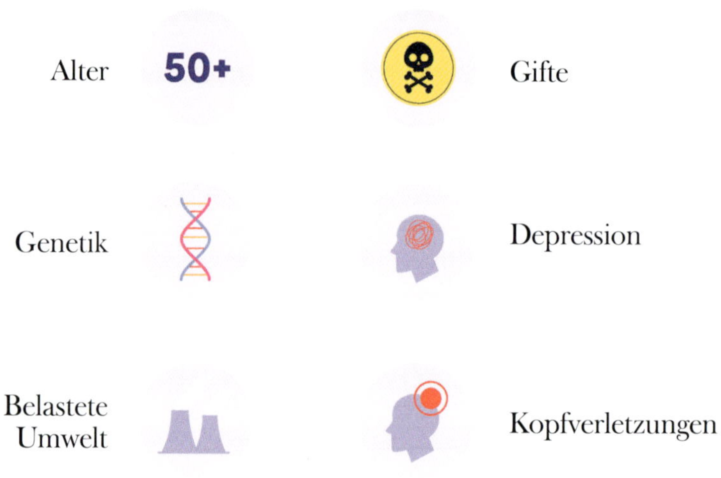


*Verschiedene Faktoren können eine Parkinson-Krankheit begünstigen. Dazu gehören beispielsweise ein höheres Alter, der Umgang mit Umweltgiften, genetische Faktoren und Kopfverletzungen.*

## Das breite Spektrum an möglichen Symptomen der Parkinson-Krankheit

Wer an der Parkinson-Krankheit erkrankt, durchlebt verschiedene Phasen. In der ersten Phase, die Jahre oder sogar über ein Jahrzehnt andauern kann, treten nicht-motorische, das autonome Nervensystem betreffende Symptome auf, die sehr unspezifisch sind und deshalb in aller Regel nicht zu einer treffenden Diagnose führen. Dazu gehören:

- REM-Schlafverhaltensstörung
- Depressionen
- Verstopfung
- Angststörungen
- Riechstörungen
- Tagesmüdigkeit

Nach Jahren kommt es zu ersten motorischen Symptomen. Als Diagnosekriterien gehören zu der Parkinson-Krankheit folgende Symptome:

- Bradykinese
  Die Verlangsamung der willkürlichen Motorik ist eines der ersten motorischen Symptome. Die Feststellung einer Bradykinese gehört zu jeder Diagnosestellung der Parkinson-Krankheit dazu.
- Rigor
  Tritt außerdem eine Muskelsteifigkeit auf, liegt wahrscheinlich eine Parkinson-Krankheit vom hypokinetisch-rigiden Typ vor.
- Tremor
  Ist die Parkinson-Krankheit vor allem durch ein Muskelzittern, dem Tremor, gekennzeichnet, wird von einem Tremor-dominanten Typ gesprochen.

Treten alle drei Symptome in annähernd gleicher Ausprägung auf, spricht man von einem Äquivalenztyp.

Weitere Symptome können sich zeigen durch:

- Schmerzen
- Fatigue

In dieser Phase lässt sich die Erkrankung in vielen Fällen sehr gut behandeln, sodass die Betroffenen auch über Jahre ohne große Einbußen mit ihrem Parkinson-Begleiter leben können.

Im mittleren Stadium der Erkrankung können folgende Symptome auftreten:

- Wirkschwankungen
- Dyskinesien (unwillkürliche Bewegungsstörungen)
- Dystonien (schmerzhafte Muskelverkrampfungen)
- Haltungsanomalien
- Blasenkontrollstörungen
- Orthostatische Dysregulation (Kreislaufregulationsstörung, die durch einen plötzlichen Abfall des Blutdrucks gekennzeichnet ist. Er äußert sich durch einen plötzlichen Schwindel, Herzklopfen und Ohrensausen. Im schlimmsten Fall kommt es zu einer kurzen Bewusstlosigkeit [Synkope])
- leichte kognitive Einschränkungen

Mit dem Voranschreiten der Erkrankung kann es zunehmend zu diesen weiteren Symptomen kommen:[26]

- Schluckstörungen
- Gleichgewichtsstörungen
- Gangstörungen
- Stürzen
- Halluzinationen
- Demenz

## Konservative und operative Behandlungsmethoden

Zur medikamentösen Behandlung einer Parkinson-Krankheit stehen inzwischen viele gut wirksame Medikamente zur Verfügung. Welche davon für Sie passend sind, hängt von vielen individuellen Faktoren ab und sollte ambulant oder stationär durch das geschulte Fachpersonal mit Ihnen besprochen werden. Die Wahl der Wirkstoffe und der Dosierung richtet sich nach der Dauer der Erkrankung, anderen Vorerkrankungen, dem Alter, den Symptomen der Parkinson-Krankheit und nach Ihren persönlichen Bedürfnissen.

Neben der medikamentösen Therapie gibt es inzwischen auch sehr wirksame invasive Therapien. Dabei wird die medikamentöse Basistherapie durch einen Eingriff unterstützt. Beispielsweise kann eine Pumpentherapie sinnvoll sein, um Off-Phasen, motorische Fluktuationen oder Dyskinesien zu reduzieren. Motorische Fluktuationen, also ein Wechsel zwischen besseren und schlechteren Phasen der Beweglichkeit im Tagesverlauf, sowie Dyskinesien können jedoch ebenso wie ein starker Parkinson-Tremor durch eine Tiefe Hirnstimulation (THS) gelindert werden.[27] Ob diese Verfahren für Sie infrage kommen, wird Ihr Neurologe mit Ihnen besprechen.

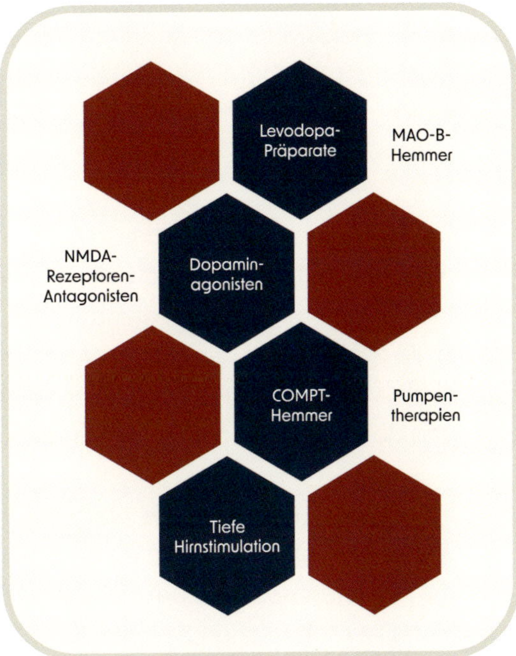


*Den Parkinson-Betroffenen stehen heute viele gut wirksame Therapieoptionen zur Verfügung, beispielsweise verschiedene Medikamente oder eine Operation.*

Um das therapeutische Fenster möglichst umfassend auszufüllen, wird außerdem empfohlen, eine Kombination von Wirkstoffen zur Symptomkontrolle und Neuroprotektion gleichzeitig anzubieten. Die Wirkstoffe, die die Neuronen vor der Zerstörung schützen können, müssen dazu jedoch früh im

Krankheitsverlauf eingesetzt werden. Das unterstreicht die Notwendigkeit, Parkinson frühzeitig, möglichst noch im symptomfreien Stadium, zu erkennen und dagegen vorzugehen.[28] Zur Erkennung und Behandlung der Krankheit im symptomfreien Stadium lesen Sie gerne weiter bei »Kann man Parkinson riechen?« (Seite 18) und »Die Wirkung von Bewegung auf den Krankheitsverlauf« (Seite 60).

## Die Geschichte des MPTP

Die Geschichte hinter der Entwicklung der Medikation und der invasiven Therapien ist erstaunlich spannend. Im letzten Jahrhundert entwickelten junge Männer quasi »über Nacht« Symptome einer Parkinson-Krankheit – was zu einer Revolution in der Erforschung der Parkinson-Krankheit führte.

Im Jahr 1982 wurde ein junger Patient behandelt, bei dem Symptome eines plötzlichen Parkinsonismus auftraten. Als Ursache wurde der Missbrauch einer Substanz vermutet, die als synthetisches Heroin verkauft und konsumiert wurde. Chemiker analysierten die toxische Substanz 1-Methyl-4-Phenyl-4-Propion-oxy-Piperidin, kurz MPTP, die Parkinson-Symptome auslöste.[29]

Die Forscher erkannten, dass MPTP im Gehirn durch das Enzym Monoaminoxidase B (MAO-B) in das schädliche MPP+ umgewandelt wird. MAO-B ist ein natürlich vorkommender Bestandteil des Hirnstoffwechsels und spielt eine wichtige Rolle beim Abbau natürlicher Neurotransmitter wie Dopamin. Es wandelt jedoch auch MPTP in MPP+ um, welches von Dopaminneuronen aufgenommen wird und dort schlussendlich zum Tod der Dopamin produzierenden Zellen führt.[30]

Dass ab diesem Zeitpunkt erstmalig gezielt ein Parkinson-Syndrom verursacht werden konnte, brachte die Forschung entscheidend voran. Erste Experimente mit Primaten zeigten eine starke Ähnlichkeit zur menschlichen Parkinson-Krankheit. Die motorischen Symptome konnten bei dem durch MPTP erzeugten Parkinson-Syndrom der Primaten, ebenfalls wie bei der Parkinson-Krankheit der Menschen, mit Levodopa (L-Dopa) behandelt werden. Levodopa gilt als Goldstandard und wirksamstes Medikament der Parkinson-Medikation, das den entstandenen Dopaminmangel im Gehirn ausgleicht. Anders als Dopamin kann es die Blut-Hirn-Schranke passieren. In Kombination mit einem Hemmstoff (Carbidopa oder Benserazid) gelangt es ins Gehirn und wird dort mithilfe von Enzymen in Dopamin umgewandelt. Das Verständnis der Pathophysiologie der Parkinson-Krankheit nahm stetig zu. Bis heute sind zahlreiche Studien veröffentlicht worden, die neue Behandlungsmöglichkeiten erforschen.[31]

Da das Enzym MAO-B entscheidend für die Umwandlung von MPTP in das schädliche MPP+ ist, wurden MAO-B-Hemmer zum Schutz der Hirnzellen entwickelt, die heute häufig zum Therapiekonzept gehören. Dabei wurde durch die Blockade des Enzyms MAO-B die Entstehung des neurotoxischen MPP+ aus MPTP verhindert. Neben diesem primären Schutzmechanismus können MAO-B-Hemmer auch den Abbau von Dopamin im Gehirn verlangsamen. Dies trägt im heutigen Einsatz in der Parkinson-Behandlung dazu bei, die verfügbaren Dopaminreserven länger zu erhalten, und kann somit auch symptomatische Verbesserungen bewirken.[32]

Hinzu kommt, dass MPTP bei der Erforschung der Basalganglien half und zur Entdeckung der tiefen Hirnstimulation (THS) beitrug, die heute als etablierte Behandlungsoption zur Linderung der motorischen Symptome bei Parkinson-Patienten dient. Durch elektrische Signale, die von einer Batterie unterhalb des Schlüsselbeins über einen Draht an den überaktiven subthalamischen Nukleus (STN)[33] gesendet werden, können die Neuronen gezielt in ihrer Aktivität beeinflusst werden. Dies führt in der Folge zu einer besseren Symptomkontrolle.

Es gibt jedoch auch Unterschiede zwischen dem durch MPTP hervorgerutenen Parkinsonismus und der eigentlichen Parkinson-Krankheit. In Tierversuchen konnten bei dem durch MPTP hervorgerufenen Parkinsonismus beispielsweise keine Hinweise auf das Auftreten von Lewy-Körperchen gefunden werden. Eines der Kardinalssymptome, der Ruhetremor, wird ebenfalls nur selten in MPTP-induziertem Parkinsonismus beobachtet. Hinzu kommt, dass die Parkinson-Krankheit eine fortschreitende neurodegenerative Erkrankung ist. Im Gegensatz dazu bleibt die Entwicklung der Parkinson-ähnlichen Symptome nach eines MPTP-Exposition auf demselben Niveau. Dennoch bleibt MPTP die effektivste Möglichkeit, um die Parkinson-Krankheit weiter zu erforschen und neue Behandlungsansätze zu entwickeln.[34]

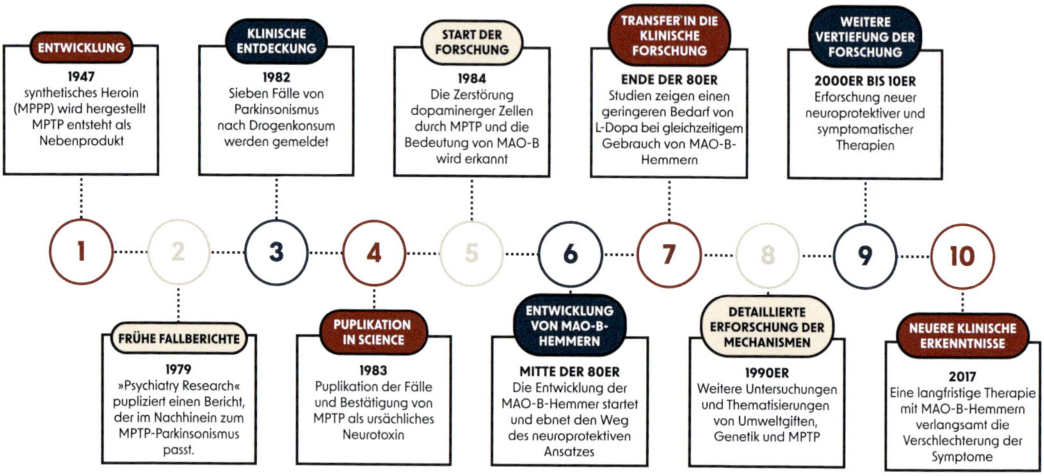


*Die Geschichte des MPTP*

# Typische Symptome der Parkinson-Krankheit

Die Liste an möglichen motorischen und nicht-motorischen Symptomen ist ziemlich lang. Für Sie persönlich werden nicht alle Symptome relevant sein. Je nachdem, wie Ihr persönlicher Parkinson-Begleiter aussieht, werden Sie von einigen Symptomen niemals betroffen sein. In diesem Buch geht es hauptsächlich darum, wie Sie, auf Ihre Möglichkeiten abgestimmt, ein Übungsprogramm in Ihren Alltag einbauen, das sich ganz an Ihren Bedürfnissen und Fähigkeiten ausrichtet. Dazu habe ich mich auf einige häufig auftretende Symptome konzentriert, die Sie durch Ihr Eigentraining adressieren können. Welche Trainingsmethoden sich für welche Symptome besonders gut eignen, möchte ich Ihnen nun näher vorstellen.

# Rigor

Rigor gehört zu den Hauptsymptomen bei der Parkinson-Krankheit. Es kommt zu einer Muskelsteifheit, die zu einer verminderten Beweglichkeit des Rumpfes und/oder der Extremitäten führt. Dadurch kann es auch zu Schmerzen kommen.

Wenn Sie selbst von Rigor betroffen sind, eignen sich für Sie die Übungspläne zu Rigor, Brady- und Hypokinese auf den Seiten 236 und 238. Lesen Sie dazu auch den Abschnitt »Wie wir das motorische Lernen und die Neurogenese gezielt adressieren können« ab Seite 57.

## Arbeiten mit Chaining

Chaining (Verkettung) bedeutet, einen komplexen Bewegungsablauf in mehrere kleine Aufgaben zu unterteilen, sie unabhängig voneinander zu trainieren und dann wieder zusammenzuführen. Beim Aufstehen trainiert man zum Beispiel:

- die richtige Positionierung der Füße
- die Oberkörpervorlage
- die Gewichtsverlagerung nach vorn
- den kräftigen Armeinsatz
- das Abheben des Gesäßes von der Sitzfläche
- die Kniestreckung
- die Aufrichtung des Oberkörpers

Wenn es mit dem Aufstehen nicht gut klappt, dann schenken Sie allen Teilbereichen Aufmerksamkeit. Erkennen Sie das Problem und trainieren Sie nach und nach die schwierigen Übungsabschnitte, bis sie sitzen.

Das Chaining lässt sich natürlich auch auf alle anderen Aktivitäten übertragen, wie auf das Einsteigen ins Auto oder das Aufstehen aus dem Bett.

## Bradykinese

Ebenfalls zu den Hauptsymptomen der Parkinson-Krankheit zählt die Bradykinese. Dabei kommt es zu einer Verlangsamung willkürlicher, also willentlich ausgeführter, Bewegungen.

Häufig fällt die Bradykinese als ungleichmäßiges Armpendeln oder verlangsamtes Gangbild auf. Aber auch eine Verminderung der Mimik oder ein Nachlassen der feinmotorischen Fähigkeiten kann zur Bradykinese gezählt werden. Wenn Sie an sich selbst solche Verlangsamungen feststellen, eignen sich für Sie die Übungspläne zu Rigor, Brady- und Hypokinese auf den Seiten 236 bis 239.

### Wie die Arme in ein natürliches Pendeln kommen

Wenn das Pendeln Ihrer Arme beim Gehen nicht nur zu klein ausfällt, sondern auch in der Geschwindigkeit nicht zu Ihrem Lauftempo passt, dann ist es bradykinetisch – verlangsamt. Nehmen Sie sich einmal selbst beim Gehen auf, um diese Frage zu klären. Gehen Sie dabei so, wie es für Sie normal ist. Schwingen Sie die Arme normalerweise gar nicht oder schwingen Sie nur mit einem Arm mit, dann versuchen Sie im Folgenden für die Videoaufnahme, beide Arme mitschwingen zu lassen. Der Arm sollte in dem Moment nach vorn schwingen, in dem auch das gegengleiche Bein einen Schritt nach vorn macht.

Kommen Sie wiederholt aus dem Rhythmus und ist ein Arm zu langsam, dann versuchen Sie, den Rhythmus des Gehens und Mitschwingens zu trainieren. Versuchen Sie es beispielsweise zu Musik. Starten Sie im Stand und schwingen Sie nur die Arme im Takt. Wenn Sie den Rhythmus verinnerlicht haben, dann heben Sie zusätzlich die Knie gegengleich zum Armpendel an. Klappt auch das, dann laufen Sie los und schwingen Sie die Arme weiterhin mit. Es kann auch helfen, ein leichtes Zusatzgewicht beim Gehen auf der betroffenen Seite zu schwingen.

Wenn Sie beobachten, dass Ihre Arme nicht natürlich mitschwingen, lesen Sie den Abschnitt »Sturzmechanismen, Stürze und Verlust eines natürlichen Armpendels« auf Seite 80. Wenn Sie mehr zur Wirkung von Musik auf das Gehirn erfahren möchten, dann blättern Sie vor auf Seite 69. Auch im Abschnitt »Hypomimie und Glücksempfinden« finden Sie interessante Informationen über die Zusammenhäng von Musik und körperlichen Einschränkungen bei der Parkinson-Krankheit (ab Seite 85). Ebenfalls profitieren Sie von den Übungsplänen zu Rigor, Brady- und Hypokinese auf den Seiten 236 bis 239. Weitere interessante Informationen finden Sie im Abschnitt »Wie wir das motorische Lernen und die Neurogenese im Training gezielt adressieren können« ab Seite 57.

## Hypokinese

Bei der Hypokinese werden Bewegungen kleiner ausgeführt als bei gesunden Menschen. Das führt zum Beispiel zu kürzeren und engeren Schritten. Häufig wird gar nicht bemerkt, dass die Bewegungen kleiner geworden sind. Auch hier kann es hilfreich sein, sich einmal selbst zu filmen oder filmen zu lassen, um den eigenen Gang zu analysieren und zu beurteilen. Wenn Sie von Hypokinese betroffen sind, helfen Ihnen die Übungspläne zu Rigor, Brady- und Hypokinese auf den Seiten 236 bis 239.

### Wann sind Bewegungen zu klein?

Durch eine Videoaufnahme können Sie leicht feststellen, ob Sie Ihre Schritte angemessen groß und breit setzen. Die Breite der Schritte sollte so gewählt werden, dass gerade noch eine Fußbreite dazwischen passt. Setzen Sie die Schritte zu schmal, haben Sie eine geringere Unterstützungsfläche, was zu Problemen mit dem Gleichgewicht beitragen kann. Außerdem besteht bei einem sehr engen Gangbild die Gefahr, über die eigenen Füße zu stolpern und zu stürzen. Ist der Schritt hingegen wesentlich zu breit, wird dies als Seemannsgang bezeichnet und deutet auf eine bereits bestehende Störung des Gleichgewichts hin, an der gearbeitet werden sollte.

Als Faustformel für eine gute Schrittlänge nehmen Sie den eigenen Fuß zu Hilfe. Zwischen die Ferse des vorderen und die Zehen des hinteren Fußes sollte gerade noch eine Fußlänge passen, also entsprechend viel Raum sein. Lassen Sie sich beobachten und zeichnen Sie sich auf, während Sie eine kurze Strecke ganz »normal« gehen. Halten Sie die Videoaufnahme in den Momenten an, wenn die Ferse des vorderen Fußes aufsetzt, und messen oder schätzen Sie die Schrittlänge ab.

Schenken Sie auch der Höhe des Schrittes Ihre Beachtung. Wie hoch heben Sie die Fußspitze und den Außenrand des Fußes vom Boden ab? Oder schlurfen Sie über den Boden? Auch ein zu geringes Anheben der Füße ist eine häufige Sturzquelle.

Machen Sie den Test – hören Sie Ihren Schritt? Dann werden wahrscheinlich die Hosenbeine bei einem engen Schritt aneinanderreiben oder die Sohlen über den Boden schlurfen. Bekommen Sie die Füße in einigen Situationen gar nicht gut vom Boden angehoben, könnte es sich auch um Freezing handeln. Mehr dazu finden Sie auf Seite 32. Zur Verbesserung der Symptome widmen Sie sich bitte dem Abschnitt »Wie wir das motorische Lernen und die Neurogenese gezielt adressieren können« (Seite 57).

## Tremor

Eine unwillkürliche, rhythmische Bewegung, die zu den häufigen Symptomen der Parkinson-Krankheit zählt, wird als Tremor bezeichnet. Obwohl er so stark mit der Parkinson-Krankheit assoziiert ist, ist der Tremor jedoch kein festes Diagnosekriterium und tritt bei etwa einem Viertel der Betroffenen gar nicht auf. Von Tremor betroffen sein können die Arme, Beine oder im fortschreitenden Verlauf der Krankheit auch der Kopf. Wie andere Symptome auch startet er meistens auf einer Körperseite.

Meistens tritt er in Ruhe auf – der sogenannte Ruhetremor – und kann durch Angst, Stress oder Unruhe verstärkt werden. Wenn Sie unter Tremor leiden, profitieren Sie von dem gleichnamigen Übungsprogramm auf Seite 256.

## Wahrnehmung der Muskelspannung

Tremor lässt sich in vielen Fällen kurzfristig durch eine stärkere Anspannung der Muskulatur unterdrücken. Möchten Sie beispielsweise essen, nehmen Sie eine aktive Haltung ein, dann arbeiten Sie mit dem ganzen Körper:

- Halten Sie das Besteck extrastark fest.
- Fassen Sie das Glas mit der ganzen Hand an.
- Setzen Sie die Füße fest auf den Boden.
- Halten Sie den Oberkörper gerade.
- Spannen Sie den Rumpf an.
- Heben Sie die Ellenbogen von der Tischplatte ab.
- Drehen Sie die Daumen nach oben.

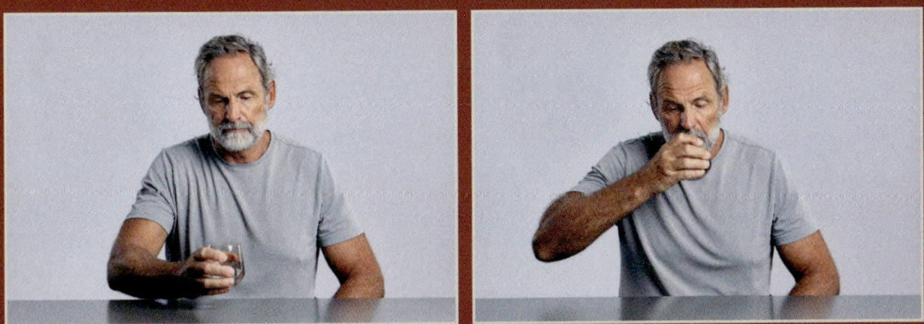

Arbeiten Sie zur Überwindung des Tremors mit dem gesamten Körper. Umschließen Sie beispielsweise beim Trinken das Glas mit der ganzen Hand und stabilisieren Sie bewusst den gesamten Körper. Diese Strategie funktioniert nur bis zu dem Punkt, an dem der Ruhetremor wieder eintritt, doch für das Zum-Mund-Führen eines Glases kann sie ganz hilfreich sein.

## Posturale Instabilität

Im späteren Stadium der Parkinson-Krankheit kann es zunehmend zu Gleichgewichtsstörungen kommen. Da diese im Verlauf zu Stürzen führen können, sollten Sie dem Verlust des Gleichgewichtssinns mit entsprechenden Übungen begegnen. Nutzen Sie dazu die Übungspläne zur Sturzprophylaxe auf den Seiten 244 bis 247. Lesenswert ist ebenfalls der Abschnitt »Sturzmechanismen, Stürze und Verlust eines natürlichen Armpendels« auf Seite 80. Schlagen Sie auch unter dem Abschnitt »Die drei Anker der Balance – Sprunggelenke, Knie und Hüften« nach und folgen Sie den dort beschriebenen Empfehlungen.

### Das Sturzrisiko analysieren und Stürze vermeiden

Stellen Sie sich folgende Fragen:

- Wie oft sind Sie im letzten Monat gestürzt? Kommt es zu Beinahestürzen? Und stürzen Sie nach vorn oder nach hinten?
- Nutzen Sie Hilfsmittel (richtig)?
- Welches sind typische Szenarien?
- Können Sie Sturzauslöser vermeiden? Wenn ja, wie?
- Können Sie mit einer besonderen Aufmerksamkeit in sturzauslösende Situationen gehen?

Beantworten Sie die Fragen ehrlich und finden Sie in Zusammenarbeit mit der Physiotherapie Lösungen für Ihre individuellen Sturzszenarien.

## Freezing – das Gefühl von Eingefroren-Sein

Über 50 Prozent der Parkinson-Betroffenen entwickeln mit der Zeit das sogenannte *Freezing of Gait* (FOG). Dabei fällt es ihnen zunehmend schwerer, loszulaufen oder beim Gehen ihre Füße vom Boden abzuheben – als wären sie eingefroren oder festgeklebt. Im mittleren bis späten Krankheitsverlauf steigt die

Häufigkeit von FOG oft an und kann das Sturzrisiko und die Verletzungsgefahr erhöhen sowie die Lebensqualität reduzieren.[35]

## Wodurch Freezing entsteht

*Freezing of Gait* äußert sich als motorisches Problem. Die Ursache liegt im Gehirn, in den kognitiven, sensorischen und emotionalen Netzwerken. Durch den Dopaminmangel im motorischen Kortex kommt es zu Einschränkungen in der automatischen Bewegungskontrolle. Kleine Bewegungsfehler, die das Gehirn normalerweise mit Leichtigkeit ausgleicht, werden sichtbar und können zu *Freezing of Gait* führen. Eine bewusste, kognitiv gesteuerte Kontrolle beim Gehen wird erforderlich – wir müssen uns konzentrieren.[36]

Gleichzeitig kommt es an anderer Stelle zu einer Überreaktion, die als Folge die Bewegungszentren hemmt und zur Blockade der Gehbewegung führt. Andere Zentren, die normalerweise ebenfalls helfen, Bewegungen flüssig zu gestalten, arbeiten ihrerseits schlechter und kompensieren die Probleme nicht ausreichend. Dies ist nun besonders in komplexen Situationen, wie dem Drehen oder Multitasking sichtbar. Wollen Sie sich beispielsweise in die Gegenrichtung wenden, um Geschirr aus dem Schrank auf den Tisch zu stellen, kann es beim Freezing zu einer Blockade kommen. Typisch für das Entstehen von Freezing sind auch Situationen, die unsere besondere Aufmerksamkeit verlangen. Gespräche während des Gehens, entgegenkommende Fußgänger und unregelmäßige Untergründe können zu echten Herausforderungen werden.

Schreitet die Erkrankung weiter fort, ist auch das limbische System, unser Gefühlszentrum, betroffen, und emotionale Belastungen wie Angst oder Stress verstärken die Störungen und führen zur Verschlechterung von *Freezing of Gait*.[37]

## Wodurch Freezing of Gait ausgelöst wird

- Umwendbewegungen, beispielsweise beim Blick über die Schulter oder um in die entgegengesetzte Richtung zu gehen (am häufigsten)
- *Dual-Tasking*, also die Konzentration auf mehrere Aufgaben parallel
- Das Gehen durch Engstellen, beispielsweise das Durchschreiten von Türrahmen

- Die Annäherung an Ziele, wie zum Beispiel vor einem Aufzug oder beim Zugehen auf ein Sofa
- Sehverschlechterung, beispielsweise in dunkler Umgebung
- Eine Änderung des Untergrundes, zum Beispiel Nähte von PVC-Bodenbelägen oder Kopfsteinpflaster
- Stress oder Angst

Zum Glück gibt es aber Bewegungstrainings, die das Freezing-Phänomen reduzieren und deren Nutzen in großen Studien bewiesen werden konnte.[38] Dabei unterschieden die Forscher zwei wirksame Trainingsprinzipien.

1 *Freezing-of-Gait*-spezifisches Training hat direkten Einfluss auf das akute Verhindern oder Überwinden von *Freezing-of-Gait*-Episoden. Die Übungen zeichnen sich dadurch aus, dass sie das Symptom direkt adressieren. Dazu zählen:
   - ***Cueing-Strategien:*** Unter Einsatz von externen Hinweisen wie akustischen (beispielsweise durch die Nutzung eines Metronoms oder Musik) oder visuellen Signalen (beispielsweise Bodenmarkierungen), die in die Übungen integriert werden, können Sie Ihr *Freezing of Gait* überwinden.
   - ***Action Observation Training*:** Beobachten Sie Bewegungen und ahmen Sie sie nach. Sie werden Ihr *Freezing of Gait* dann unter Nutzung der Imitation überwinden.
   - ***Freezing-of-Gait-Coachings:*** Beobachten Sie sich selbst genau und lernen Sie so Ihre Symptome kennen und bereiten Sie sich auf entsprechende Situationen vor.
     - Kommt es zu Freezing, wenn eine Kurve vor Ihnen liegt, dann gehen Sie ganz bewusst mit großen Schritten auf die Kurve zu. Halten Sie direkt an, wenn das Freezing startet, atmen Sie tief durch und laufen Sie erneut mit einem großen Schritt los.
     - Meldet sich das Freezing beim ersten Schritt, dann versuchen Sie es gleich beim ersten Versuch mit einem bewussten, deutlichen Schritt. Jeder Versuch zählt!
     - Dieses Bewusstwerden der Bewegung lässt sich auf alle *Freezing-of-Gait*-auslösenden Situationen übertragen. Auch enge Räume und Türschwellen können leichter durchschritten werden, wenn man es bewusst tut (siehe auch den Abschnitt »Die Wirkung von Imagination auf das Gehirn« ab Seite 70).

**2** Bei *Freezing-of-Gait*-relevantem Körpertraining werden hingegen die zugrunde liegenden motorischen oder kognitiven Schwächen verbessert, die *Freezing of Gait* begünstigen, zum Beispiel den Gleichgewichtssinn oder die Fähigkeit, Doppelaufgaben wie eine motorische und eine kognitive Aufgabe zu erfüllen. Auch das hat positive Effekte auf *Freezing of Gait*.

Beispiele dafür sind:

- **Balance-Training,** wie Übungen auf instabilen Untergründen, das Gehen auf schmalen Linien oder Gleichgewichtsübungen, wie das Stehen auf einem Bein.
- ***Dual-Task*-Training:** Zwei Aufgaben – eine motorische und eine kognitive oder zwei motorische Aufgaben – werden miteinander kombiniert. Beispiele dafür sind:
  - Zum Beispiel: Gleichzeitig gehen und ein volles Glas Wasser tragen.
  - Schwieriger wird es mit kombinierten motorisch-kognitiven Aufgaben: Durch eine Kombination von schnellen Richtungswechseln, dem Umgehen von Hindernissen und der gleichzeitigen Aufmerksamkeit auf das rückwärtige Aufsagen des Alphabets wird das Gehirn trainiert.
- **Exekutives Training:** Dass den kognitiven Trainings eine besondere Aufmerksamkeit zukommt, liegt in der Tatsache begründet, dass die Ursachen für die motorischen Störungen im Gehirn zu suchen sind. Doch Übungen zur Verbesserung der Reaktionsflexibilität sind sinnvoll, etwa schnell zwischen zwei festgelegten Aufgaben wechseln, etwa in Zweiergruppen oder mit einem Trainer, beispielsweise im Gehen: »Wenn ich ›Hund‹ sage, in die Hände klatschen, bei ›Katze‹ stehen bleiben«. Übrigens: Ausschließlich kognitive Trainings ohne motorische Komponente haben keinen Nutzen gezeigt, es kommt auf die Kombination von Bewegung und Denksport an.[39]

## Warum Training bei Freezing hilft

Beim Training konzentrieren Sie sich besonders auf eine bewusste Kontrolle des Gehens, wodurch Sie mehrere Netzwerke im Gehirn aktivieren und Ihre automatischen Programme verlassen. Dazu verwenden Sie alternative Bewegungsstrategien, wie *Cueing* oder bewusstes Starten und Stoppen, welche die alten, automatischen Bewegungsprogramme teilweise ersetzen können. Das Gehirn wird besser darin, kleine Störungen auszugleichen und kritische Situationen, zum Beispiel das Durchschreiten von Türrahmen und Umwendbewegungen in die Gegenrichtung oder Kurven zu gehen, zu meistern. Zusätzlich werden die Angst und Unsicherheit, die durch *Freezing of Gait* entstehen, gemindert und das Selbstbewusstsein steigt. Dies führt zu weniger limbischer Übersteuerung und dadurch zu weniger Freezing-Episoden. Durch die zurückgewonnene Bewegungsfreiheit haben Sie wieder die Möglichkeit, Muskelkraft, Stabilität, Ausdauer und die kognitive Leistungsfähigkeit zu trainieren. Dadurch bewegen Sie sich länger und stabiler, selbst wenn Sie müde oder abgelenkt sind.[40]

**Training heilt *Freezing of Gait* nicht, aber es hilft dem Gehirn, bessere Wege zu finden, um das Gehen trotz Störungen möglichst flüssig und sicher fortzusetzen.**

Für die meisten *Freezing-of-Gait*-Trainings waren übrigens keine signifikanten Langzeiteffekte messbar. Das heißt: Ohne fortlaufendes Training gehen die Verbesserungen wieder verloren. Das Training muss zu einer festen Konstante im Alltag werden, so wie die Medikamente regelmäßig eingenommen werden müssen.[41]

Um dranzubleiben, hilft Ihnen der spezielle Übungsplan zum Thema Freezing (Seite 248). Lesen Sie außerdem den Abschnitt »Die Bedeutung der Achtsamkeit« (ab Seite 74). Dabei sind unsere Möglichkeiten der Konzentration beschränkt. Es kann sogar eine Strategie sein, sich spontan zu bewegen, ohne Plan und übertriebene Konzentration zu üben. Hinweise zur Arbeit mit der Imagination finden Sie in dem Abschnitt »Die Wirkung von Imagination auf das Gehirn« ab Seite 70. Sie wirkt sich nachweislich positiv auf das Gangbild und auf *Freezing of Gait* aus. Nicht zuletzt ist Musik ein wirkungsvolles Hilfsmittel, das zu nutzen sich lohnt. Nähere Informationen zu Musik finden Sie im Abschnitt »Die Wirkung von Musik auf das Gehirn« ab Seite 69.

## Bewährte Interventionen bei Freezing of Gait

*Cueing* (Geben Sie sich selbst einen Hinweis *(Cue)* beim Laufen.)

- Laufen Sie zum Takt eines Metronoms oder zum Rhythmus eines Lieds. Damit sprechen Sie Ihren auditiven Sinn an und der vorgegebene Taktschlag bietet Orientierung für den Bewegungsrhythmus..
- Orientieren Sie sich beim Laufen visuell an der Fliesenlänge für große Schritte. Damit arbeiten Sie mit Ihrem Sehsinn, was Ihnen Sicherheit vermitteln kann.
- Nehmen Sie beim Laufen etwas in die Hand, beispielsweise eine kleine Wasserflasche, und schwingen Sie sie. Diese taktile Hilfe unterstützt Sie mit dem Tastsinn, wodurch Sie mehr spüren.
- Geben Sie sich bei jedem Schritt einen leichten Klaps auf den Oberschenkel. Hier werden streng genommen sogar zwei Sinne kombiniert: der Tastsinn (taktil) und das entstehende rhythmische Geräusch, das Hören (auditiv).
- Stellen Sie sich vor, große Hindernisse zu überwinden (imaginär). Nutzen Sie Ihre Vorstellung, um die Bewegung bewusst auszuführen.
- Probieren Sie aus, auf welchen *Cue* Sie am besten reagieren.

Großer Start

- Können Sie nicht starten oder geraten beim Laufen ins Straucheln?
- Bleiben Sie stehen und atmen Sie tief ein und aus.
- Nehmen Sie sich einen Moment Zeit, sich innerlich zu sammeln.
- Dann stampfen Sie abwechselnd hart mit den Füßen auf.
- Starten Sie nun mit einem riesengroßen Schritt und laufen Sie los.

Großes Aufstehen

- Setzen Sie sich aufrecht hin.
- Atmen Sie tief ein und aus.
- Nehmen Sie sich einen Moment Zeit, um sich innerlich zu sammeln.

- Strecken Sie Ihre Arme weit nach vorn und lehnen Sie den Oberkörper nach vorn, bis sich die Brust oberhalb der Knie befindet.
- Verlagern Sie Ihr Gewicht auf die Füße und Knie.
- Stehen Sie nun mit einer großen Bewegung nach vorne auf. Lassen Sie die Arme nach vorn gestreckt, damit der Körperschwerpunkt beim Aufstehen vor den Knien liegt und Sie so kraftsparend aufstehen können.

Wahrnehmungsschulung

- Beobachten Sie sich selbst und lernen Sie Ihr Freezing kennen. Typischerweise tritt es häufig auf …
  - beim Start einer Bewegung,
  - bei Umwendbewegungen,
  - beim Wechsel des Untergrundes,
  - bei Engstellen,
  - bei Treppenstufen,
  - beim Wechsel des Untergrundes,
  - an Bordsteinkanten,
  - vor Kurven, wenn das Gehirn zu wenig Informationen hat, die Füße komplizierter als beim Geradeausgehen gesetzt werden müssen und deshalb eine Blockade entsteht.
- Behalten Sie Ihre Umgebung im Blick und bereiten Sie sich auf das nächste Hindernis vor. Laufen Sie flüssig mit einem extragroßen Schritt darüber hinweg.

Entspannung

- Aufregung verstärkt das Freezing.
- Gehen Sie verständnisvoll mit sich um und machen Sie stressige Situationen aus, die Ihr Freezing verstärken.
- Versuchen Sie, diese Situationen zu meiden, oder finden Sie ein anderes Mindset zu solchen Situationen.
- Atemübungen können helfen, sich zu entspannen und mit Ruhe durch das Freezing zu kommen.

Musik und Takt

- Nutzen Sie den Beat!
- Vielen Menschen mit Freezing hilft es, zur Musik oder zum Taktschlag eines Metronoms zu gehen.
- Laden Sie sich eine Metronom-App auf Ihr Handy. Sie finden solche Apps oft kostenfrei im Internet.
- Zählen Sie, wie viele Schritte Sie in einer Minute schaffen, und suchen Sie eine Playlist mit Musik, die 10 Prozent mehr beats per minute (BPM) hat, als Sie laufen.
- Gehen Sie dann im Takt zur Musik oder des Metronoms.

*Dual Task*

- Sie können die Übungen noch anspruchsvoller gestalten, indem Sie gleichzeitig eine weitere Aufgabe erledigen.
  Hier eignen sich:
  - Rechenaufgaben
  - Rückwärtsbuchstabieren von Wörtern
  - das rückwärtige Aufzählen der Monate
  - die bewusste gleichzeitige Bewegung von Armen und Beinen aus der Mitte heraus
  - das Werfen und Fangen eines Balls
  - das Balancieren eines Balls auf einem Buch
  - das Sortieren von Gegenständen von A nach B

## Kamptokormie

Eine im Oberkörper stark nach vorn gebeugte Haltung von mindestens 45 Grad, die im Liegen wieder verschwindet, wird Kamptokormie genannt. Im Allgemeinen werden aber auch weniger stark gebeugte Körperhaltungen so bezeichnet. Sie gehört zum typischen Bild einer Parkinson-Krankheit und ist durch eine Beugung des Körpers gekennzeichnet, die zwischen der Brust- und

Lendenwirbelsäule beginnt. Sie gehört mit dem Antecollis (starke Vorwärtsneigung des Kopfes) und Pisa-Syndrom (seitliche Neigung des Rumpfes) zu den Haltungsanomalien. Die Kamptokormie kann neben der Beugung auch noch Elemente der Seitneigung oder Rotation enthalten. Im Liegen kann sich der Körper zumindest am Anfang noch strecken. Man erkennt sie neben dem »runden Rücken« an folgenden Begleiterscheinungen:

- Verschlechterung beim Gehen
- dem Gefühl, heruntergezogen zu werden
- Spasmen der Bauchmuskeln
- axiale Rigidität (eine erhöhte Muskelspannung im Rumpf rund um die Wirbelsäule)
- Verhärtung der tiefen Rückenmuskulatur
- Müdigkeit
- Rückenschmerzen
- Gleichgewichtsstörungen

Im frühen Stadium ist es möglich, die Haltung selbstständig zu korrigieren. Doch auch in späteren Phasen lohnt es sich, gegen Haltungsanomalien vorzugehen. Oft kann die Kamptokormie vermindert oder die Körperhaltung zumindest möglichst lange auf einem Level gehalten werden.

Da die eigene Körperhaltung als gerade empfunden wird, bleibt sie jedoch ohne therapeutische Anleitung häufig unkorrigiert. Die Aufforderungen »Nun halt dich doch mal gerade!« reicht leider nicht. Die Arbeit mit einem Physio- oder Ergotherapeuten ist hier emmpfehlenswert.[42] Um einer Kamptokormie entgegenzuarbeiten, trainieren Sie nach dem Übungsplänen zu den Haltungsanomalien (Seite 240 bis 244). Darüber hinaus ist das Lesen der Abschnitte »Schulterbeschwerden, -beweglichkeit und Kamptokormie« für die Kamptokormie mit dem Schwerpunkt auf der Brustwirbelsäule (Seite 77) sowie »Beckenbeweglichkeit, Iliopsoas und Kleinschrittigkeit« mit dem Schwerpunkt auf dem Becken und der Lendenwirbelsäule (Seite 82) zu empfehlen.

### Wie Ihnen Savasana bei einer Kamptokormie helfen kann

Das Savasana wird im Yoga häufig genutzt, um im Körper Ruhe zu spüren und auch den Geist zur Ruhe kommen zu lassen. Es steht häufig am Ende einer Übungseinheit als Abschlussentspannung.

Auch in diesem Buch dürfen Sie am Ende beinahe aller Übungseinheiten in Savasana eintauchen und die Ruhe genießen. Im Parkinson-Training mag ich die Übung nicht zuletzt deswegen, weil sie die Schwerkraft nutzt, um den Rücken zu strecken – das, was Ihnen bei einer Kamptokormie fehlt. Während wir in der Bauchlage aktiv die Rückenmuskulatur ansprechen müssen, um den Körper zu strecken, übernimmt dies bei der Rückenlage die Schwerkraft für uns.

Hinzu kommt, dass Sie dabei eine Alltagsfunktion üben, die Sie sich erhalten sollten. Viele Patienten berichten von Schlafproblemen. Ein Teil des Problems stellt dabei das erschwerte Einnehmen einer bequemen Schlafposition dar. Legen Sie sich regelmäßig auf den Rücken und rollen Sie sich dafür im Bett oder auf der Matte über die Seite auf den Rücken – damit haben Sie ein Training, mit dem Sie zu einem besseren Schlaf beitragen können.

Bei Kreislaufproblemen kann es eventuell hilfreich sein, den Kopf etwas höher zu lagern. Vielleicht schaffen Sie es auch, Ihre Hände unter den Hinterkopf zu legen, und üben damit gleichzeitig an der Mobilität Ihres Schultergürtels?

## Antecollis

Wie die Kamptokormie und das Pisa-Syndrom gehört der Antecollis – der vor- und nach unten geneigte Kopf beziehungsweise Hals – zu den Haltungsanomalien und wird durch ein Ungleichgewicht in der Muskelspannung verursacht. Bei einem Antecollis verlagert sich die Halswirbelsäule aus der Körpermitte nach vorn. Betroffene leiden nicht selten auch unter einer Kamptokormie. Wenn auch Sie unter diesem Symptom leiden, profitieren Sie von den Übungsplänen zu den Haltungsanomalien auf den Seiten 240 bis 244.

### Warum ein Antecollis nicht durch das Anheben des Kopfes deckenwärts korrigiert werden kann

Wie bei der Kamptokormie kann die Streckung der Halswirbelsäule ebenfalls ganz nebenbei in der Rückenlage trainiert werden. In der Parkinson-Therapie übe ich die Korrektur der Haltung aber auch oft im Stand an der Wand. Dabei legen die Patienten immer wieder intuitiv den Kopf in den Nacken, wenn ich sie auffordere, den Hinterkopf an die Wand zu lehnen. Abgesehen davon, dass dadurch nicht die gerade Haltung der Halswirbelsäule trainiert wird, ist das Ausrichten der Stirn zur Zimmerdecke auf Dauer auch sehr fordernd für die Wirbelsäule, da sie dadurch über das normale Maß hinaus gestreckt wird, und trägt zur Bildung von Muskelverspannungen und Schmerzen bei. Stattdessen sollte die Mitte des Hinterkopfes, mittig der Ohren, die Wand oder die Matratze berühren. Ist dies momentan nicht möglich, legen Sie bei den Übungen in der Rückenlage die Hände unter den Hinterkopf oder legen Sie sich ein Kissen unter. Beherzigen Sie in jedem Fall die Übungspläne gegen die Haltungsanomalien (Seiten 240 bis 244).

## Pisa-Syndrom

Unter einem Pisa-Syndrom versteht man eine Seitwärtsneigung des Oberkörpers, die oft mit einer Rotation der Wirbelsäule verbunden ist. Diese Haltung wird als gerade empfunden, weshalb Betroffene dabei bleiben. Unterstützung, die Haltung zu korrigieren und sich aufzurichten – gewusst, wie – ist durchaus willkommen.

In der Regel gibt es bei der Parkinson-Krankheit eine stärker betroffene Seite, die zu einer einseitigen Schwäche der Muskulatur führt. Muskeln agieren immer mit anderen Muskeln, die wie kettenförmig ineinandergreifen, und haben jeweils Gegenspieler. Diese Gegenspieler haben die Aufgabe, den Muskel nach seiner Anstrengung, der Kontraktion, wieder lang zu ziehen. Ist die Muskulatur der seitlichen Rumpfwand durch die Parkinson-Krankheit zu schwach, entsteht ein Ungleichgewicht zwischen beiden Seiten: Die starke Seite wird zu kurz, die schwache Seite zu lang – das Pisa-Syndrom entsteht.

Im frühen Stadium ist es oft möglich, die Haltung selbstständig zu korrigieren. Doch auch in späteren Phasen lohnt es sich, gegen Haltungsanomalien vorzugehen. Oft kann das Pisa-Syndrom vermindert oder die Körperhaltung zumindest möglichst lange auf einem Level gehalten werden. Wenn Sie vom Pisa-Syndrom betroffen sind, profitieren Sie von den Übungsplänen zu den Haltungsanomalien auf den Seiten 240 bis 244.

## Wieso ein einseitiges Training manchmal besser ist

In der Regel werden im Sport beide Körperhälften gleich trainiert. Auch im Alltag wird uns immer geraten, einseitige Belastungen zu vermeiden, und in der Arbeitsplatzgestaltung spielt die Reduzierung von Bewegungen, die immer nur auf einer Seite ausgeführt werden, eine immer größere Rolle, um eine Arbeitsunfähigkeit aufgrund zu hoher einseitiger Belastung zu vermeiden.

Doch leidet man schon an einem Ungleichgewicht in der Muskelanspannung und Körperhaltung, wie bei dem Pisa-Syndrom, dann sollte das Gleichgewicht erst wiederhergestellt werden, bevor im zweiten Schritt beide Seiten mit der gleichen Anstrengung weitertrainiert werden. In diesem Fall ist es sogar sinnvoll, die kurze Seite zu dehnen und die lange Seite zu kräftigen, aber bitte nicht anders herum! Zur Orientierung habe ich Ihnen in den Übungsbeschreibungen angegeben, welche Übungen sich dafür eignen. Achten Sie auf den »Parkinson-Kniff«.

## Retropulsion

Wenn die Gleichgewichtsreaktionen nachlassen, kommt es bei manchen Betroffenen zu einer vermehrten Gewichtsverlagerung nach hinten. Dies fällt besonders auf, wenn sie versuchen aufzustehen oder sie etwas aus dem Gleichgewicht bringt. Wenn ein gesunder Mensch bei einem Sturz automatisch einen Ausfallschritt macht und bei einem Sturz nach hinten mit einer Bewegung des Rumpfes nach vorn reagiert, geht diese automatische Reaktion verloren oder der Körper reagiert verzögert. Zum Thema Retropulsion finden Sie einen gleichnamigen Übungsplan auf Seite 250.

### Wie Sie Stürzen nach hinten vorbeugen können

Die Stütz- und Stellreaktionen – unwillkürliche Reflexe, die sich bereits im Mutterleib entwickeln, zu denen beispielsweise die Gleichgewichtsreaktion gehört, also die Fähigkeit, sich in Ruhe oder bei Bewegung auszubalancieren – können auch aktiv geübt werden. Darüber hinaus helfen Veränderungen in der Haltung und deren Wahrnehmung, die Aktivität der Sprunggelenke und das Analysieren und Erkennen von Sturzursachen, diese zu vermeiden.

Wenn Ihnen auffällt, dass Sie bei einem Sturz oder Beinahesturz nach hinten fallen, sollten Sie das unbedingt Ihrem Neurologen und Physiotherapeuten mitteilen und gemeinsam mit ihnen nach den Ursachen suchen. Im Abschnitt » Die drei Anker der Balance« (ab Seite 89) erfahren Sie mehr über die bewusste Kontrolle von Sprunggelenken, Knien und Hüften. Im Abschnitt »Die Bedeutung der Achtsamkeit« (Seite 74) finden Sie ebenfalls wertvolle Hinweise zum Training und allgemein zum bewussten Bewegen von bei gesunden Menschen automatisierten Handlungen.

## Dyskinesien

Im Laufe der Zeit kann es zu einer Überbeweglichkeit kommen. Diese macht sich durch überschießende, tänzelnde Bewegungen bemerkbar. Sie entstehen unwillkürlich und können nur mühevoll unter Anstrengung kontrolliert werden. Anfangs kann das aus dem L-Dopa gewonnene Dopamin noch gespeichert und bei Bedarf im Körper freigesetzt werden. Mit der Zeit lässt die Speicherkapazität nach und es kann zu Wirkschwankungen und im Zuge dessen zu Dyskinesien kommen. Diese treten bei etwa der Hälfte der Betroffenen mit der Zeit auf.[43]

### Zusammenhang des Medikamentenspiegels mit Dyskinesien

Häufig kommt es ein bis zwei Stunden nach der Medikamenteneinnahme zu Dyskinesien, also dann, wenn der Medikamentenspiegel im Blut am höchsten ist. Es ist jedoch auch möglich, dass die Fehlbewegungen ebenfalls auftauchen, wenn der Medikamentenspiegel wieder sinkt. In diesen Zeitfenstern kann es auch zu schmerzhaften Muskelverkrampfungen kommen, den Dystonien.[44] Sie können beispielsweise die Fußgelenke in eine unphysiologische Stellung bringen und damit das Gangbild beeinflussen. Physiotherapeutisch werden sie mit Dehnübungen der verkürzten Muskulatur und einer Kräftigung der Gegenspieler behandelt. Wenn Sie unter Dyskinesien leiden, empfehle ich Ihnen, mit dem gleichnamigen Übungsplan (Seite 252) zu arbeiten.

## Hypomimie

Im Zusammenhang mit der Brady- und Hypokinese kommt es bei der Parkinson-Krankheit zu einer Verminderung der Bewegungsamplitude (der Größe der Bewegung) und der Schnelligkeit. Die Bewegungen werden kleiner, schwächer und langsamer. Das kann sich auf alle Muskelbewegungen beziehen, auch die im Gesicht. Die Mimik wird schwächer und der Gesichtsausdrück erscheint starr.

Auf Seite 85 finden Sie einen Übungsplan speziell zu Hypomimie. Trainieren Sie die darin aufgeführten Übungen, um der Hypomimie entgegenzuwirken und Ihre Mimik lebendig zu halten.

### Werden Sie Quizchampion?

Die Erkennung und Darstellung der Mimik hängen stark zusammen. Lust auf ein Quiz? Im Abschnitt »Zum Weiterlesen« (Seite 272) finden Sie den Link zu einer anerkannten digitalen Raterunde von Emotionen. Für weitere Informationen lesen Sie auch den Abschnitt »Hypomimie und Glücksempfinden« ab Seite 85.

## Obstipation

Verstopfung ist häufig eines der ersten Symptome der Parkinson-Krankheit. Sie kann mehrere Ursachen haben:

- Mangel an Bewegung
- verminderter Muskeltonus der Bauchmuskulatur
- Fehlernährung
- eine zu geringe Trinkmenge
- eine Trägheit der Darmperistaltik (der Muskulatur des Darms)
- Einnahme von Medikamenten, die zu einer Verstopfung führen können[45]

Lesen Sie auch den Abschnitt »Obstipation und Psyche« (ab Seite 86), um sich näher mit diesem Thema und die Zusammenhänge vertraut zu machen. Und trainieren Sie mit dem Übungsplan »Obstipation« (Seite 260) und spüren Sie, wie die Übungen Ihnen Linderung verschaffen.

## Verstopfung lindern und Verdauung fördern

Sie können bei der Parkinson-Krankheit einiges tun, um Ihre Verdauung anzuregen.

- Sie sollten darauf achten, genug zu trinken und sich ballaststoffreich zu ernähren, auch Probiotika können helfen.
- Bewegung und Massagen helfen dem Darm zusätzlich auf die Sprünge.
- Mit Biofeedback, Akupunktur, Akupressur und Beckenbodentraining haben Sie darüber hinaus noch ein paar weitere Maßnahmen an der Hand, die einen Versuch wert sind.[46]

# Orthostatische Dysregulation

Ein häufig auftretendes Symptom, welches Betroffene der Parkinson-Krankheit begleitet, sind Kreislaufprobleme. Passiert es Ihnen, dass Ihnen nach dem Aufstehen schwindlig wird? Vorsicht, gerade dann sind Sie vermehrt sturzgefährdet. Oder fühlen Sie sich abgeschlagen? Beides könnte auf eine Anpassungsschwäche des Blutdrucks beim Wechsel vom Liegen ins Stehen hindeuten.

Um zu verhindern, dass der Blutdruck nach dem Transfer vom Liegen ins Stehen, von der Horizontale in die Vertikale, und auch während des Gehens, abfällt, ist unser Körper normalerweise in der Lage, die Blutgefäße zu verengen und dadurch die Fließgeschwindigkeit zu erhöhen. Bei der Parkinson-Erkrankung kann dieser Mechanismus gestört sein, was zu einer kurzzeitigen Minderdurchblutung des Gehirns und damit zu Schwindel, Stürzen oder im schlimmsten Fall zu einer kurzen Bewusstlosigkeit (Synkope) führen kann. Wenn Sie unter diesen Symptomen leiden, empfehle ich Ihnen den Übungsplan »Orthostase« (Seite 262).

Für mehr Informationen zum Blutdruck lesen Sie auch den Abschnitt »Die Borg-RPE-Skala« (Seite 95). Damit können Sie den von Ihnen empfundenen Anstrengungsgrad sowohl von Übungen als auch von Handlungen im Alltag einschätzen.

## Wie Sie dem Schwindelgefühl entgegenwirken können

Schon einige leichte Änderungen im Alltag können Ihnen helfen, dem Schwindel entgegenzuwirken. Probieren Sie Folgendes aus:

- Nicht zu üppige Mahlzeiten und eine ausreichende Trinkmenge helfen dem Körper, eine gute Versorgung mit Wasser aufrechtzuerhalten, ohne ihn zu überfordern. In einer Studie konnte zudem nachgewiesen werden, dass der Blutdruck eine halbe Stunde nach dem Trinken von 500 Milliliter Wasser um bis zu 30 mmHg anstieg. Auch nach dem Essen einer reichhaltigen Mahlzeit in Kombination mit einer ausreichenden Flüssigkeitszufuhr war eine positive Blutdruckreaktion auszumachen.[47]
- Sie können Ihre Gefäße zudem ganz einfach verengen, indem Sie Kompressionsstrümpfe und einen Bauchgurt tragen. Dies ist sehr wirkungsvoll. Vor allem das Tragen des Bauchgurtes ist sehr wichtig zur Unterstützung des Kreislaufes bei Orthostase, also nicht nur beim Lagewechsel, sondern auch während des Gehens und Stehens.
- Aktivieren Sie außerdem Ihre Muskelpumpe, bevor Sie aufstehen, indem Sie die Füße noch im Liegen strecken und flexen und die Arme aktiv nach oben und unten führen.
- Bei großer Hitze stellen sich die Gefäße weit, um den Körper schneller herunterzukühlen. Dies kann den Schwindel zusätzlich verschlimmern. Achten Sie also darauf, sich nicht zu lange der prallen Sonne auszusetzen, und vermeiden Sie auch heiße Vollbäder.
- Nachts können Sie zudem im Falle einer Orthostase mit leicht erhöhtem Oberkörper schlafen.[48]

» (...) das sogenannte footing (...) hat beileibe nichts mit Spazierengehn zu tun, das ist eine Art beschwingten Exerzierens, bei dem man so beschäftigt ist, die Bewegungen richtig auszuführen und mit dem richtigen Atmen zu verbinden, daß man nicht dazu kommt, sich zu ergehen und dabei gemächlich nach rechts und links zu schauen.

Das Spazieren (...) ist mehr als jedes andere Gehen zugleich ein Sichgehenlassen. Man fällt dabei von einem Fuß auf den anderen und balanciert diesen angenehmen Vorgang. Kindertaumel ist in unserm Gehen und das selige Schweben, das wir Gleichgewicht nennen. «

*Franz Hessel (1880-1941, deutscher Schriftsteller)*
*Frei nach dem Parkinson Parcours am Klinikum Osnabrück, ausgewählt von Prof. Dr. Jutta Wermke*

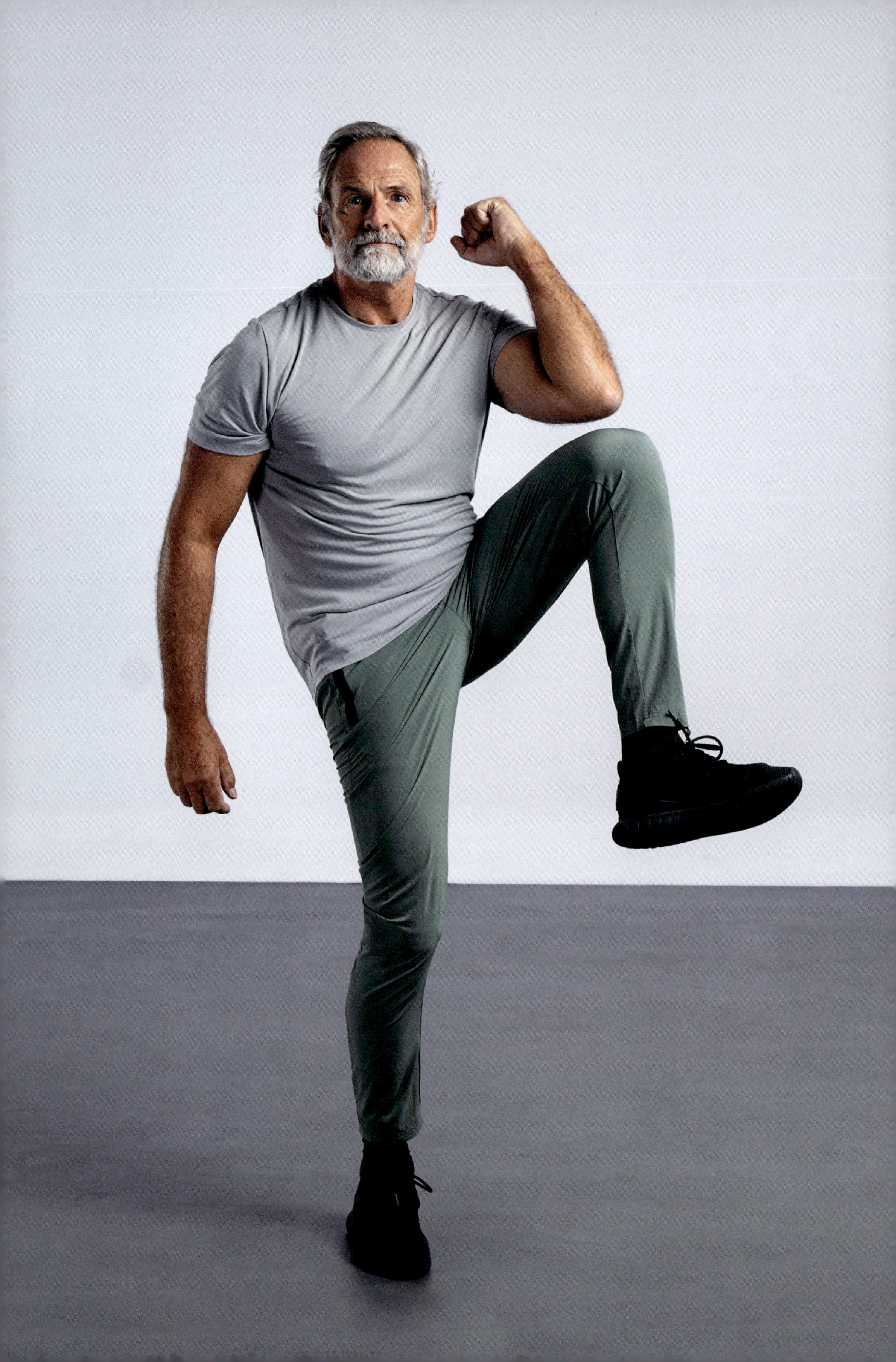

# 2

# Selbsthilfe bei Parkinson

»

Ich (...) bin der Meinung, dass alles besser gehen würde, wenn man mehr ginge. Man kann überall bloß deswegen nicht recht auf die Beine kommen und auf den Beinen bleiben, weil man zu viel fährt.

«

*Johann Gottfried Seume*
*(1763–1810, deutscher Schriftsteller)*
*Frei nach dem Parkinson Parcours am Klinikum Osnabrück, ausgewählt von Prof. Dr. Jutta Wermke*

# Wie wir auf das Gehirn einwirken können

Das zentrale Nervensystem steht in einem engen Austausch mit dem gesamten Körper. Können einzelne Netzwerke nicht mehr ihre normale Leistung erbringen, kompensieren andere Hirnbereiche den Ausfall so gut es geht. Doch damit das zentrale Nervensystem nahezu alle bewussten und unbewussten Körpervorgänge koordinieren kann, empfängt es für seine Arbeit all unsere Sinneseindrücke.

An diesem Punkt können Sie starten, Ihr Gehirn zu trainieren und Ihre Selbstheilungskräfte zu aktivieren, von unten nach oben sozusagen. Wie Sie Reparaturmechanismen der dopaminergen Zellen durch Sport anregen können und wie Sie Ihr Gehirn mit Bewegung genauso gut aus dem Off – den Phasen schlechter Beweglichkeit bei der Parkinson-Krankheit – führen können, wie durch Ihre Medikation, erfahren Sie in diesem Kapitel. Auch den Einfluss von Musik und unserer Vorstellungskraft auf Ihren Trainingserfolg sollten Sie kennen, damit Sie das für Sie bestmögliche Ergebnis erzielen können.

Darüber hinaus ist es mir wichtig, Zusammenhänge zwischen körperlichen Beschwerden, Bewegungseinschränkungen und der Interaktion mit dem zentralen Nervensystem deutlich zu machen und Wege aufzuzeigen, die Sie gehen können, um ihnen zu begegnen.

## Die Wirkung von Sport auf die Neurotrophie

Man ging lange davon aus, dass Hirnzellen sich nicht reparieren, neu organisieren oder neu wachsen können. Heute kennen wir jedoch Wachstumsfaktoren, wie den *Brain-Derived Neurotrophic Factor* (BDNF), die im Zusammenhang mit körperlicher Aktivität das Wachstum, die Plastizität und das Überleben von Neuronen unterstützen, und zwar schon nach der ersten sportlichen Sitzung. Darüber hinaus haben sie eine nachgewiesene das Dopamin unterstützende Wirkung. BDNF könnte also eine Schlüsselrolle bei der Neurogenese spielen – der Fähigkeit des Gehirns, sich funktionell anzupassen und neue Netzwerke zu bilden. Bewegung, insbesondere intensives Training, steigert nachweislich die Konzentration von BDNF im Gehirn.[49] Man kann sich neurotrophe Faktoren wie ein internes Reparatur- und Anpassungssystem vorstellen, das ständig aktiv ist, aber je nach Bedarf hoch- oder herunterreguliert wird. BDNF, ein sogenanntes Neurotrophin, ist als eines von mehreren Werkzeugen der Zelle maßgeblich daran beteiligt, ob eine neuronale Verbindung, die sich neu gebildet hat, überlebt oder nicht.

Wenn wir lernen, uns bewegen, neue Erfahrungen machen oder körperlich aktiv sind, steigt die Produktion dieser Faktoren. Wenn wir uns wenig bewegen, unter chronischem Stress stehen oder wenn neurodegenerative Prozesse einsetzen, sinkt sie. Bei der Parkinson-Krankheit ist genau das der Fall. Die Bewegungen werden durch den Dopaminmangel kleiner und langsamer, der Radius, in dem sich Betroffene bewegen, verkleinert sich, was zu einer Abnahme an Wachstumsfaktoren führt. Die verbliebenen Zellen geraten unter Stress und können sich ohne einen ausreichenden Zellschutz der neurotrophen Faktoren schlechter vor dem Zelltod schützen. Im Zusammenhang mit der Parkinson-Krankheit deutet vieles darauf hin, dass Training nicht nur Neurone schützt, sondern auch

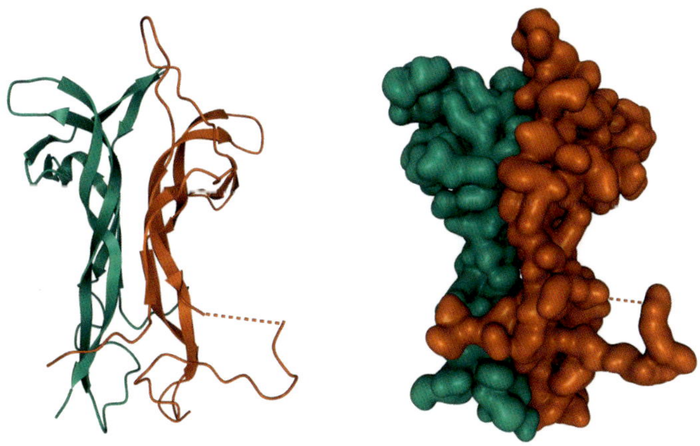

*Die linksseitige Bänderdarstellung zeigt die innere Struktur der Neurotrophine, während rechterhand die Oberflächenansicht mit der passgenauen Kontaktfläche der Wachstumsfaktoren sichtbar wird. Diese ist entscheidend für die Regeneration der Zellen. Sport und Bewegung allgemein regen Reparaturmechanismen der Zellen an. Die Bindung der Neurotrophine BDNF (grün) und Neurotrophin 4 (braun) an ihren Rezeptor sorgt für das Überleben, Wachstum und die Plastizität von Nervenzellen.*

kompensatorische Mechanismen aktiviert, die die Motorik verbessern, selbst wenn die strukturelle Schädigung der dopaminergen Strukturen nicht vollständig rückgängig gemacht wird.

Neben BDNF gibt es noch andere neurotrophe Faktoren – essenzielle Proteine –, die das Überleben dopaminerger Zellen unterstützen, namentlich *Glial cell line-Derived Neurotrophic Factor* (GDNF), *Nerve Growth Factor* (NGF), *Insulin-like Growth Factor 1* (IGF-1) und den *Vascular Endothelial Growth Factor* (VEGF). Alle haben gemeinsam, dass sie einen positiven Einfluss auf die Parkinson-Krankheit zu haben scheinen, indem sie die Neuronen aktiv vor dem Untergang schützen, damit den Verlauf der Parkinson-Krankheit verlangsamen und beispielsweise bei intensivem Aerobic-Training gebildet werden.[50, 51]

## Die vier Ebenen, auf die das Training einwirkt

Die Anregung der Neurotrophie ist jedoch nicht das Einzige, was im zentralen Nervensystem bei einer sportlichen Intervention passiert. Training wirkt bei einer Parkinson-Krankheit gleichzeitig auf vier zentralen Ebenen, die in einer engen Verbindung zueinander stehen:[52]

- **Entzündung:** Wenn die fehlgefalteten α-Synukleine zu Lewy-Körperchen verklumpen (siehe Seite 15), reagiert der Körper mit einer Entzündungsreaktion darauf. Eine Entzündung ist eine ganz normale Reaktion, welche die Wundheilung einleitet. Eine auf Dauer bestehende Aktivierung der Mikroglia, unserer Immunzellen im Gehirn, ist jedoch schädlich für uns. Sport hat das Potenzial, antientzündlich auf das zentrale Nervensystem zu wirken.[53]
- **Apoptose:** Unsere dopaminergen Zellen benötigen sehr viel Energie und sind deshalb von Natur aus mit vielen Mitochondrien ausgestattet. Diese werden auch als Kraftwerke der Zellen bezeichnet und üben unter anderem eine wichtige Funktion bei der Energieproduktion und für den Stoffwechsel aus. Die Mitochondrien geraten bei der Parkinson-Krankheit zunehmend unter Stress, starten schlussendlich ihr »Selbstzerstörungsprogramm« (Apoptose) und die Zelle stirbt ab. Durch Training werden die Mitochondrien stabilisiert und geraten weniger häufig in die Bedrängnis, ihren Zelltod aktivieren zu müssen.[54]

- **Neurotrophe Unterstützung:** Gleichzeitig sinkt die Produktion neurotropher Faktoren wie BDNF und GDNF, die dafür sorgen, dass die Neuronen überleben, wachsen, Synapsen bilden und sich an neue Erfahrungen anpassen. Die Produktion neurotropher Faktoren wird durch körperliche Bewegung aktiviert und diese fördern das Wachstum, Überleben und die Plastizität der Neuronen.[55]
- **Dopaminerge Funktion:** Durch das Absterben der dopaminergen Zellen geraten die verbliebenen Neuronen zusätzlich unter Stress. Die Wiederaufnahme von freigesetztem Dopamin ist gestört, was zu Fehlern bei der Signalübertragung führt. Gleichzeitig wird die Kommunikation zwischen den Zellen schwächer und das gesamte Netzwerk gerät aus dem Gleichgewicht. Durch körperliches Training stärken Sie die Dopaminproduktion und damit die Widerstandsfähigkeit der Zellen. Die Signalübertragung wird verbessert und das genutzte Dopamin kann wieder effektiver zurück in die Zellen geholt und wiederverwendet werden. Die Kommunikation zwischen den Zellen verbessert sich und die Netzwerke der Basalganglien werden durch das Training gestärkt.[56]

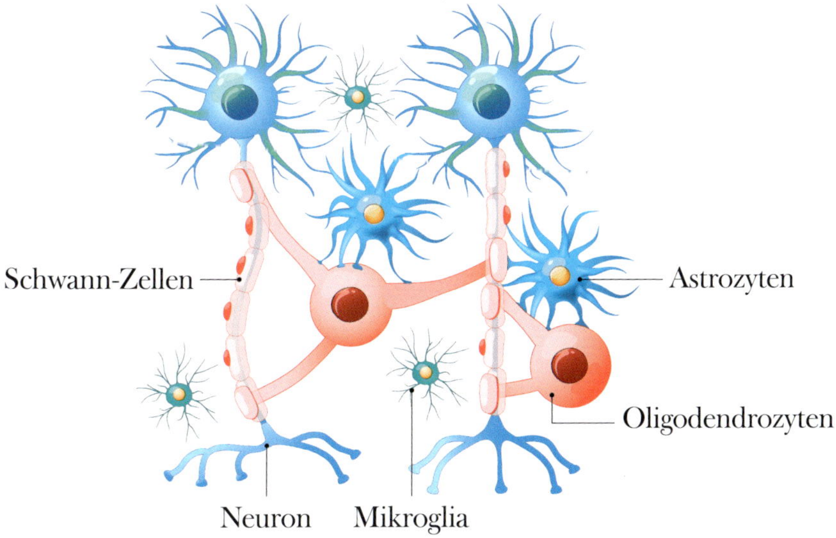


*Schwann-Zellen, Neuronen, Mikroglia, Astrozyten und Olygodendrozyten sind entscheidende Elemente des Nervensystems.*

## Wichtige Player im Nervensystem

Die Schwann-Zellen bilden die Myelinscheide der peripheren Nerven und sorgen unter anderem für eine schnelle Übertragungsgeschwindigkeit der Nervenimpulse.

Als Nervenzelle ist das Neuron mit seinem Zellkörper, einem Axon und seinen Dendriten für die Aufnahme, Verarbeitung und Weiterleitung von Informationen verantwortlich.

Die Mikroglia spielen als Immunzellen des zentralen Nervensystems eine entscheidende Rolle bei Entzündungsprozessen der Zelle.

Die Astrozyten sind, als Teil der Mikroglia, ebenfalls an der Regulierung von Entzündungsprozessen beteiligt, versorgen darüber hinaus jedoch auch die Zelle mit Nährstoffen und bilden die Blut-Hirn-Schranke.

Die Oligodendrozyten bilden die Myelinscheide im ZNS und sorgen damit für die schnelle Reizweiterleitung der Nervenimpulse, sind jedoch auch an der Versorgung der Axone beteiligt.

Jede einzelne dieser vier Säulen wird durch Ihr Sportprogramm gestärkt. Verschiedene Trainingsarten könnten dabei in unterschiedlicher Intensität auf die einzelnen Säulen wirken. Da sie jedoch in einer engen Wechselwirkung zueinanderstehen, ist es entscheidend, dass Sie sich überhaupt bewegen.[57] Als besonders wirksam hat sich in der Parkinson-Therapie ein speziell dafür entwickeltes Trainingsprogramm an einem Sitzfahrrad bewährt, das gezielt Bewegungen erzwingt. Dabei wird das Ergometer auf eine Geschwindigkeit von 80 bis 90 Umdrehungen pro Minute gebracht. Entscheidend ist die schnelle Bewegung, wie viel Aktivität der Sportler selbst erbringt, ist zweitrangig.

Dieses *Forced Exercise Training* hat eine herausragende Aktivierung des zentralen Nervensystems gezeigt und bietet, neben einem intensiven Aerobic-Training, eine von vielen Möglichkeiten zur Aktivierung des zentralen Nervensystems.

Lassen Sie sich inspirieren und suchen Sie sich neben den Übungen aus diesem Buch eine Sportart, die Ihnen zusagt – jede Form von Bewegung wirkt sich positiv aus! Weitere Informationen zu diesem Thema finden Sie auch im Abschnitt »Die Wirkung von Bewegung auf den Krankheitsverlauf« (ab Seite 60).

Darüber hinaus ist das zentrale Nervensystem auch außerhalb der Basalganglien sehr anpassungsfähig und bereit, alternative Wege zu suchen, um eine möglichst verletzungsarme Mobilität zu ermöglichen. Andere Netzwerke können gezielt angesprochen und alternative Bewegungsprogramme geschult werden. Mehr Hinweise finden Sie unter dem Abschnitt »Die Bedeutung der Achtsamkeit« (ab Seite 74).

## Wie Sie das motorische Lernen und die Neurogenese im Training gezielt adressieren können

Seit vielen Jahren intensiv genutzt und durch viele Studien gut belegt ist eine Trainingsmethode aus der Physio- und Ergotherapie, die allein die Bewegungsamplitude, also die Bewegungsgröße beziehungsweise den Bewegungsumfang, in seinen Fokus setzt – LSVT BIG®.[58] Ich habe LSVT BIG® 2014 kennengelernt. Damals hatte ich erst damit begonnen, Parkinson-Patienten zu behandeln, und ich war anfangs nicht recht überzeugt davon, dass dieses Therapiekonzept mit seinem recht einfach anmutenden Fokus auf den Bewegungsumfang wirklich eine so eindrückliche Wirkung erzielen würde. Am Morgen der Fortbildung wachte ich mit einem steifen Nacken auf. Ich war kaum in der Lage, meinen Kopf zu drehen, und erwartete einen langen Tag, als ich zum Unterricht ging. Wie bei Physio-Fortbildungen üblich, ging es schon bald praktisch los und ich konnte es kaum glauben – nach einer Stunde LSVT BIG® war mein Nacken wieder frei. Ich hatte einen guten Tag und ich lernte das Trainingskonzept sofort zu schätzen, nachdem ich dessen Wirkung am eigenen Leib erfahren hatte.

Und nicht nur ich profitierte von diesem Training. Seitdem habe ich schon viele Patienten durch das LSVT BIG®-Programm geführt und sehr eindrückliche Erfolge miterleben dürfen. Das *Lee Silverman Voice Treatment®* (LSVT) hat seinen Namen der ersten Patientin gewidmet, die mit diesem 4-Wochen-Programm behandelt wurde. Das inzwischen weltweit etablierte Therapiekonzept hat seinen Ursprung in den 1980er-Jahren in den USA. Die an Parkinson erkrankte Lee Silverman hatte große Probleme, sich lautstark zu äußern – ein ebenfalls weitverbreitetes Symptom der Parkinson-Krankheit. Prof. Lorraine Ramig und Dr. Cynthia Fox entwickelten daraufhin das Therapiekonzept LSVT LOUD® zur Verbesserung der Sprachmotorik. Die eindrücklichen Ergebnisse übertrugen sie in den 1990er-Jahren auf die Extremitätenmotorik und den Rumpf – LSVT BIG® entstand. 2025 feierten Prof. Lorraine Ramig, Dr. Cynthia Fox und Prof. David McFarland zusammen mit ihrem amerikanischen und deutschen Therapeutenteam am Klinikum Osnabrück ihr 25-jähriges Bestehen in Deutschland. Denn inzwischen stehen im deutschsprachigen Raum fast 5000 LSVT LOUD- und BIG-Therapeutinnen und -Therapeuten zur Behandlung der Parkinson-Krankheit bereit.[59] Im Anhang finden Sie einen Hinweis, wie auch Sie einen LSVT®-Therapeuten in Ihrer Nähe finden können.

In meiner LSVT BIG®-Therapie traf ich Menschen, die kurze Zeit vorher angefangen hatten, einen Rollator zu nutzen, und ihn nach dem vierwöchigen Programm nicht mehr brauchten. Menschen, die chronische Nackenschmerzen hatten, konnten sich von ihnen befreien; Menschen konnten dank des Trainings wieder eine neue Aufgabe übernehmen und schöpften neuen Lebensmut; Menschen, die eigentlich in ihrem Krankheitsverlauf schon zu weit fortgeschritten waren, als dass man sich von einer LSVT BIG®-Therapie größere Wirkung erhoffte, kämpften sich mit großer Willensanstrengung durch die Behandlung und wurden mit Erfolg belohnt – ihnen ging es wieder deutlich besser. Kurz, ich habe ganz fantastische Behandlungsresultate erleben dürfen!

Die positive Wirkung auf die Motorik, die sich in weniger Rigor, weniger Bradykinese und einer verbesserten Bewegungsinitiation zeigt, wurde in vielen Studien belegt. Die Schrittlänge und die Geschwindigkeit beim Gehen nehmen zu und auch die subjektive Gangsicherheit und eine bessere Bewegungsqualität in anderen Alltagsaktivitäten steigen.[60]

Das standardisierte LSVT®-Protokoll sieht ein vierwöchiges Training mit jeweils vier Therapieeinheiten vor. Jede von ihnen beträgt eine Stunde in einer Eins-zu-eins-Betreuung. Wir sprechen also von 16 Therapiestunden innerhalb von vier

Wochen und einem zusätzlichen Hausaufgabenprogramm. Im Anschluss wird das Programm selbstständig von den Patienten weitergeführt.[61]

Die LSVT®-Therapie spricht direkt die Kardinalsymptome der Parkinson-Krankheit, die Brady- und Hypokinese an. Diese äußern sich beispielsweise in einem Nachlassen der Schrittlänge und -geschwindigkeit. Durch den Dopaminmangel kommt es bei der Parkinson-Krankheit es zu einem Kalibrierungsfehler. Zu kleine Bewegungen werden als normal groß wahrgenommen, zu langsame als normal schnell. Wird eine Erweiterung der Schrittgröße und -schnelligkeit verlangt, fühlt sich die Bewegung für die Betroffenen zu extrem an.[62] Durch das intensive Training kommt es zu einer Rekalibrierung und die nunmehr normal großen Bewegungen werden auch im Alltag wieder so wahrgenommen, wie sie sind. Dies ist möglich, weil die Neuroplastizität und das motorische Lernen angeregt werden.[63]

## Neuroplastizität und motorisches Lernen in Therapie und Alltag

Nutzen Sie die Prinzipien der Neuroplastizität und des motorischen Lernens.[64] Sie können sie gut im Alltag gebrauchen:

- Durch seine **Intensität** fördert das LSVT®-Training Umbauprozesse in Ihren motorischen Netzwerken.
- Durch das **Training alltagsnaher Bewegungen** mit dem Hauptaugenmerk auf der Amplitude üben Sie genau das, was Sie jeden Tag brauchen.
- Durch eine **hohe Wiederholungszahl** und die Übertragung des Gelernten in den Alltag prägen sich die neuen Bewegungsmuster gut ein.
- Da die Bewegungen täglich für Ihren Alltag relevant sind und in einer **sehr motivierenden Form** gelernt werden, können Sie sie sich besser merken. Das sind die beiden Hauptaugenmerke des motorischen Lernens: **Aufmerksamkeit** und **Bedeutsamkeit (Salienz)**.
- Der Therapeut macht mit und Sie können an seinem Vorbild lernen, ihn also **imitieren**.

# Die Wirkung von Bewegung auf den Krankheitsverlauf

Training wirkt sich von vielen Seiten positiv auf unseren Körper aus. Das Zusammenspiel zahlreicher Faktoren im Körper arbeitet subtil miteinander und die im Folgenden aufgezählten Fakten zeigen, wie umfassend die Wirkung von Bewegung auf den Körper ist und wie viele Bereiche und Körperfunktionen davon beeinflusst werden können.

## Wie intensives Aerobic-Training wirkt[65, 66]

- Erhöhung neurotropher Faktoren:
  - Steigerung von BDNF und GDNF: Unterstützt Erhalt und Regeneration dopaminerger Neuronen.
  - Wichtigkeit für Parkinson: Diese Faktoren spielen eine zentrale Rolle im Krankheitsverlauf.

- Verbesserte dopaminerge Funktion:
  - Anstieg der Dopaminspiegel: Fördert motorische Funktionen durch mehr verfügbares Dopamin.
  - Zunahme der Enzymaktivität: Die erhöhte Aktivität von Enzymen unterstützt die Bildung von Dopamin.

- Funktionelle Veränderungen im zentralen Nervensystem:
  - Veränderung der Hirnaktivierungsmuster: Ähnlich den Effekten von Levodopa.
  - Neuroplastizität: Bewegung löst eine funktionelle Umorganisation im Gehirn aus.

- Optimierung der neuronalen Konnektivität:
  - Höhere Trittfrequenz beim Training: Verbessert die Konnektivität zwischen kortikalen und subkortikalen Strukturen.
  - Langfristige Vorteile: Unterstützung der motorischen Leistungsfähigkeit und mögliche Verlangsamung des Krankheitsverlaufs.

- Mögliche Modulation der Genexpression
  - Beeinflussung genetischer Netzwerke: Regelmäßiges Training könnte die Aktivierung von Genen fördern, die für die neuronale Funktionsfähigkeit wichtig sind.
  - Abschwächung neurodegenerativer Prozesse: Potenzial zur langfristigen Verbesserung der neuronalen Gesundheit.

## Bewegung als Therapie im Vergleich zu Medikamenten

Vielleicht fragen Sie sich, ob Bewegung das Gehirn wirklich genauso effektiv aktivieren kann wie eine individuell angepasste Parkinson-Medikation? Die Antwort lautet: Ja! Parkinson-Patienten können erheblich von körperlicher Bewegung profitieren. Studien, die ein *Forced Exercise Training* nutzten, konnten beispielsweise zeigen, dass dieses Sportprogramm als medikamentenfreier, nicht-chirurgischer Eingriff eine wertvolle Ergänzung zu den aktuellen Parkinsonbehandlungen bietet.[67]

In mehreren Studien wurde belegt, dass ein intensives Fahrradergometertraining, das nach einer zwölfstündigen Medikamentenpause durchgeführt wurde, einen gleichwertigen Einfluss auf die Motorik hatte wie eine angepasste medikamentöse Behandlung. Eine Studie aus dem Jahr 2013 zeigte beispielsweise, dass die Wirkung von *Forced Exercise* vergleichbar, aber nicht identisch mit der Wirkung der Medikation ist – es wirkt komplementär, unterstützt also eine Medikation und steigert deren Wirksamkeit.[68, 69]

### Was Forced Exercise Training bedeutet

Wörtlich übersetzt klingt der Begriff *forced exercise* etwas grob – »erzwungene Übung«. Damit ist gemeint, dass die sportliche Aufgabe mit einer hohen Geschwindigkeit erbracht wird, die man allein, ohne Unterstützung, nicht aufbringen würde. Jedoch muss nicht die ganze Arbeit aktiv erbracht werden. Es reicht aus, wenn der Sportler assistiv – also von einer anderen Person oder Maschine – oder, wenn nicht anders möglich, passiv auf eine schnelle Bewegung gebracht wird.

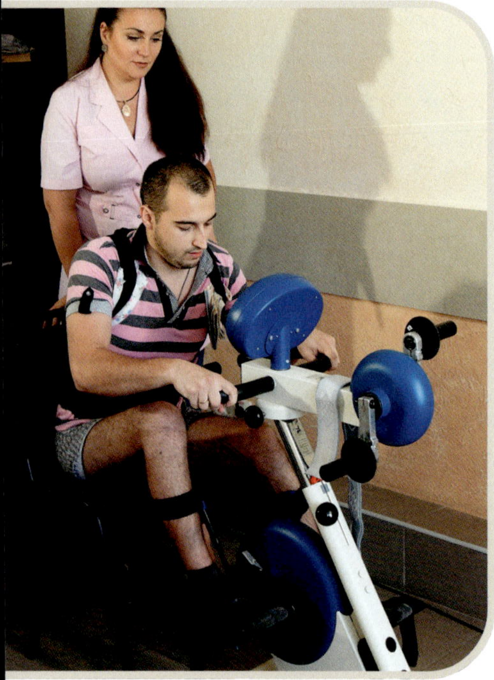

*Die Wirkung eines intensiven Ergometertrainings ist vergleichbar mit der Wirkung der Medikation.*

Die Probanden fuhren im Rahmen der Studie ohne Einfluss der Medikamente eine Stunde mit Unterstützung eines Therapeuten auf einem Tandem-Fahrradergometer. Ziel war es, gemeinsam auf 80 bis 90 Umdrehungen pro Minute zu kommen. Wie viel Watt die Probanden dabei selbst erzeugten, war zweitrangig. Wichtig war die schnelle Bewegung. Diese führte zu einer signifikanten Verbesserung der Motorik von 51 Prozent im Vergleich zur Voruntersuchung. Medikamente erbrachten eine Besserung von 33 Prozent.[70]

Zusätzlich angefertigte fMRT-Daten (also der funktionellen Magnetresonanztomografie) zeigten eine ähnliche Aktivierung neuronaler Netzwerke unter der Medikation und dem Sportprogramm. Damit wurde gezeigt, dass ein schnelles Fahrradergometer-Training ein effektiver, nicht-medikamentöser Therapieansatz sein kann, geeignet gerade auch für Patienten, die weniger gut auf Medikamente ansprechen. Dabei scheinen die beiden Interventionen Sport und Medikation nicht identisch, sondern komplementär, also sich gegenseitig ergänzend, zu wirken. Dies könnte einen breiteren Ansatz bieten, um die Leistungsfähigkeit der Patienten zu verbessern.[71]

Vergleicht man die tiefe Hirnstimulation (THS) mit dem untersuchten Sportprogramm, stellt dieses eine nicht-invasive, risikoarme Alternative dar, die auf physiologischem Weg die Hirnnetzwerke aktiviert. Außerdem betonen die Autoren, dass das Training kostengünstiger und breiter einsetzbar ist als operative Verfahren.[72]

Hinzu kommt, dass die tiefe Hirnstimulation und Medikation zwar effektiv die Symptome lindern, aber die Krankheit nicht verlangsamen – die Forscher schreiben dem *Forced Exercise Training* jedoch potenziell neuroprotektive Effekte zu.

Zukünftige Studien werden zeigen, ob das intensive Training die dopaminergen Zellen auch vor dem Untergang schützen kann, wie in Tiermodellen bereits gezeigt wurde.[73] Vielleicht blättern Sie auch noch mal zum Abschnitt über die Neurotrophie (ab Seite 52), wo dieser Zusammenhang erläutert wird.

## Warum es zweitrangig ist, wie viel Kraft Sie selbst einbringen

Da die dopaminergen Neuronen in der *Substantia nigra* degenerieren, kann das Gehirn die Muskulatur von oben nach unten schlechter ansteuern. Das führt zu schlechter Bewegungsplanung, -einleitung und -kontrolle. Bei dem vorgestellten schnellen Ergometertraining kommt es zu einer sogenannten *»Bottom-up-Aktivierung«*. Die Probanden bewegen sich nicht unbedingt von sich aus auf die geforderten 80 bis 90 Umdrehungen pro Minute, sondern werden durch die Maschine oder einen Therapeuten zu der schnellen Bewegung gebracht.[74] Dabei wird das Gehirn durch die Bewegung der Beine sensorisch und motorisch aktiviert, also von unten nach oben – von den Muskeln und Gelenken durch das periphere Nervensystem bis hin zum Gehirn. Dort werden die motorischen Areale stimuliert und reorganisiert – selbst wenn das Gehirn diese Bewegung nicht selbst initiiert hat. Aber: Mitmachen hilft! Wenn der Proband zusätzlich aktiv mitarbeitet, können sich die Effekte durch eine verbesserte sensorische Rückmeldung verstärken und, so die Vermutung, zu einer verbesserten Neuroplastizität führen. Die Autoren räumen ein, dass die Studie erste Hinweise liefert, aber weitere Forschung mit größerer Fallzahl und Langzeitdaten nötig sind.[75]

## Wie sich die Ergebnisse in der Praxis anwenden lassen

In der Klinik kann ich immer wieder beobachten, dass das *Forced Exercise Training* tatsächlich wirkt. Wenn ich meine Patienten in der Off-Phase antreffe – in der die Symptome wieder zunehmen, weil die Wirkung der Medikamente nachlässt – und sie mehr als nur leichte Anlaufschwierigkeiten haben, zeige ich ihnen gerne, wie sie mit dem Fahrradergometer aus dem Off finden.

Häufig fahre ich meine Patienten dann mit dem Rollstuhl an ein Sitzfahrradergometer. Für das Training mit diesem Gerät können sie einfach im Rollstuhl sitzen bleiben. Wenn sie dazu in der Lage sind, fahren sie selbst bei leichtester Stufe mit 80 bis 90 Umdrehungen in der Minute. Wenn das nicht funktioniert, lassen wir die Maschine die Arbeit machen. Nach meiner Erfahrung braucht es manchmal nur eine Viertelstunde zügiges Bewegt-Werden, um das Off zu überwinden und wieder wie im On laufen zu können. Und dann hören wir natürlich nicht auf: Ich nutze das Ergometertraining nur als Starthilfe und fange dann mit dem tatsächlichen Training an.

Zu Hause können Sie darauf achten, es gar nicht erst so weit kommen zu lassen. Spätestens wenn Sie merken, dass die Wirkung der Medikation nachlässt, ist es Zeit für eine Runde Sport. Denken Sie daran – bei diesem Training geht es um die Schnelligkeit. Selbstverständlich sollten Sie auf Ihre Sicherheit achten und ein Training wählen, das berücksichtigt, wie sturzgefährdet Sie sind. Trainieren Sie immer auf der sicheren Seite! Wenn Sie ein Ergometer haben – wunderbar. Wenn Sie keines haben, dann gehen Sie zügig spazieren. Wenn das nicht möglich ist, nutzen Sie beispielsweise das Steh- und Gehtraining für Parkinson-Profis aus diesem Buch (ab Seite 232) und halten Sie sich dabei fest. Sie können bei Bedarf auch Übungen im Sitzen oder Liegen ausführen – Hauptsache, Sie bewegen sich schnell und ausdauernd!

Auch hier gilt: Machen Sie die Parkinson-Krankheit zu Ihrer Parkinson-Krankheit, indem Sie lernen, wann Sie ins Off fallen, und gegensteuern, bevor es passiert. Lernen Sie über Ihren Parkinson-Begleiter, welche Übungen ihn in Schach und Sie in Schwung halten. Vielleicht blättern Sie auch noch mal zum Abschnitt über die Neurotrophie (ab Seite 52), wo Sie die Wirkung von Bewegung noch einmal nachlesen können.

## Weitere anerkannte Trainingsformen

In der Parkinsontherapie haben sich in den letzten Jahren zahlreiche sportliche Interventionen auch als Gruppensport durchgesetzt. Sie alle sprechen unseren Körper auf unterschiedlicher Ebene an und können zielgerichtet auf die bei Ihnen im Vordergrund stehenden Symptome ausgewählt werden.

Einige der Sportangebote wurden hinsichtlich ihres Effektes bei Parkinson-typischen Symptomen untersucht.[76] In einer Studie aus dem Jahr 2023 wurden die langfristigen Auswirkungen von Bewegung auf die Motorik von

Parkinson-Patienten untersucht und verschiedene Bewegungsformen verglichen.[77] Dabei wurde deutlich, dass die untersuchten Sportarten nicht nur durch eine reine Muskelaktivierung wirken, sondern sie ganz spezifische sensorische, kognitive und motorische Prozesse anregen.[78] So trägt etwa die rhythmische Stimulation beim Tanzen zu einer verbesserten Aktivierung der für die Parkinson-Krankheit ausschlaggebenden Zentren im Gehirn bei, während Nordic Walking haptische Impulse liefert, die die interne Wahrnehmung des eigenen Körpers verbessern. Ähnlich wird durch die spezielle Bewegungskontrolle beim Qigong die manuelle Geschicklichkeit unterstützt, und multimodales Training fördert durch seinen abwechslungsreichen Ansatz die allgemeine Neuroplastizität. Diese differenzierten Mechanismen verdeutlichen, wie vielfältig und zielgerichtet Sportinterventionen im Rahmen der Parkinson-Therapie wirken können.[79] Auch hier können Sie noch mal zum Abschnitt über die Neurotrophie (ab Seite 52) zurückblättern und über die Wirkung von Bewegung nachlesen.

Für die Verbesserung der Alltagsfunktionen stehen vor allem Tanzen, Yoga und multimodales Training im Vordergrund, da sie starke, signifikante Verbesserungen bei den motorischen Untersuchungen gezeigt haben. Bei der Balance und Mobilität nimmt Nordic Walking eine Spitzenposition ein, gefolgt von Aquafitness und Tanzen, während Exergaming – computergestützte Fitnessspiele – und Tai-Chi in diesen Bereichen ebenfalls positive, aber leicht untergeordnete Effekte zeigen. Bei der Verbesserung der Handfunktion ist die Aussagekraft noch begrenzt, doch es zeigte sich, dass Qigong aufgrund der gezielten Handhaltungen als potenziell vorteilhaft angesehen werden kann.[80] Lassen Sie sich durch das vielfältige Angebot inspirieren.

## Tanzen

Im Parkinsonsport haben sich verschiedene Tanzstile etabliert. Die größte Bekanntheit dürfte in Deutschland der Neurotango erlangt haben. Doch auch andere Tanzstile sind mittlerweile in vielen Studien auf ihre Wirksamkeit bei der Parkinsonkrankheit untersucht worden.[81]

Tanzen kombiniert rhythmische Stimulation mit komplexen Bewegungsabläufen. Der musikalisch-rhythmische Ansatz beübt zudem motorische Planungsprozesse. Hirnregionen, die typischerweise bei Parkinson zu wenig aktiv sind, werden angesprochen. Wahrscheinlich wird auch die Aktivierung alternativer Regelkreise geschult. Dies zeigt sich vor allem bei der Bewältigung alltäglicher Mobilitätsaufgaben, selbst in Off-Phasen. Deshalb ist das Tanzen ein sehr gutes Training zur Verbesserung der Alltagsfunktionen und der Balance.

Blättern Sie auch noch mal weiter vor an den Anfang des Abschnitts »Die Wirkung von Bewegung auf den Krankheitsverlauf« (ab Seite 60). Welche Rolle beim Tanzen die Musik für Parkinson-Patienten spielt, erfahren Sie im Abschnitt Die »Wirkung von Musik auf das Gehirn« (ab Seite 69). Lesen Sie ergänzend auch noch mal den Abschnitt zur Achtsamkeit (ab Seite 74).

## Tai-Chi

Obwohl die direkte Wirkung auf die allgemeine motorische Symptomatik moderat ist, wird Tai-Chi aufgrund der langsamen, fließenden Bewegungen häufig für seine positiven Effekte auf die Balance, Stabilität und Körperwahrnehmung hervorgehoben.

## Qigong

Qigong wurde als vielversprechender Ansatz für die Verbesserung der Handfunktion bei Parkinson identifiziert – insbesondere aufgrund des spezifischen Fokus auf handzentrierte Bewegungsabläufe und sensorische Rückmeldung. Prinzipiell reagiert das Nervensystem auf diese fokussierten Handbewegungen mit einer verstärkten sensorischen Rückmeldung. Dies kann die manuelle Geschicklichkeit verbessern, indem feinmotorische Steuerungsprozesse angeregt und möglicherweise neuroplastische Anpassungen in den spezialisierten Netzwerken des Gehirns gefördert werden. Allerdings bleibt der statistische Nachweis aufgrund der eingeschränkten Studiendatenlage vorläufig aus, sodass weitere Forschung in diesem Bereich notwendig ist.[82]

## Yoga

Beim Yoga werden wie beim multimodalen Training verschiedene motorische Aufgaben parallel trainiert. Die Übungsform fördert dabei besonders die Flexibilität sowie das Gleichgewicht. Dies führt zu signifikanten Verbesserungen der Alltagsfunktionen und verschafft dem Training einen der vordersten Plätze hinsichtlich der Wirksamkeit bei der Parkinson-Krankheit.

Yoga wirkt ganzheitlich auf körperlicher und mentaler Ebene. Durch die Kombination von Dehnungs-, Kräftigungs- und Balanceübungen mit Atemkontrolle und meditativen Elementen stimuliert das Training sowohl neuromuskuläre als auch kognitive Kontrollsysteme. Die Verbesserung der Körperwahrnehmung (Propriozeption) und der motorischen Planung kann dazu beitragen, Dysfunktionen im motorischen Steuerungssystem zu kompensieren.

## Nordic Walking

Für die Verbesserung der Mobilität und Balance konnte Nordic Walking den ersten Platz in der vorgestellten Studie erringen.[83] Diese Trainingsform nutzt speziell entwickelte Stöcke, die als externe sensorische Hinweise *(Cues)* zur Verbesserung der Bewegungskoordination und Tiefensensibilität beitragen. Dies führt wiederum zu einer besseren Balance. Hinzukommend können die zusätzlichen sensorischen Reize helfen, die schlechter nutzbaren Kreisläufe im Gehirn zu umgehen. Dadurch wird nicht nur das Gleichgewicht verbessert, sondern auch die allgemeine Mobilität gefördert, da Patienten bewusster und koordinierter gehen. Blättern Sie gern noch mal zum Abschnitt »Bewährte Interventionen bei *Freezing of Gait*« (ab Seite 37).

## Aquagymnastik

Die Aquagymnastik erzielte gute Ergebnisse in der Verbesserung der allgemeinen Mobilität und herausragende Ergebnisse bei der Verbesserung der Balance.[84] Im Wasser zu trainieren, bietet einen sicheren Rahmen, weil sowohl Verletzungs- als auch Sturzgefahr minimiert sind. Der vermehrte Auftrieb im Wasser trägt zu einer verbesserten Stabilität bei, während zusätzlich eine Verbesserung der Gelenkbeweglichkeit erzielt werden kann. Der gleichmäßige Widerstand des Wassers ermöglicht ein intensives Training, ohne zu überfordern. Somit wird das kontinuierliche Üben motorischer Abläufe erleichtert, was zu verbesserter Koordination und Balance führt.

## Multimodales Training

Multimodales Training besteht aus Übungen, bei denen zwei oder mehrere spezifische Trainingsarten kombiniert werden. Das Ziel ist es, verschiedene motorische Komponenten gleichzeitig anzusprechen, sodass etwa Ausdauer, Kraft, Balance und Koordination gemeinsam trainiert werden. Dies trägt dazu bei, dass die erlernten Fähigkeiten in verschiedenen Alltagssituationen genutzt werden können und die neuronalen und muskulären Systeme stärker stimuliert werden als durch ein einseitiges Training. Das multimodale Training kann ganz individuell auf die Bedürfnisse des Einzelnen angepasst werden und erwies sich als besonders wirkungsvoll in Off-Phasen.[85] Wie Sie durch Training aus einer Off-Phase herausfinden und wie Sie dabei am besten vorgehen, finden Sie im Abschnitt »Wie sich die Ergebnisse in der Praxis anwenden lassen« (Seite 63) beschrieben.

## Exergaming

Auch das Spielen von Videospielen, bei denen mit der körpereigenen Bewegung gearbeitet wird, hat gute Ergebnisse erzielt. Insbesondere bei der Verbesserung der Balance sowie der Mobilität schnitt das Training gut ab. Durch die interaktive Komponente und die visuellen und akustischen *Cues* können die Bewegungsabläufe und die Reaktionsgeschwindigkeit gezielt verbessert und motorische Anpassungsstrategien trainiert werden.[86] Blättern Sie gern noch mal zum Abschnitt »Bewährte Interventionen bei *Freezing of Gait*« (ab Seite 37).

## Funktionelles Training

Funktionelles Training, in dem Alltagsbewegungen im Vordergrund stehen, bietet eine signifikante, wenn auch moderate Verbesserung der allgemeinen Motorik.[87]

## Krafttraining

Eine verbesserte Muskelkraft, die Sie durch Krafttraining erzielen, kann zu besseren funktionellen Ergebnissen beitragen und schützt Sie ganz allgemein vor Verletzungen.

## Gewöhnliches Gehen

Auch wenn gewöhnliches Gehen weniger spezialisiert ist, kann es – vor allem in standardisierten Trainingsprogrammen – zu messbaren Verbesserungen beitragen.[88]

## Weitere verbreitete Sportarten

Fühlen Sie sich eingeladen, an Ihrem Wohnort nach passenden Sportangeboten zu suchen. Selbsthilfegruppen können Ihnen einen schnellen Überblick über

Sportangebote in Ihrer Nähe geben. Und in der Gemeinschaft macht Sport auch viel mehr Spaß. Schauen Sie auch gerne mal nach Angeboten wie:

- Rehasport
- Chor
- Wandern
- Pingpong (Tischtennis)
- Boxen

## Die Wirkung von Musik auf das Gehirn

Haben Sie auch schon mal erlebt, dass mit Musik einfach alles leichter geht? Beim Aufräumen, beim Kochen oder morgens zum Wachwerden – Musik macht glücklich und motiviert zu Bewegung. In der Gruppe wirkt dieser Effekt sogar noch mehr. Das ist auch in Fitnessstudios bekannt und das Training zu Musik motiviert viele Menschen in einer Stunde Langhanteltraining, Step-Aerobic, Box-Fitness und anderem, an ihre Grenzen zu gehen.

In der Parkinson-Therapie haben Sie von Training mit Musik sogar noch einen weiteren Vorteil: Die Musik stimuliert genau die Hirngebiete, in denen Ihnen eine ausreichende Aktivierung fehlt: Über die Stimulation dieser Bereiche wird die motorische Ansprache gesteigert, Sie finden in einen besseren Rhythmus und erleben Belohnung in Form von Genuss, Motivation und einer verbesserten Stimmung. Musik aktiviert das Gedächtnis und verbessert die Fähigkeit, Vorhersagen zu treffen. Bewegungen, die mit Musik gekoppelt sind, werden besser erinnert und automatisiert, was bei der Gangschulung und dem Koordinationstraining sehr wertvoll ist. Das alles zusammen erklärt, warum Musik so stark motiviert, bewegt, Erinnerungen prägt und Ihnen Ohrwürmer verschafft.

Für den angenehmen Drang, sich zur Musik zu bewegen, gibt es sogar einen Namen: *Pleasurable Urge to Move to Music* (PLUMM) oder Groove. Damit er möglichst wirkungsvoll ausgelöst wird, sollte die Musik Ihren persönlichen Geschmack treffen und weder zu langweilig noch zu komplex sein.[89]

Mutmaßlich entsteht der motorische Drang zur Bewegung, weil das Gehirn Vorhersagefehler durch Bewegung, wie beispielsweise Mitklatschen, Tanzen oder Tappen, reduzieren kann. Die Bewegung liefert zusätzliche sensorische Inputs, die Orientierung und Bestätigung liefern. Auch beim passiven Zuhören zeigen motorische Areale Aktivität, besonders bei groovigen Rhythmen.[90]

Am besten belegt ist die Wirksamkeit von Musik in der Parkinson-Therapie übrigens bei der Rhythmisch Auditiven Stimulation (RAS), einer Methode aus der neurologischen Musiktherapie. Durch rhythmische Beats (Metronom, Percussion, Musik mit starkem Puls) können sich die Ganggeschwindigkeit, Schrittlänge und Mobilität verbessern.[91]

Auch das eigene Musizieren hat gute Effekte gezeigt. Das Singen trainiert die Sprach- und Atemmuskulatur und wirkt positiv auf die Kommunikationsfähigkeit und Stimmung. Spielen Sie selbst ein Instrument, trainieren Sie Ihre Feinmotorik und die kognitive Flexibilität.[92]

Mittlerweile gibt es auch spezielle Apps, die sich in ihrem Rhythmus an Ihre Geschwindigkeit beim Gehen oder an Übungen am Platz anpassen. In Studien wurde gezeigt, dass die Probanden nach dem Interventionszeitraum weniger Schmerzen, Sturzangst und Stürze erlitten.[93]

Die Arbeit mit einem Metronom gibt dem Gehen über den Rhythmus eine nützliche zeitliche Struktur, die bereits ausgeführten Wirkungen von Musik kann es jedoch nicht ersetzen. Trotzdem kann das Metronom eine gute Alternative sein, wenn es um stark ausgeprägte Symptome wie Freezing geht. Probieren Sie aus, was Ihnen hilft.[94] Siehe hierzu auch die Ausführungen zum Thema Freezing auf Seite 37.

## Die Wirkung von Imagination auf das Gehirn

Haben Sie gewusst, dass Ihre Vorstellungskraft ebenfalls eine gute Unterstützung für Ihr Training ist? Ich habe das Imaginationstraining erstmals in meinem Studium kennengelernt. Damals ging es um starken chronischen Schmerz und ich lernte später eine Patientin kennen, die so stark betroffen war, dass sie schon starke Schmerzen hatte, wenn sie mir zusah, wie ich die Bewegung ausführte, die bei ihr schmerzte.

Vielleicht haben auch Sie schon einmal erlebt, dass jemand sich verletzt und Sie ebenfalls kurz Schmerz empfinden. Das liegt daran, dass im Gehirn das Spiegelneuronensystem aktiviert wird. Es erlaubt uns, Handlungen und Gefühle anderer zu verstehen und einzuordnen, und feuert auch, wenn wir Bewegungen ausführen. So entsteht beispielsweise Imitation – eine unserer frühesten und wichtigsten Lernformen im Leben und ein wichtiges Instrument in der Physiotherapie.

Auch im Profisport ist Mentaltraining, bei dem sich die Bewegung präzise vorgestellt wird, verbreitet. Da wir eine Bewegung erst verstehen müssen, bevor wir sie ausführen können, lohnt es sich, sie sich ganz genau vorzustellen oder anzuschauen. Ich nutze beispielsweise Imaginationstraining im Sport und stelle mir bei Gleichgewichtsübungen vor, wie ich mich an einem stabilen Tau festhalte. Ich merke dabei, wie sich meine Rumpfmuskulatur neu ausrichtet und mein Körper sich stabilisiert. Versuchen Sie es mal.

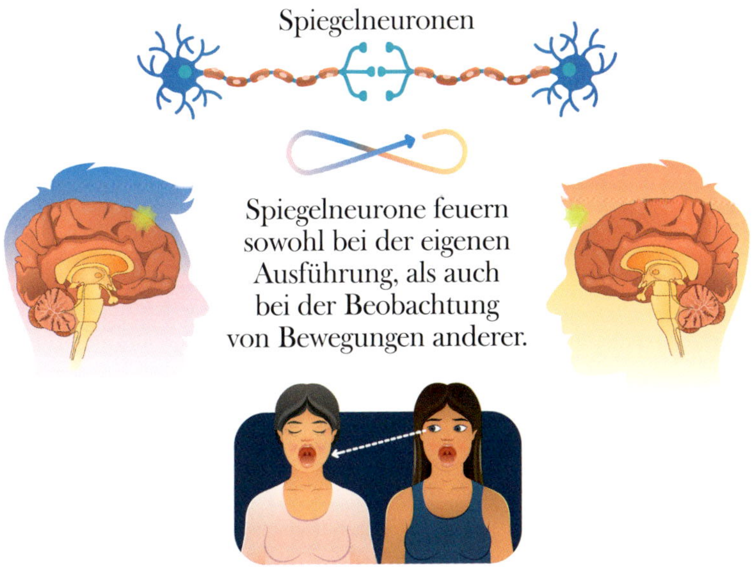
Spiegelneuronen
Spiegelneurone feuern sowohl bei der eigenen Ausführung, als auch bei der Beobachtung von Bewegungen anderer.

*Die Spiegelneurone werden sowohl bei der Beobachtung als auch bei der Ausführung von Bewegung aktiviert.*

Durch alle im Folgenden vorgestellten Techniken wird das Spiegelneuronensystem aktiviert, ohne dass Sie sich im ersten Schritt bewegen müssen. Trotzdem werden dieselben Hirnareale, die auch bei echter Bewegung beteiligt sind, aktiviert und die Neuroplastizität wird angeregt. Sie erhalten sich so Ihre Kraft, Beweglichkeit, Koordination und Gleichgewicht und können sich sogar darin verbessern. Vielleicht lesen Sie auch noch mal den Abschnitt »Die Wirkung von Sport auf die Neurotrophie« (ab Seite 52).

## Mit Mentaltraining die Beweglichkeit verbessern

Um die Beweglichkeit ohne Bewegung zu trainieren, das heißt um durch Mentaltraining die Motorik verbessern, stehen Ihnen vier Methoden zur Verfügung:

- *Motor Imagery*
  Bei diesem Training stellen Sie sich präzise und in Echtzeit innerlich vor, wie Sie sich bewegen wollen. In der Praxis können Sie sich beispielsweise Ihr Gehen mit normal großen Schritten, normaler Geschwindigkeit und gleichmäßigem Armpendeln vorstellen.
- *Action Observation*
  Dabei geht es um die reale Beobachtung von Bewegungen einer anderen Person. In der Parkinson-Therapie können beispielsweise Gangmuster und -strategien zur Überwindung von Freezing beobachtet und anschließend selbst ausprobiert werden, auditive *Cues* unterstützen Sie dabei zusätzlich.
- Spiegeltherapie
  Sie halten im Sitzen einen Spiegel vor ihrer Körpermittelachse und bewegen Ihren nicht betroffenen Arm oder Bein. Im Spiegel wird die Illusion einer Bewegung der betroffenen Extremität erzeugt und die Neuroplastizität dadurch auf der betroffenen Seite ebenfalls trainiert.
- *Cross-Education*/Übertragungslernen
  Hier wird durch das Training der nicht betroffenen Seite die betroffene Seite über die Veränderungen der Neuroplastizität mittrainiert. Sie nutzen hier den natürlichen Effekt der Übertragung von einer auf die andere Seite.[95, 96]

Auf die Parkinson-Krankheit bezogen wirkt sich die Behandlung zusätzlich positiv und nachhaltig auf die Lebensqualität, das Gangbild und *Freezing of Gait* aus. Während einer eingeschränkten Bewegungsfähigkeit ist das eine gute Ergänzung zu einem muskulären Training. Denn wenn eine Extremität nicht richtig bewegt werden kann, führt das nicht nur zum Muskelabbau, sondern auch zu einer kortikalen Depression. Das bedeutet, dass das Volumen im motorischen und somatosensorischen Kortex abnimmt und die kortikospinalen Bahnen reduziert werden.[97, 98] In diesem Zusammenhang sind auch die Erkenntnisse über Freezing (ab Seite 37) interessant.

Jede dieser Trainingsarten hat ihre Vorteile. Während *Motor Imagery* bei gesunden immobilisierten Personen und bei Patienten ohne Immobilisation besonders wirksam ist, wirkt das Übertragungslernen vor allem bei postoperativen Patienten. Das Action-Observation-Training wirkt auf funktionelle Fähigkeiten und das Gleichgewicht, während die Spiegeltherapie vor allem das Bewegungsausmaß unterstützt. Kombinationen von Techniken sind durch eine vielschichtige Aktivierung des Kortex sogar noch wirksamer. Beispielsweise können Sie Bewegungen, die Ihnen schwerfallen, zuerst beobachten, sie sich dann vorstellen und dann ausführen. Wichtig ist, dass Sie die einzelnen Schritte über längere Zeit wiederholen und präzise ausführen.

Noch eine Erfahrung aus der Praxis: So wie ich mir manchmal während meines Trainings vorstelle, mich an einem Tau festzuhalten, können Sie vielleicht gut laufen, wenn Sie sich ganz real an jemandem oder etwas festhalten. Vielleicht genügt es jedoch auch, wenn Sie sich nur vorstellen, Sie hielten sich bei jemandem fest. Dabei können Sie Ihre Arme in derselben Position halten, als würden Sie es wirklich tun, und dann laufen Sie los. Ich habe das schon in der Praxis erlebt, wenn es um Freezing ging. Probieren Sie es in einem sicheren Rahmen mal aus.

Das Training ist eine tolle Ergänzung zur gängigen Therapie, weil es neuroplastische Prozesse anstößt und hilft, Bewegungsmuster neu zu erlernen oder zu stabilisieren. Am besten untersucht sind die Erfolge übrigens im mittleren Stadium der Parkinson-Krankheit. Um einen messbaren Effekt zu erzielen, sollte das Training zwei- bis dreimal pro Woche für 45 bis 60 Minuten über einige

Wochen ausgeführt werden. Da die Effekte in den Studien auch nach drei Monaten Pause noch messbar waren, können Sie die Trainingsintensität nach einiger Zeit anpassen.[99, 100]

## Die Bedeutung der Achtsamkeit

Mit der Achtsamkeit beim Gehen ist das so eine Sache. Normalerweise stellt das Gehen für uns keine besondere Herausforderung dar. Wir gehen wandern, joggen und machen Trekkingtouren. Scheinbar nebenbei können wir uns noch unterhalten, telefonieren und auf neue Gegebenheiten reagieren. Das können wir nur, weil das Gehen gut gelernt und automatisiert ist.

Wenn das automatisierte Gehen aufgrund der Störung der Basalganglien bei der Parkinson-Krankheit nicht mehr ausreichend funktioniert, greifen wir auf die frontalen Kontrollstrategien zurück, indem wir uns konzentrieren. Doch diese Strategien sind anfällig für Überlastung. Wenn jetzt auch noch eine zweite Aufgabe, wie ein Gespräch oder ein Hindernis auf dem Weg, hinzukommt, bricht die Kontrolle zusammen, es entsteht Freezing (Näheres dazu auf Seite 37) oder kommt zum Sturz.[101]

Durch die unvorhergesehenen Störungen, die eine Anpassung des Gehens verlangen, wird das Nervensystem gezwungen, sehr schnell zu reagieren. Das stimuliert das zentrale Nervensystem, flexiblere Strategien zu entwickeln und automatische Korrekturen zu üben. Die Rolle des Kleinhirns (Cerebellum) ist dabei entscheidend. Es ist für die Feinabstimmung, automatische Anpassungen und das motorische Lernen zuständig. Bei der Parkinson-Krankheit kann das Cerebellum kompensatorisch aktiv werden, wenn die Basalganglien ihre Funktion verlieren. Zusätzlich werden durch das Training die spinalen Netzwerke im Rückenmark, welche die Grundrhythmen des Gehens und die Reflexe steuern, trainiert. Diese sind genau wie das Cerebellum nicht direkt von der Parkinson-Krankheit betroffen, können aber durch die unzureichenden Signale aus den Basalganglien nicht richtig arbeiten. Das führt zu verzögerten oder abgeschwächten Reaktionen bei Sturzereignissen. Besonders komplexe Bewegungen, wie Richtungswechsel, unübersichtliche Situationen oder unerwartete

Änderungen in der Umwelt wie ein rutschiger Boden aufgrund von Nässe beispielsweise, sind von der Überforderung betroffen.[102] Ergänzende Informationen hierzu finden Sie im Abschnitt »Sturzmechanismen, Stürze und Verlust eines natürlichen Armpendels« (ab Seite 80).

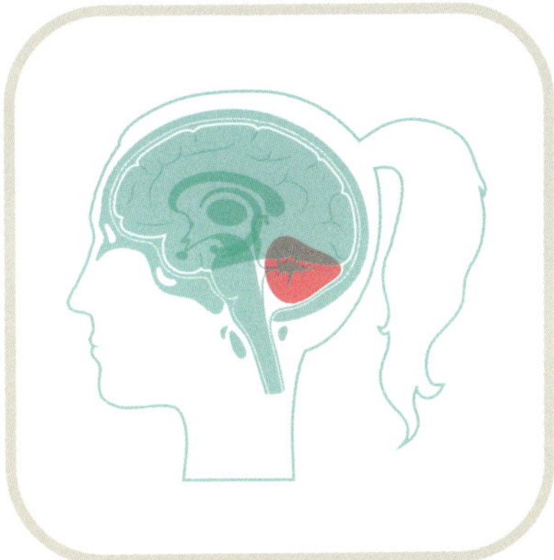

*Das Kleinhirn (Cerebellum) kann durch Bewegung gezielt trainiert werden, um Stürze zu vermeiden.*

In Studien wurde untersucht, ob ein spezielles Gehtraining mit plötzlichen Geschwindigkeitswechseln, Plattformneigungen und unterschiedlichen Geschwindigkeiten pro Bein *(Split-Belt-Training)* die Ganganpassung, Symmetrie und das Sturzrisiko beeinflusst. Es konnte gezeigt werden, dass sich durch diese Art Training die Schrittlänge verbessert, es zu weniger Stürzen kommt und sich die Ganggeschwindigkeit und Balance verbessern lässt. Die Aussagekraft der Studien ist zwar noch zu gering, das Gehtraining scheint jedoch Potenzial zu haben und kann das Parkinsontraining sinnvoll ergänzen.[103]

Bei diesen Trainingsreizen werden gezielt diejenigen cerebellaren Netzwerke aktiviert, die von der Parkinson-Krankheit nicht direkt betroffen sind. Die frontalen Kontrollstrategien, die bei der Parkinson-Krankheit durch die Defizite des dopaminergen Systems stärker genutzt werden müssen, werden dadurch weniger stark gebraucht und erfahren eine Entlastung. Gleichzeitig wird das adaptive Lernen verbessert und die Gangflexibilität, Balance und Sturzprävention trainiert.[104]

Bei *Freezing of Gait* wird offenbar, dass diese adaptiven Gangmuster nicht gut genug in die Aktivierung des zentralen Nervensystems eingebettet sind. Zusammen mit der Überlastung der frontalen Aufmerksamkeitsnetzwerke, den Defiziten in den dopaminergen Systemen und gegebenenfalls unvorhergesehener Störungen im Gehen, wie wenn einem jemand entgegenkommt, wenn man um eine Kurve oder eine Engstelle passieren muss, ist das zentrale Nervensystem überlastet und blockiert die Bewegung – Freezing entsteht.[105] Nutzen Sie für einen besseren Umgang mit Freezing den gleichnamigen Übungsplan (Seite 248). Genauere Informationen zum Freezing finden Sie ab Seite 37.

### Was Sie tun können

Wenn Sie mit einer starken Konzentration arbeiten (müssen):

- Versuchen Sie, Ihre Umgebung möglichst reizarm zu gestalten, um sich nicht zu überlasten.
- Gönnen Sie sich Pausen.
- Konzentrieren Sie sich möglichst nur auf eine Sache.
- Bereiten Sie sich mental auf Hindernisse vor, die auf Sie zukommen könnten.

Wenn Sie Kompensationsstrategien üben wollen:

- Achten Sie auf Ihre Sicherheit.
- Nehmen Sie sich gezielt noch eine zweite Aufgabe zu Ihrem motorischen Training dazu.
- Üben Sie in der Therapie auch spontane Ausweichbewegungen.
- Trainieren Sie auf verschiedenen Untergründen.

## Bewegungseinschränkungen und was Sie dagegen tun können

Als Physiotherapeutin bin ich es gewohnt, nicht nur die Struktur zu sehen, die eine Einschränkung der Beweglichkeit oder Schmerzen zeigt. Es ist hilfreich, das große Ganze im Blick zu behalten, um eine umfassende Therapie anzubieten. Beispielsweise kann eine Bewegungseinschränkung der Wirbelsäule sowohl zu einem vermehrtem Sturzgeschehen als auch zu Bewegungseinschränkungen in der Schulter führen. In diesen Fällen ist es nicht ausreichend, sich isoliert um die Schulter oder das Hüftgelenk zu kümmern. Die Wirbelsäule sollten Sie nicht vergessen. Immer wieder sehe ich auch Menschen, die ihre Arme beim Gehen hinter dem Rücken verschränken. Warum dies nicht nur gefährlich ist, sondern auch anstrengender, möchte ich Ihnen im Folgenden ebenfalls darstellen.

Und auch in diesem Abschnitt spielt der Zusammenhang der Mobilität mit dem zentralen Nervensystem wieder eine Rolle, diesmal in Form zweier Symptome, die oft außen vor bleiben – der Verstopfung und der Hypomimie.

## Schulterbeschwerden, -beweglichkeit und Kamptokormie

Viele Menschen haben irgendwann Probleme mit den Schultern. Muskeldysbalancen, Haltungsschäden, Fehlbelastungen, einseitige Belastungen und vieles mehr – die Liste ist lang, weshalb es zu Schulterproblematiken kommen kann. Bei der Parkinson-Krankheit sind Schulterschmerzen und Bewegungseinschränkungen in der Schulter ebenfalls häufig und gehören bei etwa zehn Prozent der Patienten sogar mit zu den ersten Symptomen. Und das, noch bevor die Kardinalsymptome Bradykinese, Tremor und/oder Rigor auftreten. Doch wie bei den anderen Frühsymptomen ist der Schulterschmerz zu unspezifisch und führt nicht zu einer Diagnose. Um langfristig Folgeschäden zu vermeiden, ist es wichtig, den Schultern ihre Mobilität und muskuläre Stärke zu erhalten und die Mechanismen aufzudecken, die zu Bewegungseinschränkungen und Schmerzen führen.[106]

Frühe Anzeichen für eine Schulterproblematik, oft auf der zuerst betroffenen Seite, sind:

- Schmerzen
- Steifigkeit
- eingeschränkte Beweglichkeit
- Frozen Shoulder
- Verlust/Asymmetrie des Armschwungs
- leichte Kraftminderung

## Was Sie tun können

- Achten Sie darauf, dass die Arme beim Gehen gleichmäßig mitpendeln, und arbeiten Sie an der Reduzierung von Rigor, Bradykinese und Haltungsanomalien, die der Schultermobilität im Wege stehen.
- Trainieren Sie vor allem die Bewegung der Handfläche nach vorne mit dem Daumen nach außen (Außenrotation) und der seitlichen Armhebung (Abduktion).
- Gezielte Dehn- und Kräftigungsübungen helfen bei der Entlastung des Schulterapparats.
- Lassen Sie auch leichte Schulterbeschwerden abklären und physiotherapeutisch behandeln, damit keine Langzeitschäden entstehen.
- Legen Sie Wert auf Sturzprophylaxe.

Viele hilfreiche Eigenübungen finden Sie schon in diesem Buch. Nutzen Sie sie und profitieren Sie von der positiven Wirkung.

Schäden am Schultergürtel können verschiedene Muskeln, Sehnen (im Besonderen die Supraspinatussehne) und die Schleimbeutel betreffen und zu Mikrotraumen (kleinen Verletzungen), Impingements (Einklemmungen von Sehnen und/oder Gefäßen), Gelenkveränderungen, Zysten, Schmerzen oder Arthritis führen. Im späteren Verlauf können Stürze zu weiteren Verletzungen führen.[107]

Die Schultern sind zusätzlich auch indirekt von Schäden bedroht. Haltungsanomalien, an vorderster Stelle die Kamptokormie, haben einen großen Einfluss auf die Schulterbeweglichkeit.

Der Schultergürtel ist eine komplexe, funktionelle Einheit. Seine Haltung und Stabilität wird vor allem durch die Muskulatur und nicht durch die knöchernen Gelenkpartner bestimmt. Die Verbindung des Arms zum Rumpf wird durch das Schlüsselbein und das Schulterblatt hergestellt. Das Schulterblatt liegt beweglich auf dem hinteren Brustkorb, seine Beweglichkeit ist entscheidend für die Bewegung des Arms zur Seite und nach oben. Um eine gute Kraftübertragung zu gewährleisten, ist eine Streckung der Wirbelsäule nötig.[108]

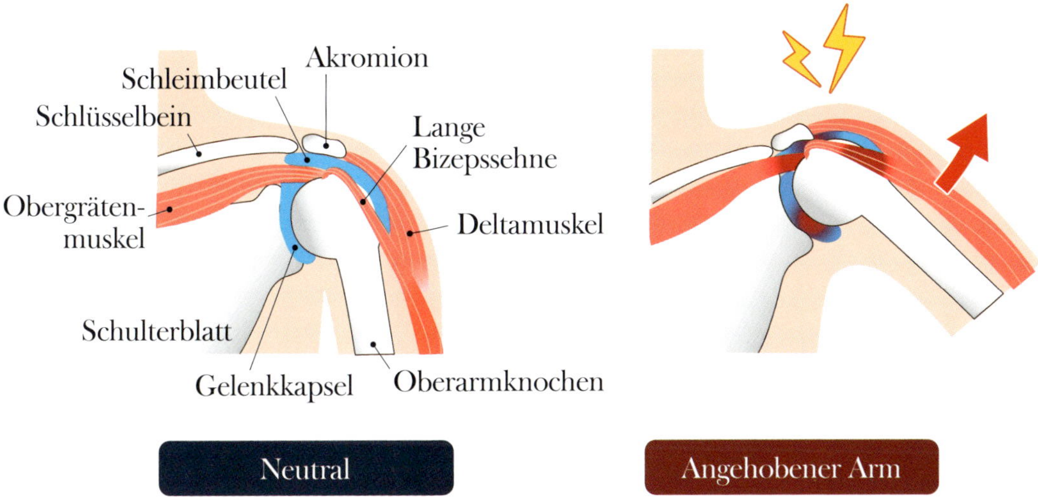


*Wenn das Schulterdach nicht richtig mitbewegt werden kann, werden beim Heben des Arms sensible Strukturen eingeklemmt.*

Ist das Schulterblatt durch eine Kamptokormie am Brustkorb fixiert, kann es nicht über die Rippen gleiten, das Schulterdach nicht in die richtige Position bringen und der Oberarmkopf wird gegen das Schulterdach gedrückt. Der Arm kann in der Folge nicht komplett angehoben werden und ein Impingement (Einklemmung von Sehnen und/oder Gefäßen) entsteht. Wie beweglich das Schulterblatt ist, hängt zusätzlich zur Beugung des Oberkörpers durch die Kamptokormie auch von der Muskelfunktion ab, die bei der Kamptokormie ebenfalls gestört ist. Ein Teufelskreis aus einer unzureichenden Beweglichkeit des Rumpfes, Einschränkungen der Beweglichkeit des Schultergürtels und daraus resultierenden Einschränkungen des Alltags wie Probleme beim Kleidungswechsel oder beim Tragen von Gegenständen entstehen.

Schulterübungen allein sind in diesem Fall also nicht ausreichend, um Schmerzen und Bewegungseinschränkungen in den Griff zu bekommen. Die Wiederherstellung der Beweglichkeit der Wirbelsäule ist in diesem Fall entscheidend, zusätzlich zur Wiederherstellung der Beweglichkeit des Schultergürtels inklusive des Schulterblatts.[109, 110] Übungspläne zu Haltungsanomalien finden Sie auf den Seiten 240 bis 244.

# Sturzmechanismen, Stürze und Verlust eines natürlichen Armpendels

Bei der Parkinson-Krankheit kommt es im Verlauf häufig zu Stürzen. Viele Faktoren begünstigen das Sturzgeschehen. Beispielsweise werden Umwendbewegungen durch die Brady- und Hypokinese, Rigor und Freezing häufig unsicher mit vielen kleinen Schritten ausgeführt. Teppichkanten tun ihr Übriges, erhöhen die Unsicherheit und sind potenzielle Stolperfallen.

In diesem Abschnitt geht es um die Bedeutung des Pendelns und Mitschwingens der Arme beim Gehen, dessen Bedeutung für das Gleichgewicht und den Zusammenhang mit der Rumpf-, Becken- und Schulterbewegung beim Laufen.

Beim Gehen wird durch die Bewegung der Beine eine Rotation erzeugt, die auf den Rumpf wirkt. Die Arme schwingen natürlicherweise gegengleich, sie wirken wie ein Pendel als Gegenrotation, neutralisieren die Rotation und stabilisieren dadurch den Körper. Daher spielt die Koordination der Beine mit den Armen eine entscheidende Rolle für das Gleichgewicht.

Setzen wir das rechte Bein vor, schwingen wir den linken Arm ebenfalls nach vorn. Setzen wir danach das linke Bein nach vorn, wird der linke Arm zurück und der rechte nach vorn bewegt. Bei langsamen Geschwindigkeiten kann es auch sein, dass die Arme in einer langsameren Frequenz schwingen – auch das ist in Ordnung und hängt von der Masse, Länge und Gelenksteifigkeit der Arme ab. Beim schnelleren Gehen sind die Arm- und Beinbewegungen stärker miteinander gekoppelt, da der Rumpf mehr Stabilität benötigt. Die Arme bewegen sich dann im Rhythmus eins zu eins mit den Beinen.

Diesen Zusammenhang von Armen und Beinen nennt man Interlimb-Koordination. Der Armschwung läuft also nicht nur passiv mit, sondern trägt aktiv zu einem runden Gangbild bei.[111]

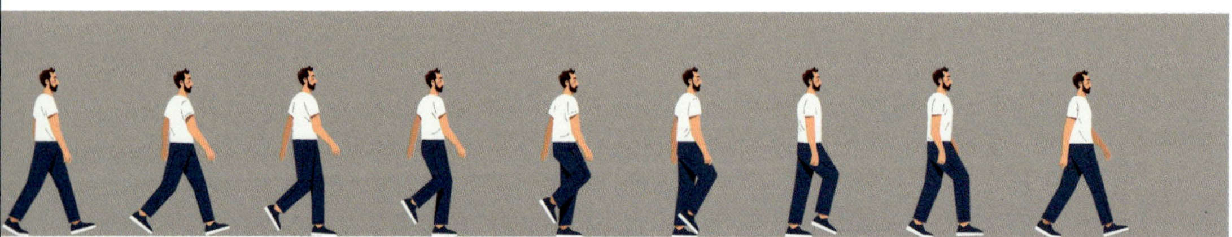

Die Beziehung zwischen dem Rumpf und den Armen ist genauso wichtig und wird *Out-of-phase Forcing* genannt. Die Arme werden durch die Rumpfbewegung in eine gegenphasige Bewegung geführt. Es entsteht ein stabiler Rhythmus, der Energie spart und die Balance verbessert.[112]

Die Bewegungen werden dabei nicht nur durch das Gehirn gesteuert, sondern entstehen durch das Zusammenspiel von Nerven, Muskeln, Gelenken und mechanischen Kräften. Bei der Parkinson-Krankheit sind die Armbewegungen jedoch häufig ungleich, Arm- und Beinbewegungen kleiner und die Rumpf- und Beckenrotation durch den Rigor eingeschränkt. Wird der Rumpf jedoch nicht in eine angemessene Rotation gebracht, können die Arme nicht passiv angetrieben werden. Der Armpendel wird kleiner und die Stabilität wird geschwächt – das Gangbild wird unsicher.

## Was Sie tun können

- Eine moderate bis leicht erhöhte Gehgeschwindigkeit kann sich positiv auf Ihre Arm-Bein-Koordination auswirken.
- Achten Sie auf einen normal großen Armschwung im Rhythmus mit den Beinen.
- Nutzen Sie leichte Zusatzgewichte von 0,5 bis 1 Kilogramm pro Arm (Hanteln, Wasserflaschen, Schlüssel). Das kann die Kopplung zwischen Arm- und Beinbewegungen beim Gehen verstärkten.
- Zur Verbesserung eines symmetrischen Gangbilds kann das Gewicht auch einseitig am stärker betroffenen Arm getragen werden.
- Pendeln Sie auch im Stand mit einem betonten symmetrischen Armschwung, nutzen Sie dafür ein Metronom oder bewegen Sie sich im Rhythmus von Musik.
- Stärken Sie die Rotation in der Brustwirbelsäule, um das *Out-of-phase Forcing* wieder zu verstärken und die Armkoordination zu normalisieren.
- Schon das lockere Mitschwingen der Arme kann die Balance und Energieeffizienz verbessern.[113, 114, 115]

Wenn der Armschwung reduziert oder asymmetrisch ist und die Stabilität sinkt, verkürzt sich oft die Schrittlänge und die Schrittfrequenz steigt. Das führt dann wieder zu Stürzen. Daher sollte die Normalisierung der Arm-Bein-Koordination und der Rumpfrotation einen guten Platz in Ihrem Training finden.[116]

## Beckenbeweglichkeit, Iliopsoas und Kleinschrittigkeit

Immer wieder sehe ich Betroffene, die den Oberkörper durch eine stark verkürzte Muskulatur schon ab der Hüfte stark nach vorn beugen. Vor allem der Iliopsoas ist zentral für die Beugung der Hüften und für die Stabilisation des Rumpfes.

Da Muskeln immer in einer Kette agieren und jeder Muskel Gegenspieler hat, hängen unsere Beweglichkeit, Balance und ein funktionierendes Gangbild insgesamt vom Zusammenspiel vieler Muskel ab. Insbesondere haben sich jedoch die Muskeln, die das Hüftgelenk überqueren und am Becken ansetzen, sowie die Fußmuskulatur, die wir für das Abrollen brauchen, als besonders wichtig für das physiologische Gehen und eine gute Fußplatzierung herausgestellt. Das gilt für beide Körperhälften und sowohl für die Breite als auch für die Länge des Schrittes. Denn nicht nur das Schwungholen und Nach-vorn-Setzen des Beins ist wichtig. Auch die Stabilität des Beckens in der Standbeinphase ist entscheidend.[117]

Besonders entscheidend und damit besonders wichtig für ein angepasstes Training sind die folgenden Körperstrukuren:

- Gesäß *(Musculus glutaeus medius)*
- Hüftbeuger *(Musculus iliopsoas)*
- Gerader Oberschenkelmuskel *(Musculus rectus femoris)*
- Oberschenkelrückseite (ischiocrurale Muskulatur)
- Fußbeuger *(Plantarflexoren)*
- Rumpfmuskulatur: insbesondere die Rückenstrecker *(Musculus erector spinae)* und die seitliche, tief liegende Bauchmuskulatur *(Musculus obliquus internus abdominis)*[118]

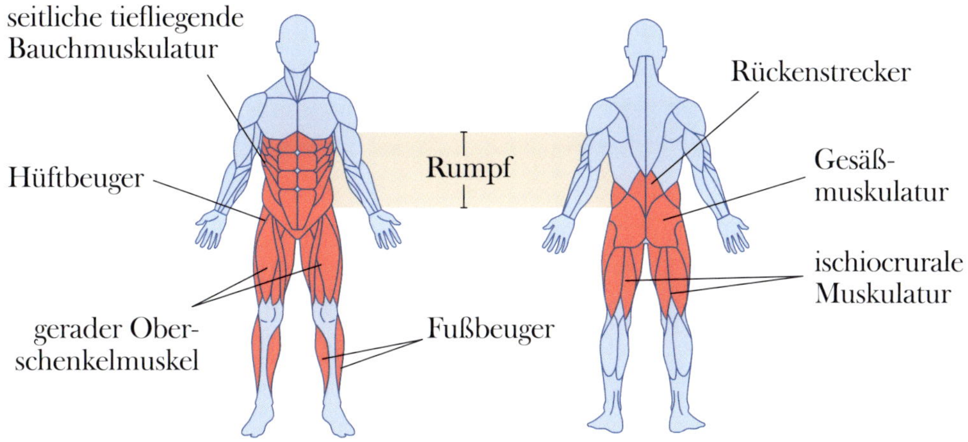


*Für ein gutes Gangbild braucht es viele Muskeln, die in feiner Abstimmung zueinander reagieren.*

Vergleicht man verschiedene Gangarten in Bezug auf ihre Aktivierung der Muskulatur, erkennt man, dass jeweils unterschiedliche Muskeln angesprochen werden. Wenn wir große und dafür weniger Schritte machen, brauchen wir eine größere Hüftbeugung und Beckenbeweglichkeit. Dazu wird der Hüftbeuger *(Musculus iliopsoas)* besonders stark und auch besonders wirkungsvoll in der Spielbeinphase aktiviert. Bei kleinen und dafür vielen Schritten, wie bei einem Parkinson-Gangbild, gebrauchen wir den Iliopsoas besonders in der Standbeinphase und weniger stark in der Spielbeinphase. Kurzfristig kann das die Stabilität fördern, aber langfristig führt es wahrscheinlich zu einer erhöhten Belastung des Iliopsoas, zu einer Ermüdung und einer eingeschränkten Hüftmobilität. Deshalb ist es wichtig, das eigene Gangbild richtig einzuschätzen und sowohl der Kraft, Flexibilität als auch dem Zustand umliegender Strukturen durch das Training Beachtung zu schenken. Von besonderer Bedeutung sind dabei die Lendenwirbelsäule, die Rumpfmuskulatur und der Hüftstrecker.[119]

Die immer wieder zu beobachtende starke Vorbeugung aus der Hüfte und Lendenwirbelsäule heraus ist auch eine Form der Kamptokormie. Während die wesentlich häufigere Form durch eine Beugung mit dem Drehpunkt in der Brustwirbelsäule gekennzeichnet ist (siehe Seite 39), ist also die hier gemeinte Form durch einen Drehpunkt im Bereich der Lendenwirbelsäule und Hüfte definiert.

Da der Iliopsoas bei dieser Form der Kamptokormie zu stark aktiviert ist, kippt der Rumpf nach vorn, der Körperschwerpunkt verlagert sich ebenfalls nach vorn, das Gleichgewicht wird instabil und die Sturzgefahr steigt. Gleichzeitig können die Beine in der Standphase beim Gehen nicht vollständig nach hinten geführt werden – die Schritte werden kürzer und weniger dynamisch. Der Versuch, sich aufzurichten, führt wegen des durch die Kamptokormie in der Beugung fixierten Rumpfes zu einer gleichzeitigen Aktivierung der Rückenstrecker, des Iliopsoas und der Bauchmuskulatur (Co-Kontraktion) und hält den Betroffenen in der Vorbeugung fest.[120] Zusätzlich reduziert sich durch die gebeugte Haltung auch das Pendeln der Arme. Da das Gangbild wenig effizient ist, wirkt es schnell ermüdend und führt zu einer Limitierung der Gehstrecke und damit eventuell zu weniger Teilhabe am gesellschaftlichen Leben.

## Was Sie tun können

- Dehnen Sie den Hüftbeuger (Iliopsoas) zusätzlich zu den Übungen in Rückenlage im Bett. Rutschen Sie dazu näher an die Kante heran und lassen Sie ein Bein gebeugt aus dem Bett hängen. Um den Rücken zu schonen, stellen Sie das andere Bein gebeugt auf und drücken mit der Hand vorn auf den Beckenkamm.
- Entspannen Sie die Bauchmuskeln mithilfe von tiefen Atemzügen in den Bauch.
- Kombinieren Sie die tiefen Atemzüge auch mit der Streckung der Wirbelsäule, um die gleichzeitige Anspannung der Bauchmuskulatur zu reduzieren.
- Üben Sie mithilfe eines Türrahmens: Stellen Sie sich dazu mittig unter die Türzarge und strecken Sie die Arme seitlich neben dem Türrahmen gegen die Wand. Versuchen Sie nun, Ihren Körper zu strecken. Atmen Sie tief in den Bauch, um Ihre Bauchmuskulatur zu entspannen. Beherzigen Sie auch die Übungen im Stehen, die Sie im Übungsteil finden (beispielsweise die Easy Kobra auf Seite 162 oder Iliopsoas auf Seite 172).

## Hypomimie und Glücksempfinden

Im späteren Verlauf der Parkinson-Krankheit kann es zu einer Aktivierungsstörung der Gesichtsmuskulatur, der sogenannten Hypomimie, kommen. Sie wirkt sich spürbar auf die soziale Interaktion und die Lebensqualität aus. Unsere Darstellung von Emotionen durch die motorische Aktivierung der Gesichtsmuskulatur steht im engen Zusammenhang mit der Erkennung und dem Empfinden von Gefühlen. Das kennen wir alle – wir sehen jemanden lachen und lassen uns anstecken, ohne zu wissen, um was es geht.

Nach der Embodiment-Theorie stehen Körper und Geist unmittelbar in einer Verbindung miteinander – Körperhaltung, Mimik und Bewegungen beeinflussen unser Denken, die Emotionen und deren Wahrnehmung und umgekehrt.

In Studien konnte belegt werden, dass die Hypomimie bei der Parkinson-Krankheit mit Defiziten bei der Emotionenerkennung, besonders von Ekel und Freude, zusammenhängt. An der Erkennung und Darstellung von Emotionen sind viele Netzwerke im zentralen Nervensystem beteiligt, die direkt oder indirekt durch die Parkinson-Krankheit beeinträchtigt sind. Und genau in diesen Zentren, die an der Mimik und Emotionserkennung beteiligt sind, finden bei einer Hypomimie Abbauprozesse statt.[121] Doch das Gehirn ist wie ein Muskel ständigen Umbauprozessen ausgesetzt. Wenn wir das Gehirn trainieren, zeigt es einen Zuwachs in den angesprochenen Gebieten, wenn wir sie nicht nutzen, verkümmern sie.

Die Hypomimie kann in der Folge zu sozialen Beeinträchtigungen, Stigmatisierung und geringerer Lebensqualität führen, daher lohnt es sich, die Mimik zu trainieren. Schon ein kleines Biofeedback-Training hat in Studien gezeigt, dass sich die Darstellung von Emotionen auch bei einer Hypomimie verbessern lassen. Bereits nach einer einzigen 40-minütigen Sitzung konnten die Probanden Freude und Ekel bedeutend besser darstellen. Auch die Erkennung von Emotionen verbesserte sich spürbar, vor allem von Trauer, Angst, Ärger und Ekel. Das Training der Gesichtsmuskulatur kann dadurch zur Verbesserung sozialer Interaktion, Reduktion von Stigmatisierung und Unterstützung emotionaler Kommunikation dienen.[122]

## Was Sie tun können

- Achten Sie ganz bewusst auf die Mimik und Gestik Ihres Gegenübers und versuchen Sie, seine Bewegungen einzuordnen.
- Schätzen Sie Ihr Können mithilfe eines Quiz ein. Den Link finden Sie im Anhang auf Seite 237.
- Üben Sie die Darstellung von Emotionen und anderen Bewegungen des Gesichts vor dem Spiegel.
- Lassen Sie sich Feedback von Angehörigen geben.

# Obstipation und Psyche

Eines der frühesten Symptome der Parkinson-Krankheit betrifft den Darm – die Verstopfung (Obstipation). In Studien konnte gezeigt werden, dass ganz unabhängig von der Parkinson-Krankheit ein Zusammenhang zwischen Obstipation und Depressionen besteht.[123] Menschen, die unter Obstipation leiden, entwickeln im späteren Verlauf wesentlich häufiger Depressionen. Ganz allgemein kann die Obstipation also ein Warnsignal für Depressionen sein. Das Risiko, einmal im Leben eine Depression zu entwickeln, liegt für die Gesamtbevölkerung bei circa 14,6 Prozent.[124]

Es gibt zwei Erklärungsansätze, die eine Verbindung zwischen einer Obstipation und Depressionen erklären können. Die Darm-Hirn-Achse stellt über den Vagusnerv eine direkte Verbindung zwischen dem Darm und dem Gehirn dar, und zwar in beide Richtungen. Durch kleine Entzündungen im Darm können Immunzellen mit der Beteiligung spezieller Botenstoffe freigesetzt werden, die zur Entstehung einer Depression beitragen. Doch es funktioniert auch anders herum – durch die Ausschüttung von Stresshormonen kann eine Depression auch die Darmfunktion beeinträchtigen.[125] Eine Obstipation kann also sowohl als Risikofaktor als auch als frühes Symptom einer Depression verstanden werden. Männer mit Obstipation haben übrigens ein höheres relatives Risiko für Depression als Frauen. Dass Forscher einer Studie mit mehr als 500 000 Teilnehmern zu dem Schluss kamen, dass

Depressionen nicht isoliert psychisch betrachtet werden sollten, sondern eng mit körperlichen Symptomen und systemischen Prozessen verknüpft sind, untermauert die genannten Erklärungsansätze der gegenseitigen Beeinflussung.[126]

Verstopfung ist auch ein autonomes Symptom der Parkinson-Krankheit und weist auf eine frühe Lewy-Pathologie hin. Durch die Darm-Hirn-Achse können sich die fehlgefalteten α-Synukleine (Lewy-Körperchen) über den Vagusnerv bis in die *Substantia nigra* ausbreiten und den ersten motorischen Symptomen mehrere Jahre bis Jahrzehnte vorausgehen.[127] Zusätzlich nimmt die Produktion von Dopamin durch Veränderungen der Basalganglien ab, Veränderungen des präfrontalen Kortex und des limbischen Systems kommen noch dazu.[128] Wenn eine milde Verstopfung bereits in frühen Stadien auftritt, kann sie als Risikofaktor für die Entwicklung einer Depression gelten.[129] Insgesamt entwickeln mehr als 50 Prozent der Parkinson-Patienten mindestens einmal eine Depression, die mindestens ein Jahr anhält. Damit ist Depression ein häufiges Begleitphänomen im Verlauf der Parkinson-Krankheit. In den späteren Stadien jedoch kann Obstipation auch als Nebenwirkung der Medikation auftreten. Deshalb ist eine genauere Betrachtung der Umstände entscheidend für eine Aussage zu diesem Thema.[130] In einer anderen großen Studie über die Parkinson-Krankheit und Verstopfung konnte gezeigt werden, dass Obstipation das Risiko, später eine Parkinson-Krankheit zu entwickeln, verdoppelt bis verdreifacht.[131]

Mögliche Symptome einer beginnenden Depression bei der Parkinson-Krankheit sind:[132]

- Niedergeschlagenheit
- Interessenverlust
- Antriebsmangel
- Schlafstörungen
- Müdigkeit
- Appetitveränderungen

Drei Basisfaktoren, die eine Assoziation mit der Entwicklung einer Depression bei der Parkinson-Krankheit zeigen, sollten neben einer differenzierten Betrachtung der Umstände besondere Beachtung finden:[133, 134]

- Beeinträchtigung der Aktivitäten des täglichen Lebens
- Hyposmie (ein nachlassender Geruchssinn)
- REM-Schlafverhaltensstörung

Egal, in welchem Stadium sie auftritt, eine Obstipation kann sehr belastend sein und sollte nicht unbeachtet bleiben. Neben der reinen Störung der Darmmotilität kann es zu weiteren Problemen kommen:[135]

- Blähungen
- das Gefühl unvollständiger Darmentleerung
- Stress, Frustration und depressive Verstimmungen
- Bauchschmerzen, Völlegefühl und Unwohlsein und damit eine reduzierte Bereitschaft zu Bewegung
- eine Verschlechterung der Mobilität aufgrund verminderter Bewegung
- Vermeidung längerer Ausflüge oder Aktivitäten aus Angst vor Beschwerden oder fehlender Toilettenverfügbarkeit[136]

Durch mechanische Reize, die bei sportlichen Belastungen automatisch entstehen, kann die Darmpassage angeregt werden und dazu beitragen, dass Sie sich wohler fühlen. Weitere Informationen finden Sie bei der Erklärung des *Body-first*-Subtyps auf Seite 15. Zur Verbesserung Ihrer Symptome trainieren Sie nach dem Übungsplan zur Obstipation (Seite 260). Nutzen Sie auch den Übungsplan »Entspannung und Schmerzlinderung« (Seite 258).

## Was Sie tun können

- Erhalten Sie sich möglichst lange Ihre Selbstständigkeit mit allen Körperfunktionen, die Sie im Alltags benötigen.
- Kümmern Sie sich um die mechanische Aktivierung des Stuhltransports mithilfe von Bewegung.
- Lassen Sie depressive Symptome frühzeitig abklären.

# Die drei Anker der Balance – Sprunggelenke, Knie und Hüften

Ein zentrales Symptom der Parkinson-Krankheit betrifft Einschränkungen der posturalen Kontrolle. Diese bestimmt zum einen, wie wir uns im Raum orientieren, also wie wir uns zur Schwerkraft ausrichten, den Untergrund einschätzen und unsere Umgebung wahrnehmen. Zum anderen bestimmt sie das posturale Gleichgewicht, also wie wir unseren Körperschwerpunkt über unserer Basis stabilisieren.

Um das zu schaffen, passen wir unsere Muskelspannung mithilfe von automatischen Muskelantworten, Reflexen und willkürlichen Bewegungen an. Um uns auszubalancieren, stellen wir unser Gleichgewicht mit den Sprunggelenken (bei kleinen Störungen) oder Hüftgelenken (bei größeren Störungen) wieder her. Bei Bedarf machen wir auch automatisch einen Schritt oder greifen nach etwas Stabilem, wie einem Geländer oder einer Tischkante, um nicht den Halt zu verlieren.[137]

Damit der Körper all diese Anpassungen automatisch ausführt, müssen alle Körperstrukturen von Kopf bis Fuß gut zusammenarbeiten. Von der Rückmeldung der Gelenke und Muskeln über die Nerven, die Rückmeldung der Augen und des Innenohrs bis ins Gehirn – die Arbeit, die unser Körper leistet, um uns in Balance zu halten, ist enorm. Auch die Basalganglien und der Kortex, die bei der Parkinson-Krankheit betroffen sind, sind daran beteiligt.

Wie stabil wir gehen, stehen und andere funktionelle Körperhaltungen einnehmen und uns bewegen, hängt im Wesentlichen vom Zusammenspiel der Sprunggelenke, Kniegelenke und Hüftgelenke ab. Die Hüftgelenke stehen nach oben hin zusätzlich noch im engen Austausch mit dem Becken und Rumpf.[138]

Bei einem ökonomischen und gut geschulten Gangbild können sich die Gelenke gegenseitig stabilisieren und sorgen für eine kraftsparende Bewegung. Ist die Bewegung aufgrund von fehlender Übung oder Krankheit beeinträchtigt, kompensieren wir die Probleme beispielsweise durch eine größere Schrittbreite.

Sie bringt uns kurzfristig mehr Stabilität, langfristig ist sie jedoch weniger effizient und kostet uns viel Energie, die uns dann für andere Dinge fehlt.

Die Sprunggelenke wirken wie Sprungfedern im Körper. Sind diese gut mit der Bewegung der Knie und Hüftgelenke gekoppelt, geben sie uns genau den Impuls, den wir brauchen, um den Fuß stabil auf den Boden zu setzen und uns über den Fuß mit Kraft wieder abzustoßen. In der mittleren Standphase ist die Kommunikation mit den Knien besonders wichtig, in der letzten Standphase, dem Abheben des Fußes vom Boden, ist die Zusammenarbeit mit der Hüfte besonders ausschlaggebend.[139] Die Sprunggelenke übernehmen außerdem die Feinsteuerung kleiner Schwankungen.[140] Ist die gute Verbindung der Gelenke nicht gegeben, werden die Sprunggelenke instabil.

Die Kniegelenke sind unsere Stoßdämpfer. Ist die Kniebeugung in alle Bewegungsrichtungen stabil, können die Kräfte optimal absorbiert werden und schonen die Hüfte und die Sprunggelenke. Eine Fehlbelastung durch zu wenig oder zu viel Beugung oder rotatorische Instabilitäten im Kniegelenk führt zu einer Mehrarbeit in den Hüft- und Sprunggelenken und zu Instabilitäten.[141]

Die Hüftgelenke stellen die Verbindung der Beine zum Rumpf her. Sie steuern die Gesamtausrichtung des Gehens und spielen eine zentrale Rolle bei großen und/oder schnellen Störungen des Gleichgewichts. Gibt es zu große Schwankungen in deren Beugung, Streckung oder zur Seite, wirken diese wiederum auf die Knie- und Sprunggelenke – die Bewegung wird ungenau und ineffizient. Die Stabilität der Hüftgelenke spielt eine Schlüsselrolle für die Stabilität der oberen Körperhälfte, der Körperschwerpunkt im Becken wird hier ausbalanciert.[142, 143]

Bei der Parkinson-Krankheit kann die schnelle Anpassung des Körperschwerpunktes durch das Greifen nach einem Halt, dem Auslösen eines Schrittes, der Anpassung der Sprunggelenke und Hüften gestört sein, was Stürze begünstigt. Auch die Wahrnehmung der eigenen Körperhaltung ist erschwert und der Muskeltonus ist verändert.[144]

Im Stand wird der Körperschwerpunkt normalerweise über den Sprunggelenken gehalten. Das ist kraftsparend und effizient. Bei einer veränderten Körperhaltung durch eine Kamptokormie oder ein Pisa-Syndrom ist der anteilig sehr massereiche Rumpf nach vorn oder zur Seite verschoben. Der Körperschwerpunkt verlagert sich und die Muskeln arbeiten stärker, um das Gleichgewicht zu halten. Müssen wir kurzzeitig etwas von unserem Gleichgewicht aufgeben, um einen Schritt zu machen oder aufzustehen, ist es schwerer, den Körperschwerpunkt gegen die Schwerkraft in der Waage zu halten.[145] Da die Wahrnehmung der eigenen Körperposition gestört ist, fällt es auch schwer, das richtige Maß an Vorbeugung zu finden, um aufzustehen oder das Gewicht beim Gehen angemessen auf das Standbein zu verlagern, damit das Spielbein einen Schritt nach vorn setzen kann.[146]

Bei einem weit vorgeneigten Rumpf weichen die Hüft- und Kniegelenke deutlich von ihrer Normalstellung ab. Sie sind häufig zu stark gebeugt und die Kraft der Streckmuskulatur ist oft eingeschränkt.[147]

Auch an den Sprunggelenken – ähnlich wie an der Rumpfaufrichtung – kann man ablesen, wie weit die Parkinson-Krankheit fortgeschritten ist. Im späteren Verlauf der Erkrankung kann es in den Sprunggelenken zu Dystonien kommen, die ihrerseits das Gangbild und den Stand weniger effizient und stabil werden lassen.[148, 149] Trainieren Sie Ihre Gelenke und Aufrichtung mit den Übungsplänen zu Dyskinesien (Seite 252), Sturzprophylaxe (Seite 244) und Retropulsion (Seite 250).

## Was Sie tun können

- Überprüfen Sie Ihre Haltung vor dem Spiegel, auf Fotos oder Videos.
- Widmen Sie sich nacheinander Ihren Sprunggelenken, Knien und Hüftgelenken und spüren Sie nach, wo Ihnen die Stabilität fehlt.
- Üben Sie die Rumpfaufrichtung.
- Beüben Sie die Hüft- und Kniestreckung.
- Legen Sie Wert auf ein gutes Abrollen des Fußes in jeder Phase des Gehens.
- Achten Sie beim Einsatz von Hilfsmitteln auf eine gute Rumpfaufrichtung.
- Üben Sie die Verlagerung des Körperschwerpunktes beim Aufstehen und Gehen im Spiegel.

# Trainingsprinzipien und Sicherheitshinweise

Bevor Sie mit dem Training starten, folgen hier einige Hinweise für ein sicheres Training. So holen Sie das beste aus den Übungen heraus und minimieren das Verletzungsrisiko. Also bitte lesen Sie die folgenden Abschnitte mit Sorgfalt.

## Wie Sie die Übungen nutzen

Die einzelnen Übungen sind durch ein bis drei Tulpen in drei Schwierigkeitsstufen unterteilt. Eine Tulpe steht für einfachere, zwei und drei Tulpen für mittlere und schwerere Übungen. Die Tulpe ist das offizielle Symbol und internationales Zeichen der Parkinson-Krankheit und geleitet Sie durch das Buch.

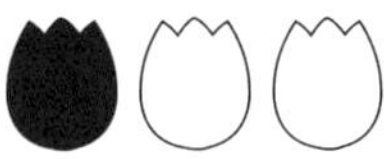

Sie finden außerdem immer wieder Übungsvarianten und zusätzliche Informationen, die Ihnen in speziellen Situationen, beispielsweise am Morgen oder im Fall einer Haltungsanomalie, eine Idee für Ihr individuelles Training geben sollen.

Nachdem Sie zunächst die Selbsteinschätzungstests (ab Seite 96) absolvieren, wird es Zeit, dass Sie sich einen – oder mehrere Übungspläne – heraussuchen, der zu Ihren Bedürfnissen passt. Starten Sie mit einem Trainingsplan. Nehmen Sie sich später noch einen zweiten dazu, der Ihren Symptomen entspricht. Trainieren Sie an verschiedenen Tagen mit unterschiedlichen Plänen, damit schaffen Sie eine breite Basis für die Verbesserung Ihrer Symptome.

Bitte nehmen Sie sich die Zeit und wärmen Sie sich vor jedem Training gründlich mit den Steh- und Gehübungen auf. Das mindert das Verletzungsrisiko.

Zum Cool-down habe ich die Yogaübung Savasana gewählt. Diese Übung eignet sich hervorragend, um nach einem anstrengenden Training zur Ruhe zu kommen und abzuschalten.

# Wie oft Sie trainieren sollten

Das Bundesgesundheitsministerium gibt in einem Sonderheft von 2017 konkrete Empfehlungen für gesunde und chronisch kranke Personen ab 65 Jahren. Diese entspringen mehrerer Quellen, wie der Weltgesundheitsorganisation (WHO) und den entsprechenden Positionierungen Kanadas, des Vereinigten Königreichs, Neuseelands und dem American College of Sports Medicine (ACSM).[150] Auf Grundlage dieser Quellen sollten Personen ab 65 Jahren mindestens 150 Minuten pro Woche mit moderater Intensität sporteln. Sie können sich diese Dauer zum Beispiel in fünf Trainingseinheiten à 30 Minuten aufteilen.

Es ist auch möglich, mit höherer Intensität zu trainieren und dadurch die Trainingszeit auf bis zu 75 Minuten zu kürzen, oder eine moderate und intensive sportliche Belastung zu kombinieren. Die Gesundheitseffekte lassen sich jedoch weiter erhöhen, wenn der Umfang oder die Intensität des Trainings gesteigert wird.

Jede Bewegung zählt! Wenn Sie bisher unsportlich gewesen sind, erleben Sie, dass Sie schon durch kleine Sporteinheiten bedeutende Veränderungen erfahren können. Jede zusätzliche Bewegung ist laut dem Papier mit einem gesundheitlichen Nutzen verbunden. Durch das Einhalten der Empfehlung können Senioren ihre Gesundheit verbessern und die Risiken der Entstehung (weiterer) chronischer Erkrankungen reduzieren.

Laut der deutschen Leitlinie der Parkinson-Krankheit sollten es, wie bereits am Anfang des Buches erwähnt, übrigens 180 Minuten pro Woche sein.[151] Um den Krankheitsverlauf möglichst positiv zu gestalten, ist also nicht weniger, sondern sogar noch mehr Training sinnvoll.

Wenn es Ihnen körperlich derzeit nicht möglich ist, auf die Mindestempfehlung von 180 Minuten pro Woche zu kommen, sollten Sie der Empfehlung so nahe kommen, wie es Ihre persönliche Gesundheit zulässt.

Zuletzt ist es natürlich wichtig, dass Sie – wie Sie eine Medizin nach Plan einnehmen – regelmäßig trainieren. Denn es verlangt eine gewisse Regelmäßigkeit, um die erwünschte Wirkung zu erzielen.

# Sicherheitshinweise

Damit Sie sich beim Eigentraining nicht verletzen, sollten Sie auf sich achten. Grundsätzlich gehört das gründliche Aufwärmen zu jedem Training, um die Muskulatur, Sehnen, Bänder und das Herz-Kreislaufsystem auf die bevorstehenden Übungen vorzubereiten. Gerade wenn Blutdruckschwankungen und Schwindel zu Ihrem Krankheitsbild gehören, ist das Aufwärmtraining sehr wertvoll. Zusätzlich ist die Nutzung der Borg-RPE-Skala (Seite 95) ein gutes Mittel, die derzeitige Belastung Ihres Körpers einzuschätzen.

## Checkliste: Sicher Trainieren bei der Parkinson-Krankheit und autonomer Dysregulation

**Vor dem Training:**

- 5 bis 10 Minuten aufwärmen (wie leichtes Gehen, lockere Gymnastik im Sitzen, mit den Beinen Radfahrbewegungen in Rückenlage ausführen)
- RPE-Skala einstellen: Ziel ist ein Wert von 14 bis 17 (anstrengend, aber noch machbar)
- Herzfrequenz messen (optional) – verlassen Sie sich aber nicht nur darauf
- Genug Wasser trinken

**Während des Trainings:**

- Auf Schwindel oder Unwohlsein achten
- RPE kontrollieren: Fühlt sich das Training anstrengend genug an?
- Sofort langsamer bei Schwindel, Übelkeit oder unregelmäßigem Puls
- Keine plötzlichen Bewegungsstopps (also nicht abrupt stillstehen bleiben)

**Achtung – kontaktieren Sie einen Arzt, wenn:**

- Starker, häufiger Schwindel auftritt
- Sie Herzstolpern oder Unregelmäßigkeiten spüren
- Ein plötzlicher Blutdruckabfall auftritt

# Die Borg-RPE-Skala

Nutzen Sie die Borg-RPE-Skala, um Ihr Anstrengungsempfinden während der folgenden Tests und während des Trainings zu bestimmen. Diese Skala – RPE steht für *Rating of Perceived Exertion*, Einschätzung der empfundenen Anstrengung – hilft Ihnen, die Anstrengung, die Sie bei einer Übung empfinden, zu benennen und in ihrer Intensität einzuordnen. Daraufhin können Sie die Intensität von Übungen besser einschätzen und an Ihr Trainingslevel anpassen. Durch eine mögliche autonome Dysregulation kann der Blutdruck bei einer Parkinson-Krankheit starken Schwankungen ausgesetzt sein (siehe dazu auch den Abschnitt zur orthostatischen Dysregulation (Seite 47). Manchmal fällt er beim Aufstehen oder auch während des Gehens stark ab. Dafür ist er vielleicht in der Nacht viel zu hoch. Daher sollten Sie sich nicht ausschließlich auf diesen einen Parameter verlassen. Die Borg-RPE-Skala ist eine gute Ergänzung zur Blutdruckmessung, weil Sie sich selbst unmittelbar ein Feedback zur aktuellen Beanspruchung und Ermüdung der Muskulatur, der Atemfrequenz und/oder Schmerzen, ausgedrückt in einer Zahl, geben können.[152, 153]

Die Borg-RPE-Skala bietet Ihnen Werte von 6 bis 20 an:[154]

- **6:** »überhaupt nicht anstrengend«
- **9:** »sehr leichte Anstrengung«, wie bei einer gesunden Person das normale Gehen im eigenen Tempo
- **13:** »etwas anstrengend«, Sie können bei der Belastung gut weitermachen
- **15:** »anstrengend« und »schwer«, Sie fühlen sich aber in der Lage, weiterzumachen
- **17:** »sehr anstrengend«, Sie können unter dieser Belastung noch weitermachen, Sie müssen sich aber sehr anstrengen und sind bald erschöpft
- **19:** »sehr, sehr anstrengend«, für die meisten Personen ist dies eine sehr anstrengende Belastung, die stärkste, die sie jemals erlebt haben
- **20:** »maximale Anstrengung«

Mithilfe der Borg-RPE-Skala geben Sie sich selbst eine Einschätzung Ihrer subjektiven Anstrengung.

Hören Sie auf Ihr Gefühl und entscheiden Sie sich spontan und ehrlich aus dem Bauch heraus für die passende Zahl. Es geht in diesem Moment nur um Ihr eigenes Empfinden. Vergleichen Sie Ihre Leistung nicht mit anderen.

# Selbsteinschätzung

Bevor Sie mit den Übungen starten, nehmen Sie sich etwas Zeit, um herauszufinden, was Ihre Ziele sind. Schreiben Sie sich eine Liste mit konkreten Ereignissen, in denen die Parkinson-Krankheit Ihre Welt kleiner macht. Ist Ihr Gangbild zu klein, schlurfend und zu eng? Kommen Sie ins Straucheln, wenn Sie sich umdrehen? Können Sie nicht loslaufen? Sind Ihre Bewegungen zu klein? Stört Sie Ihr Tremor?

Um herauszufinden, was genau Sie trainieren sollten, habe ich Ihnen einige Übungen zusammengestellt, mit denen ich auch in der Klinik einschätze, wo die Probleme meiner Patienten liegen.

Absolvieren Sie bitte die Übungen des Selbsttests ab Seite 100 und füllen Sie die Fragebögen aus. Notieren Sie sich die Ergebnisse und schreiben Sie am besten das Datum, wann Sie die Übungen durchgeführt haben, dazu. Entscheiden Sie sich anschließend für ein passendes Übungsprogramm. Bei manchen Tests ist es notwendig, Fotos oder Videos zu erstellen, damit Sie Vergleichsmaterial haben, wenn Sie dieselben Übungen zu einem späteren Zeitpunkt wiederholen. Führen Sie die Testungen gerne alle drei Monate durch, um Ihren Trainingserfolg zu messen oder sich neue Ziele zu setzen. Es lohnt sich also, die Ergebnisse der Messungen aufzubewahren.

# Schmerzskala

Nehmen Sie sich einen Moment und fühlen Sie in sich hinein. Fangen Sie an den Füßen an und gehen Sie gedanklich Ihren ganzen Körper durch. Notieren Sie sich die Stärke Ihrer Schmerzen und auch, wo Sie Schmerzen fühlen.

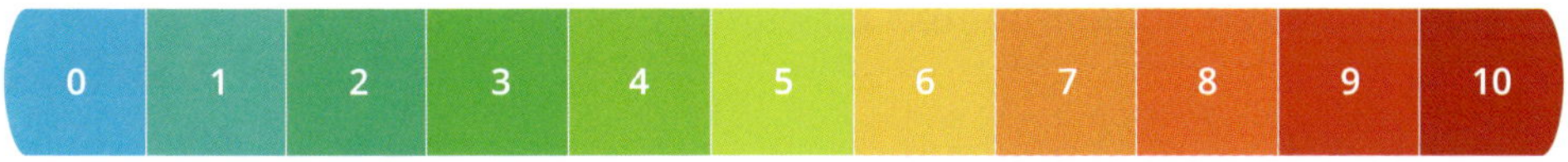


*Schätzen Sie auf eine Skala von 0 bis 10 die Stärke Ihrer Schmerzen ein.*

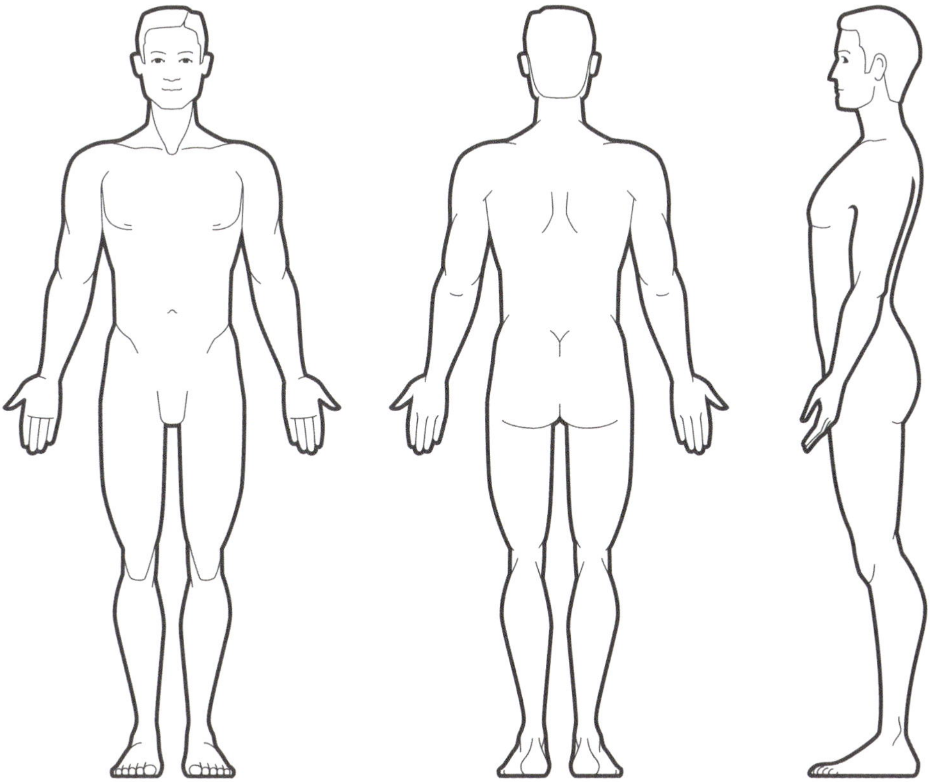

*Zeichnen Sie hier ein, wo genau Sie Schmerzen empfinden.*

# Freezing-Fragebogen[155]

Sie finden im Folgenden die Fragen zum Freezing (in der Kurzform ist er als FOG-Q, *Freezing of Gait Questionnaire*, bekannt. Bitte beantworten Sie die folgenden Fragen und kreuzen Sie die passenden Antworten an.[156]

**1. Während Ihres schlechtesten Zustandes gehen Sie:**

- ☐ 0: Normal
- ☐ 1: Annähernd normal – ein wenig langsamer
- ☐ 2: Langsam, aber völlig eigenständig
- ☐ 3: Brauche Unterstützung oder Gehhilfe
- ☐ 4: Gehunfähig

**2. Beeinträchtigen Ihre Gehstörungen Ihr tägliches Leben sowie Ihre Unabhängigkeit?**

- ☐ 0: Überhaupt nicht
- ☐ 1: Nur geringfügig
- ☐ 2: Mäßig
- ☐ 3: Stark
- ☐ 4: Gehunfähig

**3. Haben Sie das Gefühl, Ihre Füße würden am Boden kleben, während Sie gehen, sich drehen oder versuchen loszugehen (Freezing)?**

- ☐ 0: Nie
- ☐ 1: Sehr selten – ungefähr einmal pro Monat
- ☐ 2: Selten – ungefähr einmal pro Woche
- ☐ 3: Häufig – ungefähr einmal pro Tag
- ☐ 4: Immer – jedes Mal, wenn ich gehe

**4. Wie lang dauert Ihr längster Vorfall des Freezings?**

- ☐ 0: Kam noch nie vor
- ☐ 1: 1–2 Sekunden
- ☐ 2: 3–10 Sekunden
- ☐ 3: 11–30 Sekunden
- ☐ 4: Gehunfähig für mehr als 30 Sekunden

**5. Wie lang dauert Ihr typisches Zögern beim Losgehen (Freezing des Gangs beim ersten Schritt)?**

- ☐ 0: kein Zögern
- ☐ 1: dauert länger als 1 Sekunde, bevor ich losgehen kann
- ☐ 2: dauert länger als 3 Sekunden, bevor ich losgehen kann
- ☐ 3: dauert länger als 10 Sekunden, bevor ich losgehen kann
- ☐ 4: dauert länger als 30 Sekunden, bevor ich losgehen kann

**6. Wie lang dauert Ihr typisches Zögern, wenn Sie sich drehen (Freezing bei der Drehung)?**

- ☐ 0: kein Zögern
- ☐ 1: Fortsetzung der Drehung in 1–2 Sekunden
- ☐ 2: Fortsetzung der Drehung in 3–10 Sekunden
- ☐ 3: Fortsetzung der Drehung in 11–30 Sekunden
- ☐ 4: Unfähigkeit, Drehung fortzusetzen, nach mehr als 30 Sekunden

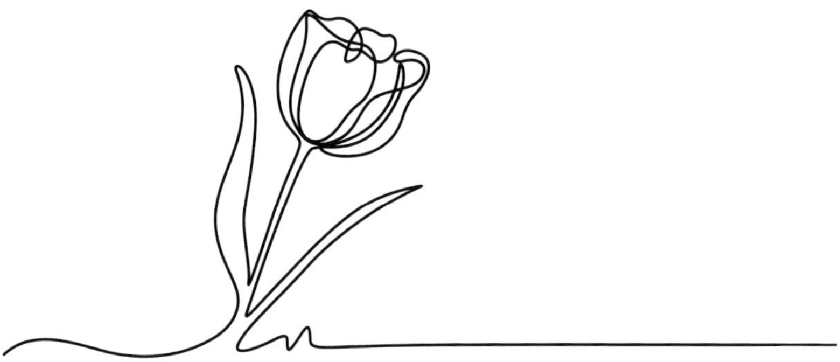

# Selbsttests

## Stand an der Wand von der Seite

**Hilfsmittel:** Wand, Lineal, Fotofunktion des Handys

Stellen Sie sich gerade an eine Wand und halten Sie ein Lineal auf Ohrhöhe parallel zum Boden. Ziehen Sie die Schulterblätter und den Hinterkopf nah an die Wand. Lassen Sie ein Foto von sich machen oder halten Sie das Lineal beim Messen am hinteren Rand des Ohres fest, um den Abstand vom Ohr zur Wand zu messen. Notieren Sie Ihr Ergebnis.

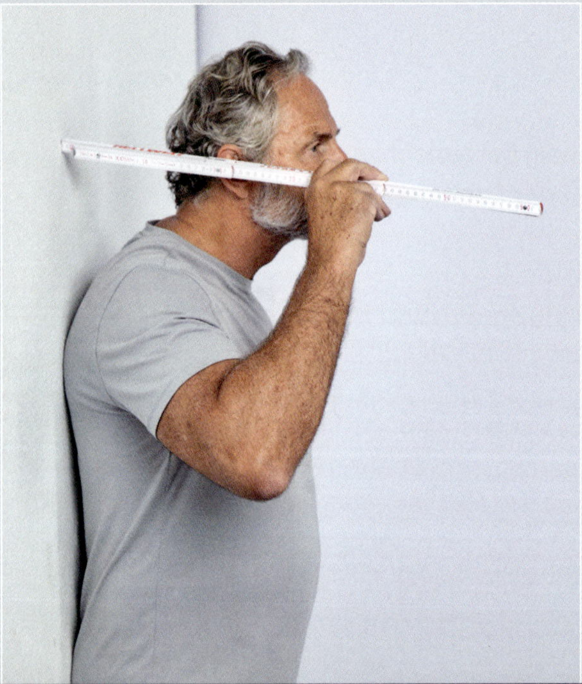

Mit diesem Test messen Sie, ob bei Ihnen eine Kamptokormie und/oder ein Antecollis vorliegen.

# Stand an der Wand von vorn 1

**Hilfsmittel:** Wand, Lineal, Fotofunktion des Handys

1 Stellen Sie sich an eine freie Wand, die Wirbelsäule sollte während der Testung den Kontakt zur Wand behalten. Halten Sie ein Lineal in der Hand und heben Sie Ihren Arm gerade nach oben. Das Lineal sollte die Wand berühren. Schieben Sie Ihre Hand am Lineal so weit zur Wand, wie es Ihre Schultermobilität zulässt. Achten Sie darauf, dass die Lendenwirbelsäule bei der Messung den Kontakt zur Wand behält.

2 Nehmen Sie den Arm wieder nach unten, lesen und notieren Sie das Ergebnis. Führen Sie den Test auch mit dem anderen Arm durch.

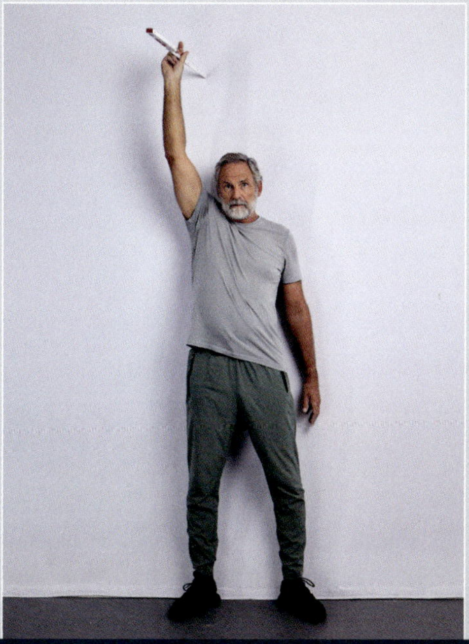

Mit diesem Test messen Sie die Schultermobilität. Das Ergebnis ist jedoch auch von der Beweglichkeit der Brustwirbelsäule und der Schulterblätter abhängig. Informationen hierzu finden Sie im Abschnitt »Schulterbeschwerden, -beweglichkeit und Kamptokormie« (ab Seite 77).

# Stand an der Wand von vorn 2

1 Stellen Sie sich an eine freie Wand, die Wirbelsäule sollte während der Testung den Kontakt zur Wand behalten. Legen Sie die Hände neben dem Körper an die Wand, die Handflächen zeigen nach vorn. Heben Sie nun die Arme gestreckt neben dem Körper nach oben. Die Hände behalten dabei den Kontakt zur Wand. Wenn Sie den Kontakt zur Wand verlieren, haben Sie Ihr Maximum erreicht.

2 Lassen Sie zur Dokumentation ein Foto von sich machen. Ist die Beweglichkeit der Schultern sehr unterschiedlich, können Sie den Test auch mit jeweils einem Arm durchführen, testen Sie dann beide Seiten.

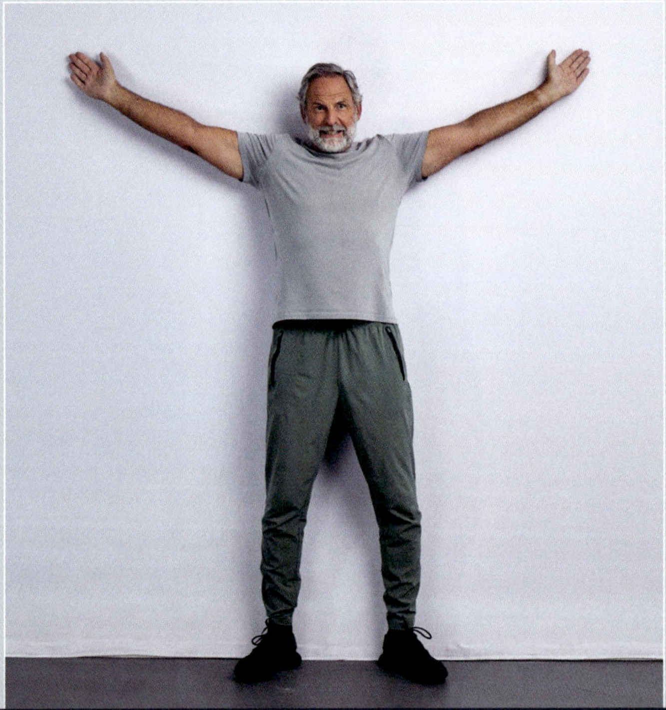

Mit diesem Test messen Sie die Schultermobilität. Das Ergebnis ist jedoch auch von der Beweglichkeit der Brustwirbelsäule und der Schulterblätter abhängig. Informationen hierzu finden Sie im Abschnitt »Schulterbeschwerden, -beweglichkeit und Kamptokormie« (ab Seite 77).

# Stand an der Wand von vorn 3

1 Stellen Sie sich an eine freie Wand, die Wirbelsäule sollte während der Testung den Kontakt zur Wand behalten. Legen Sie die Hände neben dem Körper an die Wand, die Handflächen zeigen nach vorn.
2 Lassen Sie zur Dokumentation ein Foto von sich machen.

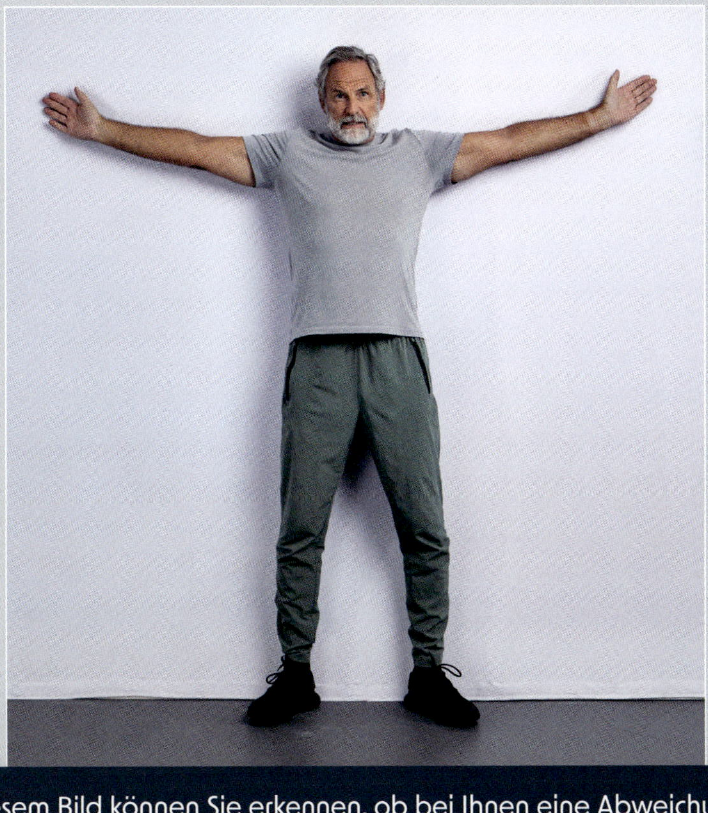

Auf diesem Bild können Sie erkennen, ob bei Ihnen eine Abweichung des Oberkörpers zu einer Seite, also ein Pisa-Syndrom (weitere Informationen zu diesem Syndrom finden Sie auf Seite 42), vorliegt.

# Finger-Boden-Abstand

**Hilfsmittel:** Stuhl, Lineal oder Zollstock

1 Nehmen Sie ein langes Lineal, einen Zollstock oder einen Besenstiel in die Hand und stellen Sie sich aufrecht hin.
2 Rollen Sie sich aus der Wirbelsäule heraus nach unten. Berühren Sie mit dem Lineal den Boden und schieben Sie Ihre Hände so weit wie möglich am Lineal entlang nach unten. Kommen Sie wieder in den Stand, lesen und notieren Sie das Ergebnis.

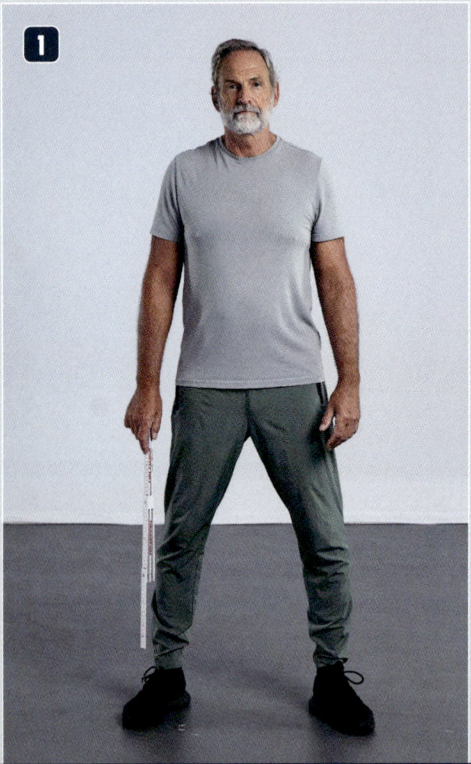


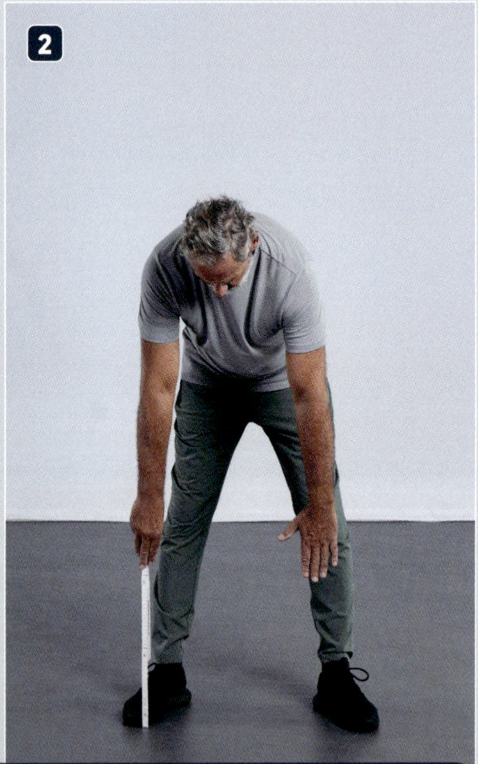


Mit diesem Test messen Sie die Beweglichkeit Ihrer Wirbelsäule, des Beckens und der Hüften.

## VARIANTE IM SITZ

1. Sollten Sie die Messung im Stand nicht durchführen können, setzen Sie sich mit dem Lineal oder Zollstock in einer Hand weiter vorn auf einen Stuhl
2. Rollen Sie sich aus der Wirbelsäule heraus nach unten. Berühren Sie mit dem Lineal den Boden und schieben Sie Ihre Hände so weit wie möglich am Lineal entlang nach unten. Richten Sie sich wieder zum Sitzen auf, lesen und notieren Sie das Ergebnis.

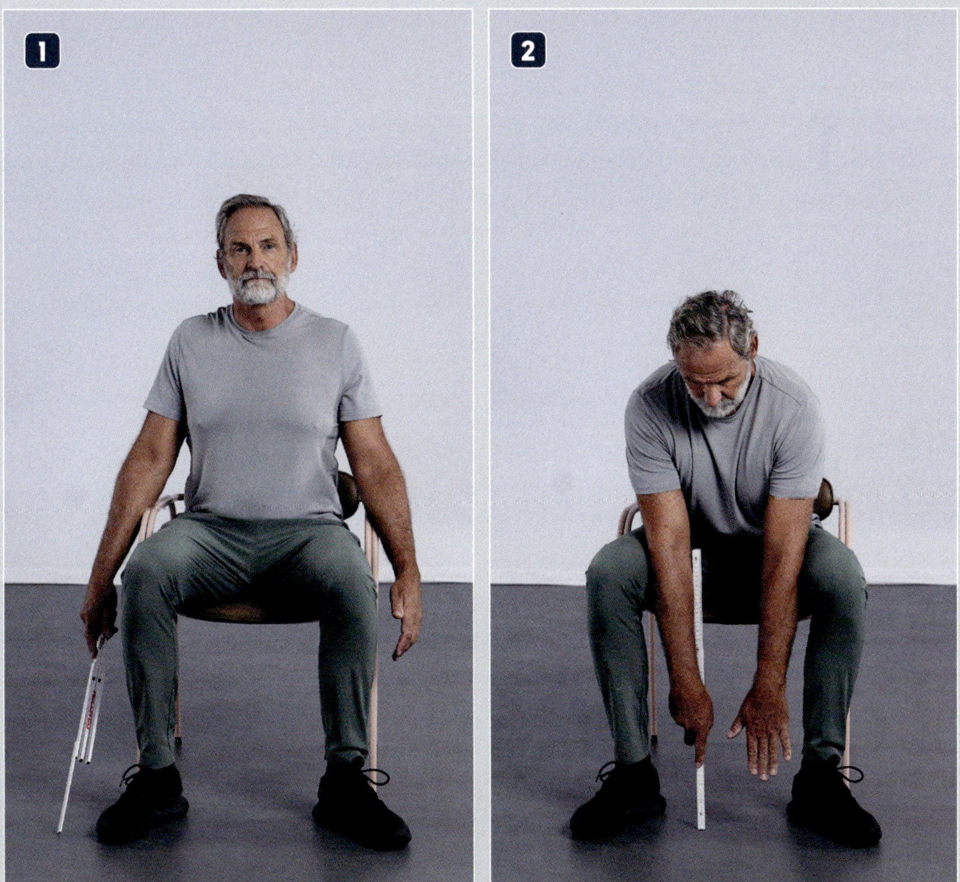

# Beweglichkeit der Brustwirbelsäule

**Hilfsmittel:** Stuhl, Fotofunktion des Handys, Lineal

1 Messen Sie als Erstes die Beweglichkeit Ihrer Wirbelsäule in die Rotation. Setzen Sie sich auf einen Stuhl. Kreuzen Sie die Unterarme und legen Sie die Hände über Kreuz auf die Schultern. Die Ellenbogen bleiben auf Schulterhöhe.
2 Rotieren Sie den Oberkörper zur Seite.
3 Drehen Sie sich nun auf die andere Seite.
4 Testen Sie nun, wie weit Sie sich aus der Brustwirbelsäule zur Seite neigen können. Halten Sie dafür immer noch das Lineal oder den Zollstock in der Hand und setzen Sie sich aufrecht auf einen Stuhl.
5 Beugen Sie sich mit gerader Körperhaltung zur Seite. Berühren Sie mit dem Lineal den Boden und schieben Sie Ihre Hand so weit wie möglich am Lineal entlang nach unten. Der Oberkörper bleibt dabei aufrecht. Das Becken bleibt stabil, beide Gesäßhälften behalten den Kontakt zur Sitzfläche. Kommen Sie wieder in den geraden Sitz, lesen und notieren Sie das Ergebnis. Neigen Sie sich dann auch zur anderen Seite.

**Hinweise**

- Das Becken bleibt die ganze Zeit über stabil, beide Gesäßhälften behalten den Kontakt zur Sitzfläche und die Knie zeigen weiterhin nach vorn.
- Lassen Sie ein Foto von sich machen oder orientieren Sie sich in der Ergebnisermittlung an der Position Ihrer Ellenbogen. Notieren Sie das Ergebnis.

Mit diesem Test messen Sie die Beweglichkeit Ihrer Brustwirbelsäule in der Rotation und Seitneigung.

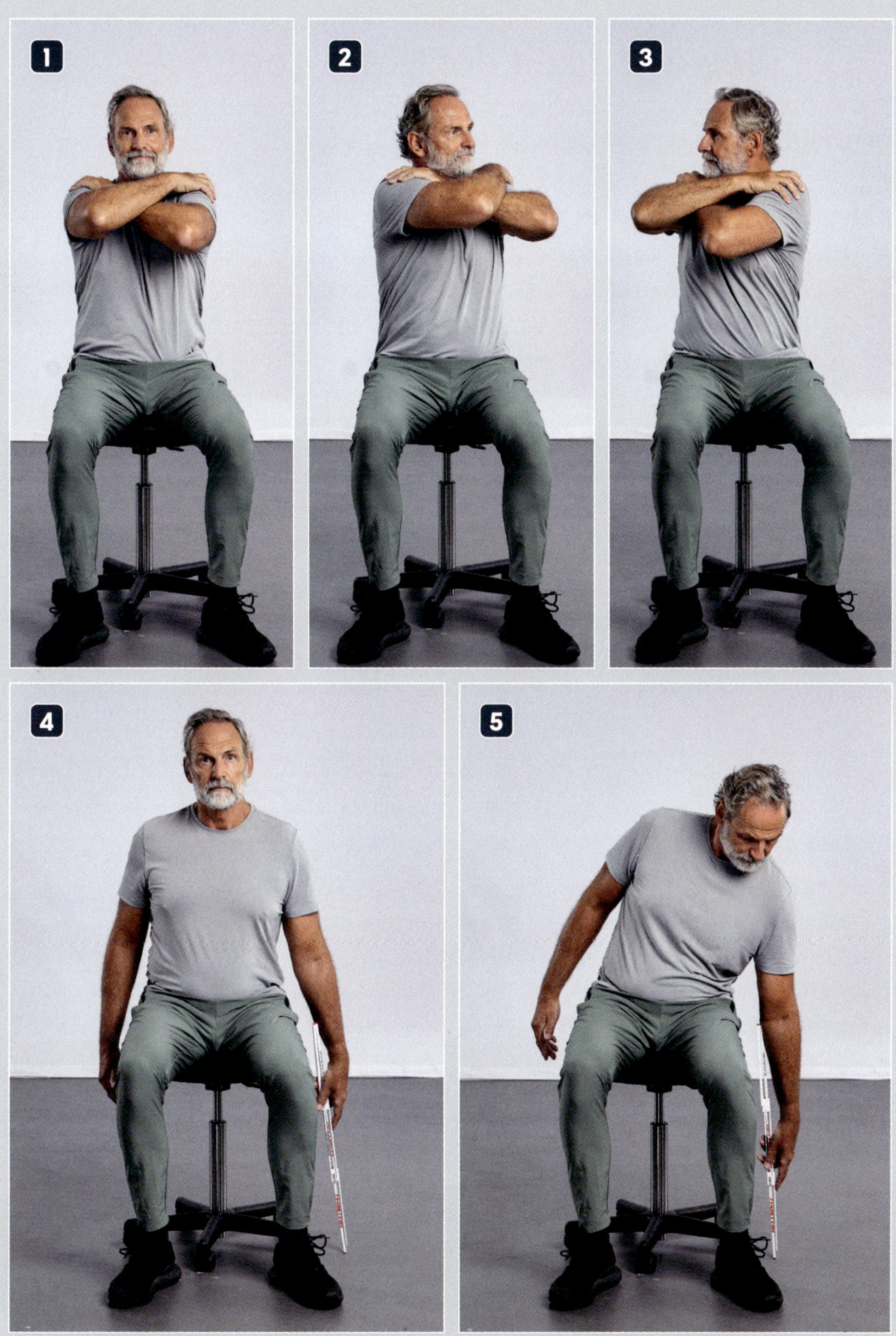
1
2
3
4
5

# Beweglichkeit der Halswirbelsäule

**Hilfsmittel:** Stuhl, Fotofunktion des Handys, Spiegel

1. Kontrollieren Sie als erstes die Seitneigung der Halswirbelsäule. Setzen Sie sich dafür aufrecht auf einen Stuhl. Schauen Sie nach vorn.
2. Neigen Sie den Kopf zur Seite. Das Ohr nähert sich der Schulter an. Kontrollieren Sie den Abstand zwischen dem Ohrläppchen und der Schulter im Spiegel oder lassen Sie ein Foto von sich machen.
3. Neigen Sie den Kopf dann auch zur anderen Seite und schauen Sie sich auch hier den Abstand an.
4. Als Nächstes geht um die Beugung und Streckung der Halswirbelsäule. Ziehen Sie das Kinn zur Brust. Lassen Sie wieder ein Foto von sich machen.
5. Legen Sie nun den Kopf vorsichtig in den Nacken. Achten Sie darauf, dass Ihnen nicht schwindlig wird. Brechen Sie die Messung bei auftretendem Schwindel ab. Lassen Sie erneut ein Foto von sich machen.
6. Als letzte Bewegungsrichtung bewerten Sie die Rotation der Halswirbelsäule. Halten Sie den Kopf gerade und schauen Sie über die Schulter zu einer Seite. Ihre Nase sollte dabei weiterhin parallel zum Boden ausgerichtet sein. Lassen Sie ein Foto von sich machen oder orientieren Sie sich in der Ergebnisermittlung an der Position des Kopfes im Vergleich zum Oberkörper. Notieren Sie das Ergebnis.
7. Drehen Sie den Kopf nun zur anderen Seite, halten Sie auch diese Position in einem Foto fest und notieren Sie das Ergebnis.

**Hinweis:** Achten Sie in allen Positionen darauf, dass Ihre Schultern möglichst entspannt sind.

Dieser Test misst die Beweglichkeit Ihrer Halswirbelsäule.

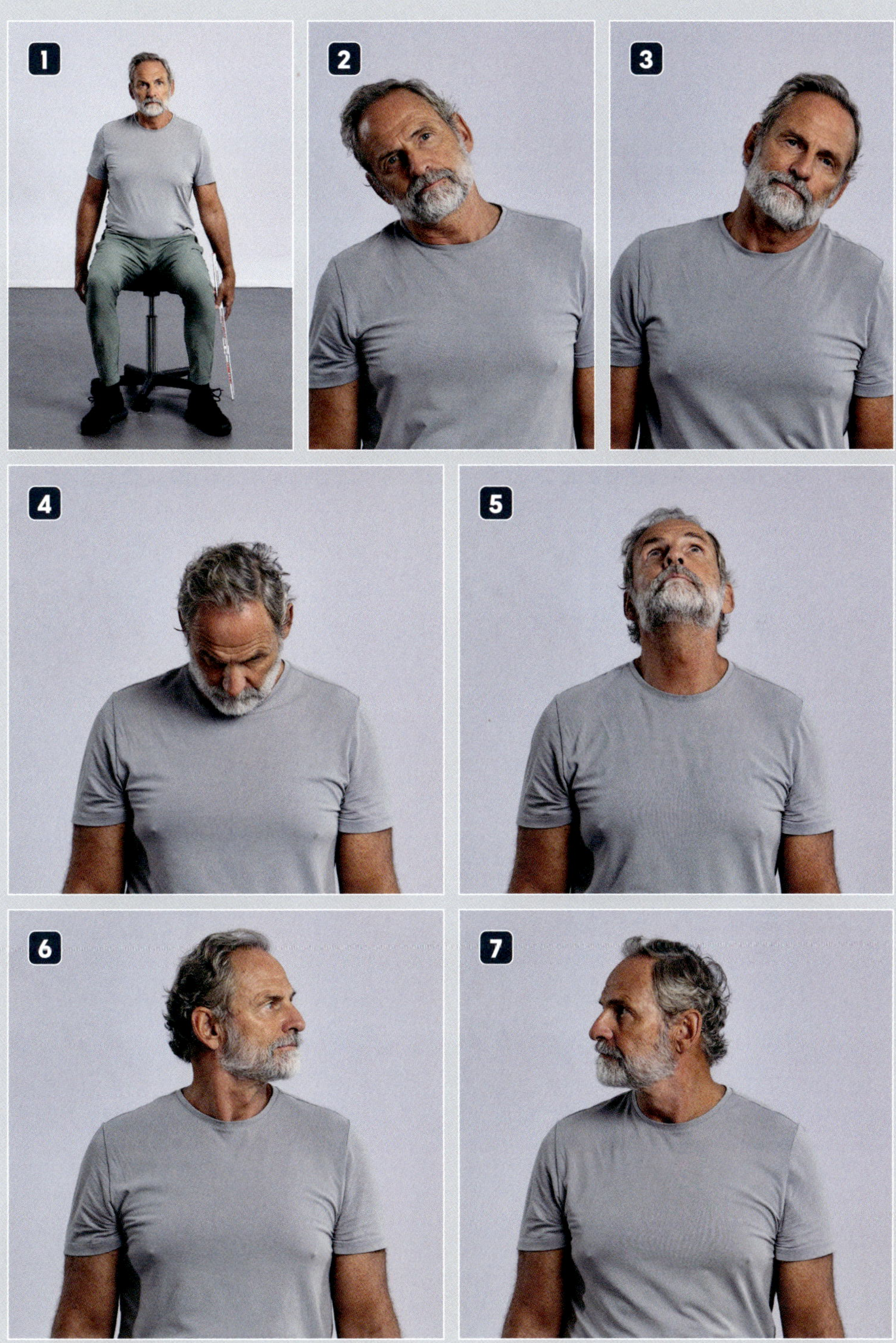
1
2
3
4
5
6
7

# Enger Fußstand

**Hilfsmittel:** Stuhl, Videofunktion des Handys, Stoppuhr oder Handy-Timer

Stellen Sie die Füße im Stand direkt nebeneinander. Die Fersen und Großzehen beider Füße sollten sich berühren. Balancieren Sie sich aus. Halten Sie freihändig die Balance und zählen Sie die Sekunden oder machen Sie ein Video. Notieren Sie das Ergebnis.

**Hinweise**

- Zur Stabilisation können Sie sich zu Anfang an einem Stuhl festhalten.
- Wenn Sie die Position mühelos halten können, dann versuchen Sie es mit geschlossenen Augen.
- Notieren Sie sich die Hilfsmittel, die Sie benutzt haben.

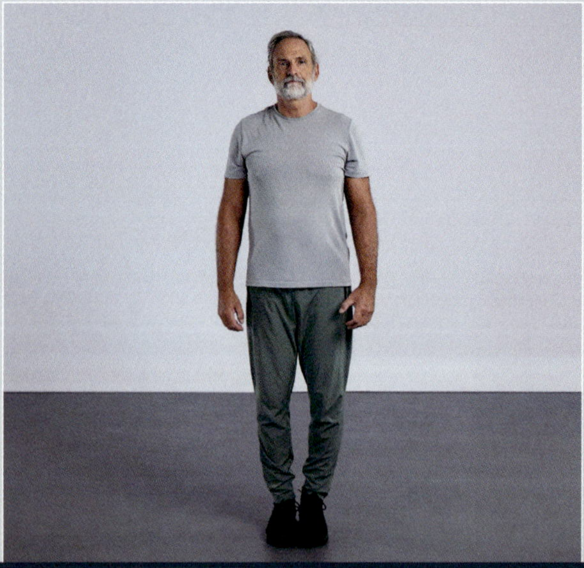

Mit diesem Test messen Sie Ihr statisches Gleichgewicht.

# Einbeinstand

**Hilfsmittel:** Stuhl, Videofunktion des Handys, Stoppuhr oder Handy-Timer

Stellen Sie sich aufrecht hin und heben Sie ein Bein vom Boden ab. Balancieren Sie sich aus. Halten Sie freihändig die Balance und zählen Sie die Sekunden, wie lange Sie hier stehen können, oder machen Sie ein Video. Notieren Sie das Ergebnis.

**Hinweise**

- Es kann helfen, während der Übung einen festen Punkt zu fixieren.
- Zur Stabilisation können Sie sich zu Beginn an einem Stuhl festhalten.
- Wenn Sie die Position mühelos halten können, dann versuchen Sie es mit geschlossenen Augen.
- Notieren Sie sich die Hilfsmittel, die Sie benutzt haben.

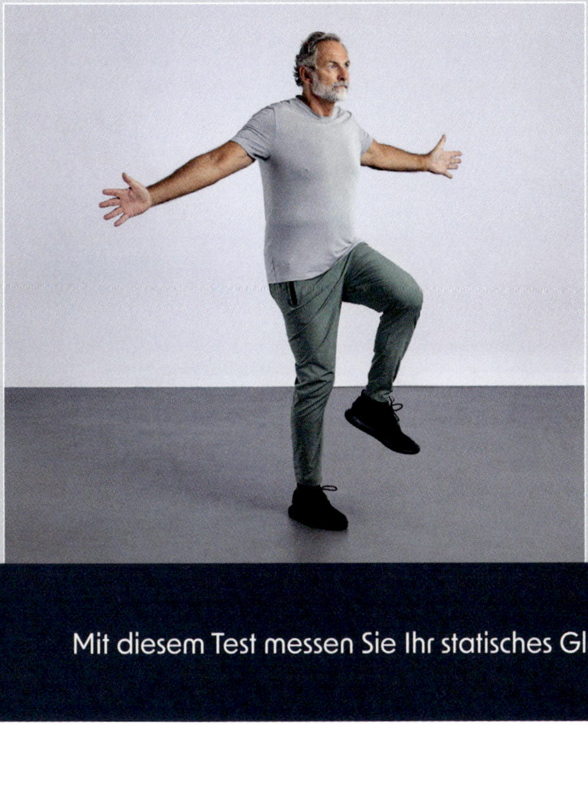

Mit diesem Test messen Sie Ihr statisches Gleichgewicht.

# Tandemstand

**Hilfsmittel:** Stuhl, Videofunktion des Handys, Stoppuhr oder Handy-Timer

1 Stellen Sie sich gerade auf und blicken Sie geradeaus.
2 Setzen Sie nun einen Fuß direkt vor den anderen – Ferse an Zehen. Balancieren Sie sich aus. Halten Sie freihändig die Balance und zählen Sie die Sekunden, wie lange Sie so stehen können, oder machen Sie ein Video. Notieren Sie das Ergebnis.

## Hinweise

- Zur Stabilisation können Sie sich zu Anfang an einem Stuhl festhalten.
- Wenn Sie die Position mühelos halten können, dann versuchen Sie es mit geschlossenen Augen.
- Notieren Sie sich die Hilfsmittel, die Sie benutzt haben.

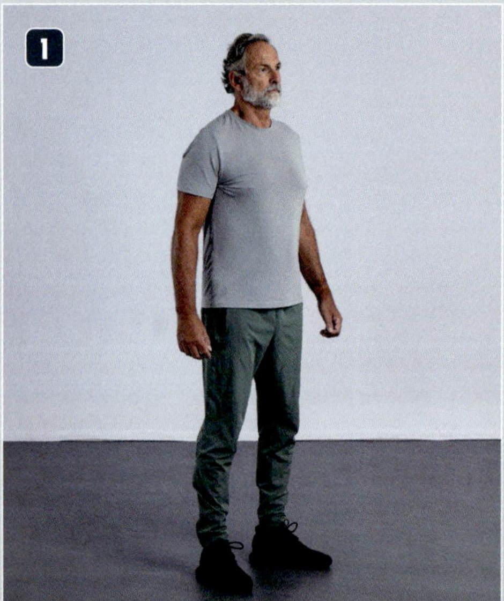


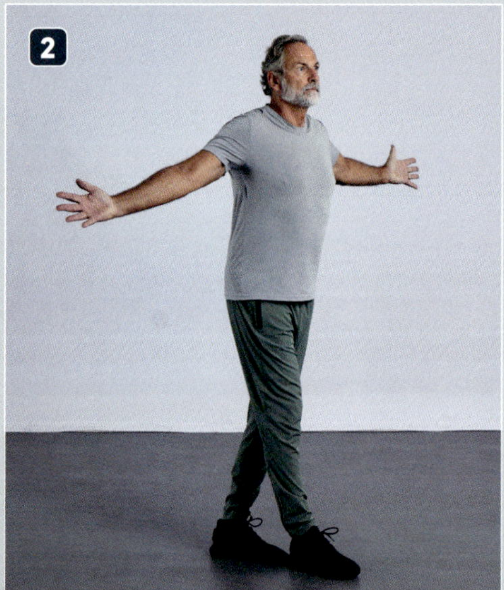


Mit diesem Test messen Sie Ihr statisches Gleichgewicht.

# 30 Sekunden aufstehen und hinsetzen

**Hilfsmittel:** Stuhl, Videofunktion des Handys, Stoppuhr oder Handy-Timer

1 Stellen Sie sich einen Timer auf 30 Sekunden. Setzen Sie sich auf den vorderen Sitzbereich des Stuhls.
2 Stehen Sie so oft wie möglich auf und setzen Sie sich wieder hin. Zählen Sie mit und notieren Sie das Ergebnis.

**Hinweise**

- Achten Sie darauf, dass Sie wirklich stehen können.
- Benötigen Sie einen Halt, nehmen Sie Ihr gewohntes Hilfsmittel oder einen zweiten stabilen Stuhl hinzu oder halten Sie sich an einer Tischkante fest.
- Notieren Sie sich die Hilfsmittel, die Sie benutzt haben.

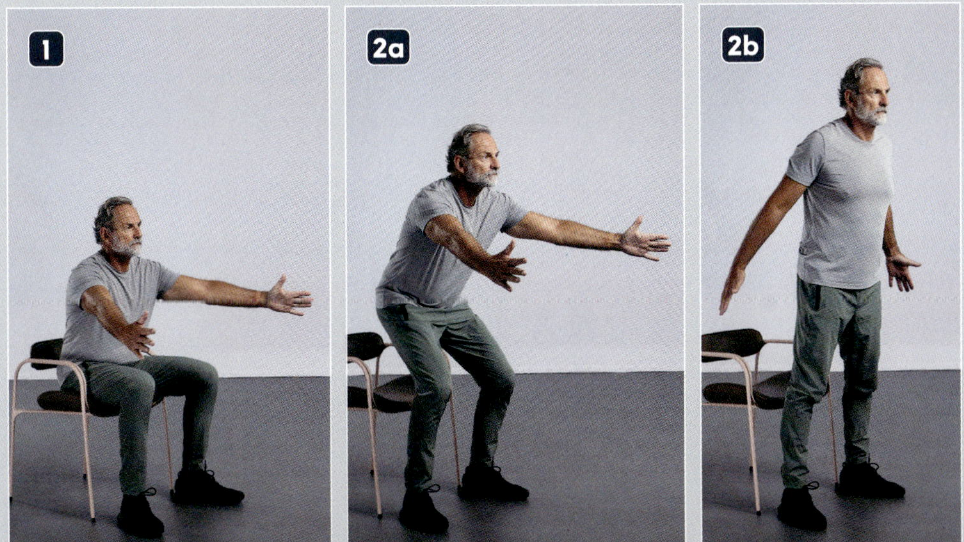


Mit diesem Test messen Sie Ihre Beinkraft und Ausdauer.

# Timed up and go

**Hilfsmittel:** Stuhl, Videofunktion des Handys, Stoppuhr oder Handy-Timer

1. Messen Sie eine Strecke von 3 Metern ab. Stellen Sie einen Stuhl an das eine Ende und markieren Sie das andere Ende. Setzen Sie sich auf den Stuhl.
2. Wenn Sie bereit sind, stehen Sie auf. Ab hier zählt die Zeit.
3. Gehen Sie die 3 Meter bis hinter die Markierung.
4. Drehen Sie sich um.
5. Gehen Sie zum Stuhl zurück und setzen Sie sich wieder hin. Notieren Sie das Ergebnis.

**Hinweise**

- Bitten Sie jemanden, die Zeit zu nehmen. Die Messung beginnt, wenn Sie aufstehen. Die Messung endet, wenn Sie wieder sitzen.
- Das Tempo sollte ein sicheres Gehen ermöglichen.
- Benötigen Sie einen Halt, nehmen Sie die Seitenlehne Ihres Stuhls und Ihr gewohntes Hilfsmittel hinzu.
- Notieren Sie sich die Hilfsmittel, die Sie benutzt haben, und eventuelle Auffälligkeiten, die Sie in Ihrem Tempo beeinflusst haben (zum Beispiel Freezing).

Mit diesem Test messen Sie Ihr Sturzrisiko.

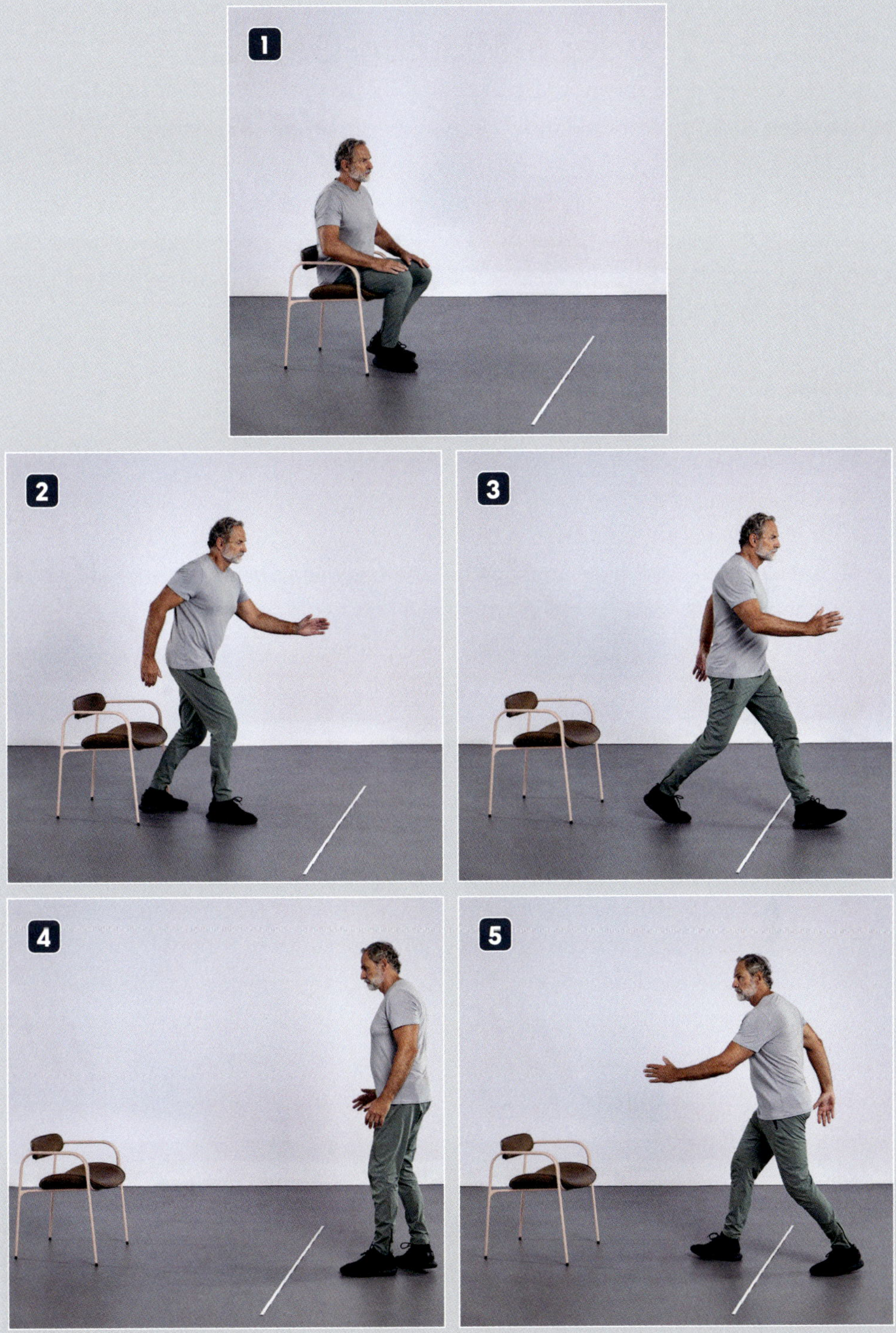
1
2
3
4
5

# 2- oder 6-Minuten-Gehtest

**Hilfsmittel:** Stoppuhr oder Handy-Timer, Videofunktion des Handys

Stellen Sie sich eine Stoppuhr oder einen Handy-Timer ein: mindestens 2 Minuten, höchstens 6 Minuten. Gehen Sie los und legen Sie in der ausgewählten Zeit eine möglichst lange Strecke zurück. Nehmen Sie sich dabei auf Video auf (oder lassen Sie sich von einer anderen Person aufnehmen).

**Hinweise**

- Die Messung beginnt, wenn Sie losgehen.
- Das Tempo sollte ein sicheres Gehen ermöglichen.
- Falls Ihnen schwindlig wird, Sie eine Herzenge spüren oder ähnliche Symptome entwickeln, brechen Sie den Test ab.
- Entscheiden Sie sich entsprechend Ihres Allgemeinzustandes für eine Übungsdauer von 2 beziehungsweise 6 Minuten.
- Messen Sie vorab eventuell Ihren Puls, Blutdruck und schätzen Sie die Anstrengung mit Hilfe der Borg-RPE-Skala ein.
- Benötigen Sie einen Halt, nehmen Sie Ihr gewohntes Hilfsmittel hinzu.
- Pausen sind erlaubt. Überlegen Sie sich vorab, wo Sie sich hinsetzen können.
- Notieren Sie das Ergebnis und welchen Weg Sie gegangen sind.
- Notieren Sie die Hilfsmittel, die Sie benutzt haben, und eventuelle Auffälligkeiten, die aufgetreten sind (zum Beispiel Freezing).
- Messen Sie auch nach dem Gehen Ihren Puls und Blutdruck und schätzen Sie Ihre Belastung mit der Borg-RPE-Skala ein.
- Notieren Sie alle Pausen und deren Dauer. Unterscheiden Sie die Pausen in Sitzpausen und Stehpausen.

Mit diesem Test messen Sie Ihre Herz- und Lungenfunktion. Die Videoaufnahme gibt Ihnen eine allgemeine Einschätzung Ihres Gangbildes. Wenn Sie Ihren 6-Minuten-Gehtest mit der durchschnittlichen Gehgeschwindigkeit der Gesamtbevölkerung vergleichen möchten, dann geben Sie Ihre Werte auf www.6mwt.org ein.

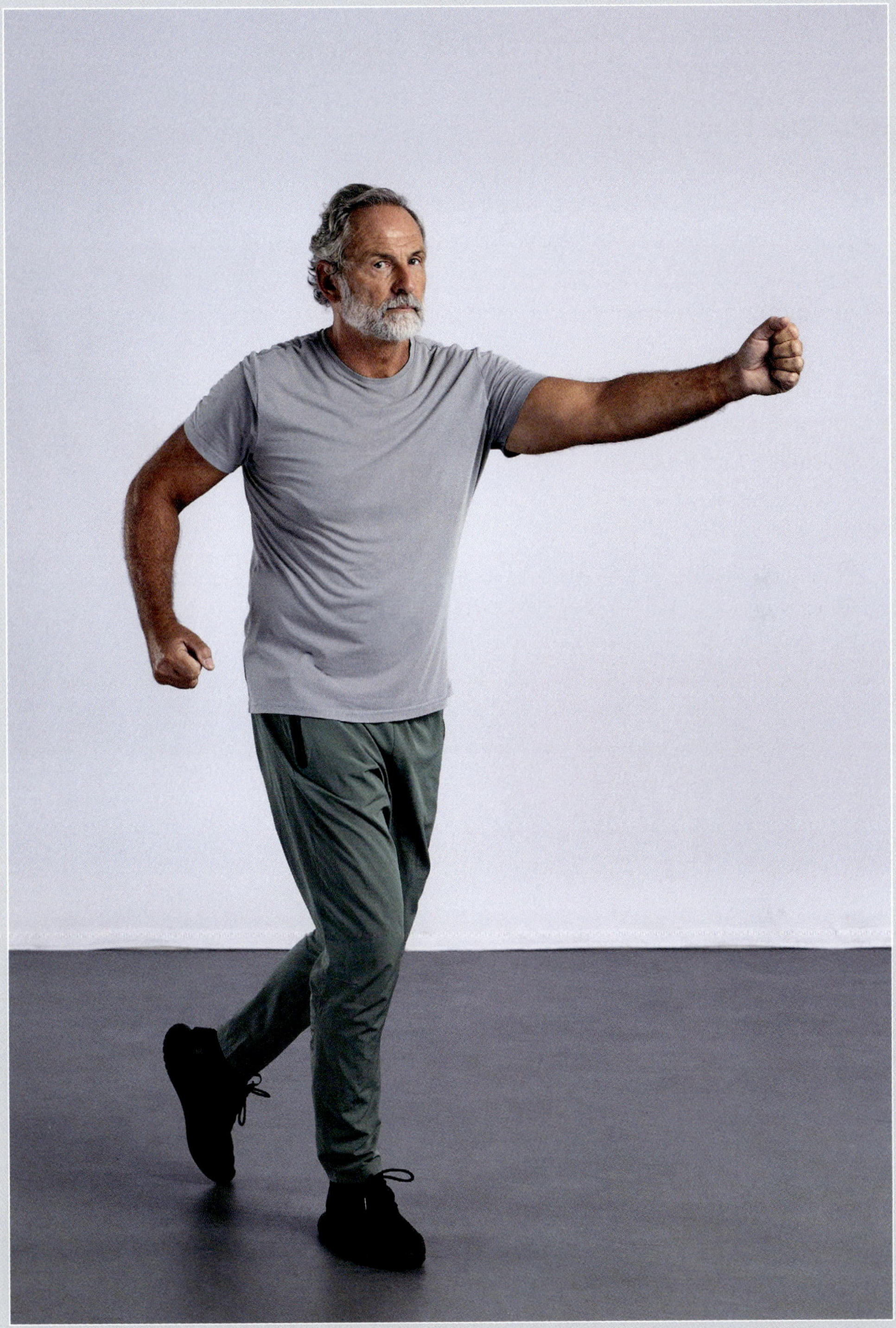

# Tiefe 4-7-8 Atmung

**Hilfsmittel:** Stuhl

1 Setzen Sie sich aufrecht auf einen Stuhl. Zählen Sie gedanklich mit, wie lange die 3 Atemphasen bei Ihnen andauern. Legen Sie dafür Ihre Hände locker auf den Bauch. Starten Sie den Test nach der Ausatmung. Atmen Sie bis zu 4 Sekunden lang durch die Nase in den Bauch ein. Der Bauch wölbt sich dabei nach außen.
2 Halten Sie den Atem für bis zu 7 Sekunden an.
3 Atmen Sie bis zu 8 Sekunden lang aus. Der Bauch zieht sich dabei sanft zur Wirbelsäule.

**Hinweise**

- Unterstützen Sie Ihre Atmung locker mit den Händen.
- Notieren Sie das Ergebnis für alle drei Atemphasen.

Dieser Test hilft Ihnen bei der Einschätzung Ihrer Lungenfunktion in allen drei Atemphasen.

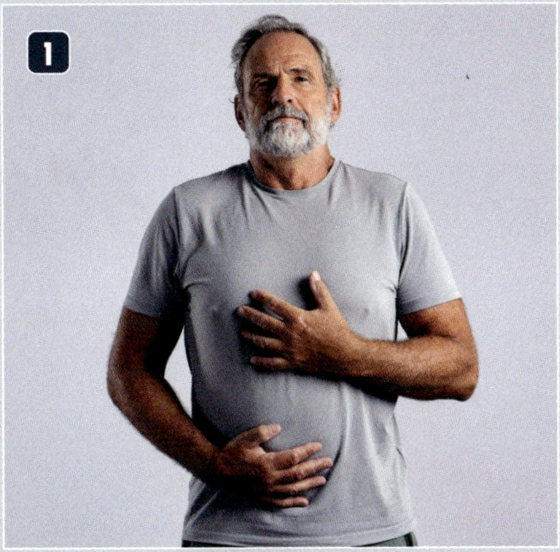
1

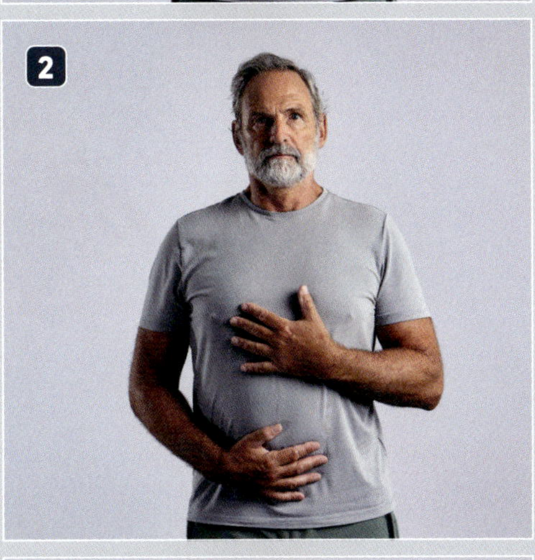
2

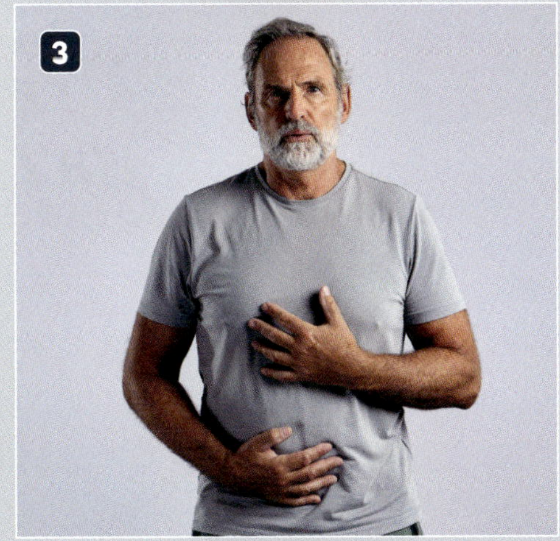
3

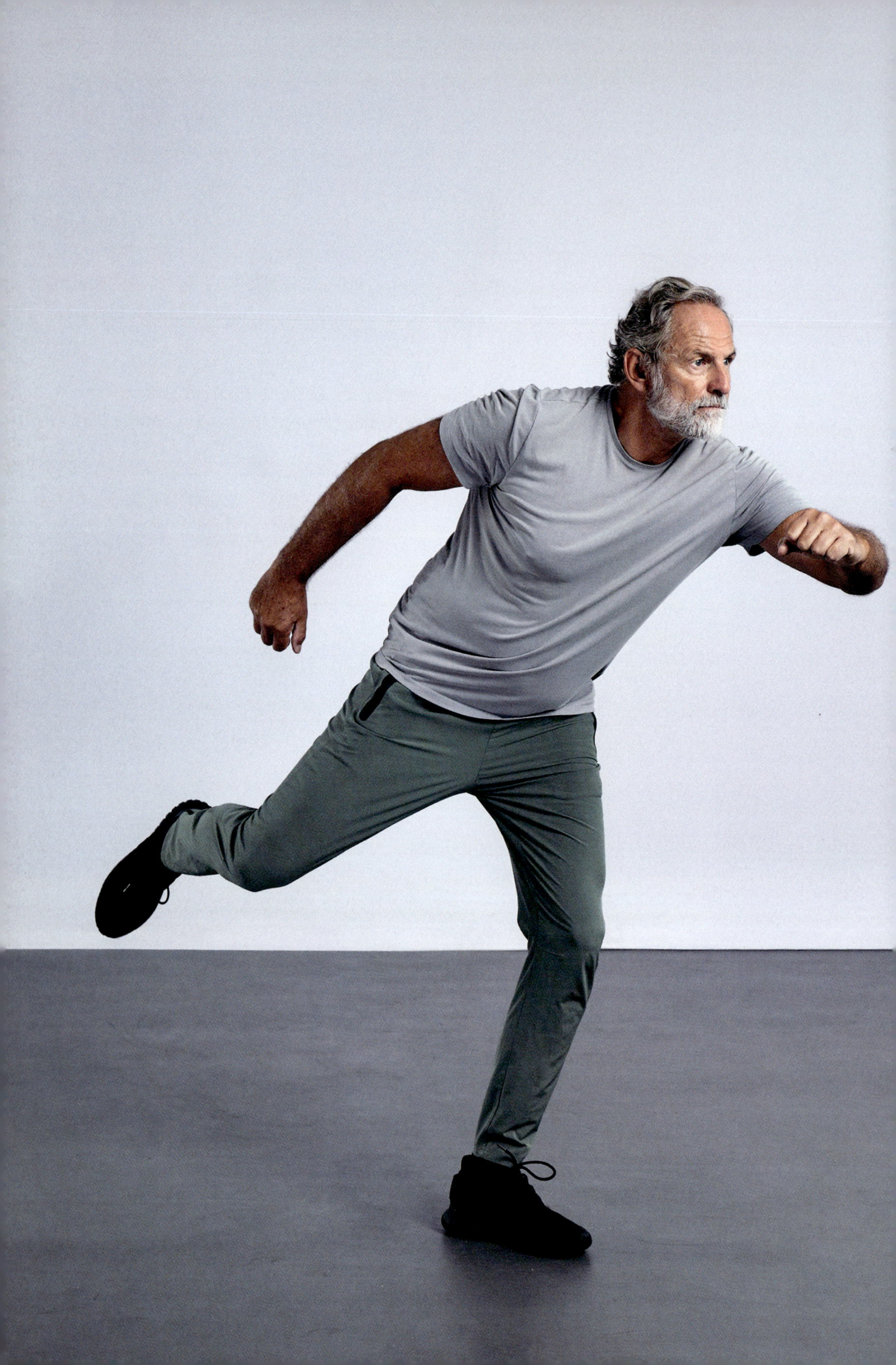

# 3

# Die Übungen

» So wenig als möglich sitzen; keinem Gedanken Glauben schenken, der nicht im Freien geboren ist und bei freier Bewegung, in dem nicht auch die Muskeln ein Fest feiern. «

*Friedrich Nietzsche*
*(1844–1900, deutscher Philosoph)*
*Frei nach dem Parkinson Parcours am Klinikum Osnabrück, ausgewählt von Prof. Dr. Jutta Wermke*

# Gangvarianten

Sie haben in diesem Buch zu jedem neuen Kapitel ein Zitat über das Gehen und dessen Bedeutung für uns und in unserem Sprachgebrauch gefunden. Das aufrechte, harmonische Gehen ist nicht nur ein Ziel der Physiotherapie bei der Parkinson-Krankheit, sondern auch ein Therapiekonzept.

Die Gangvarianten habe ich als Aufwärmprogramm gestaltet, weil sie eine kurzweilige Abwechslung bieten und Ihren Körper auf ganz neue Art ansprechen. Die Varianten holen Sie heraus aus dem gewohnten und vielleicht festgefahrenen Bewegungsprogramm, hinein in die Ansprache anderer, alternativer Hirnnetzwerke, die unter einer vermehrten Nutzung wachsen und Ihre gewohnten Programme entlasten können, siehe »Die Bedeutung der Achtsamkeit«, ab Seite 74. Sie arbeiten auch der Hypokinese (ab Seite 29) entgehen und profitieren zusätzlich, wenn Sie im Rhythmus zur Musik gehen (siehe »Die Wirkung von Musik auf das Gehirn«, ab Seite 69).

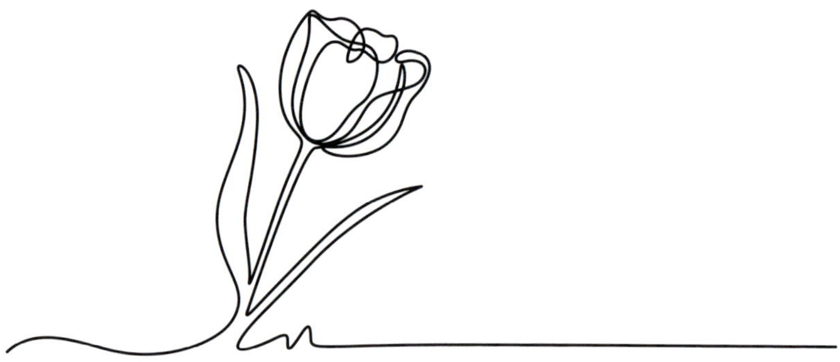

# Über Kreuz laufen

1 Stellen Sie sich in einem etwa schulterbreiten Stand hin – seitlich ausgerichtet zu der Richtung, wohin Sie gehen wollen. Halten Sie die Arme seitlich vom Körper weg, um sich besser ausbalancieren zu können.

2 Kreuzen Sie das rechte Bein über das linke. Stellen Sie nun den linken Fuß weiter nach links, wieder in einen etwa schulterbreiten Stand. Kreuzen Sie erneut das rechte Bein über das linke. Laufen Sie auf diese Art mehrere Meter seitwärts und anschließend, mit der rechten Seite führend, wieder zurück.

**Hinweis:** Gehen Sie auf diese Weise mehrere Meter in Ihrem eigenen Tempo und steigern Sie sich in der Strecke, die Sie sicher zurücklegen können.

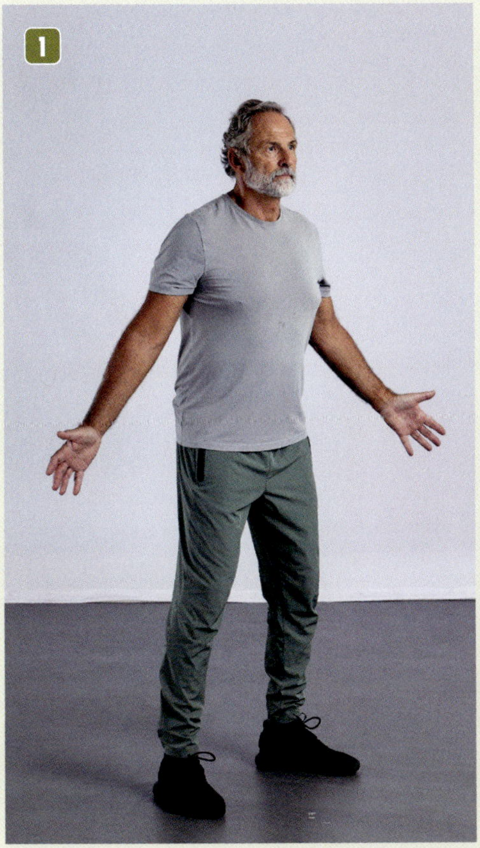


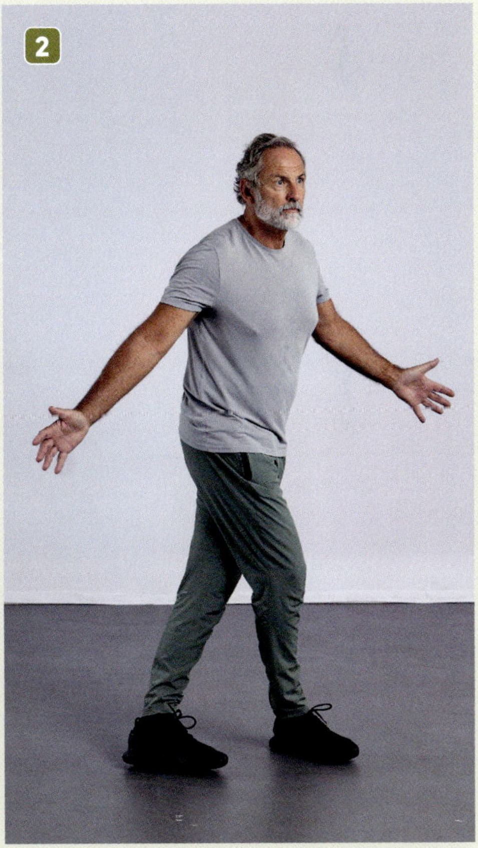

## Seitneigung

1 Stellen Sie sich in einen mehr als schulterbreiten Stand seitlich zu der Richtung, in die Sie sich bewegen wollen. Strecken Sie die Arme lang an den Seiten nach unten.

2 Ziehen Sie bei jedem Schritt mit dem rechten Bein das linke Knie nach oben, berühren Sie es dabei mit dem linken Ellenbogen und setzen Sie es weiter links ab. Setzen Sie das rechte Bein nach. Führen Sie nun wieder das linke Knie zum linken Ellenbogen und setzen Sie den Fuß wieder ab. Laufen Sie auf diese Art mehrere Meter seitwärts und anschließend mit der linken Seite führend wieder zurück.

**Hinweis:** Gehen Sie auf diese Weise mehrere Meter in Ihrem eigenen Tempo und steigern Sie sich in der Strecke, die Sie sicher zurücklegen können.

**VARIATION**

Schaffen Sie es noch nicht das Knie mit dem Ellenbogen zu berühren, versuchen Sie es mit der Hand auf dem Knie.

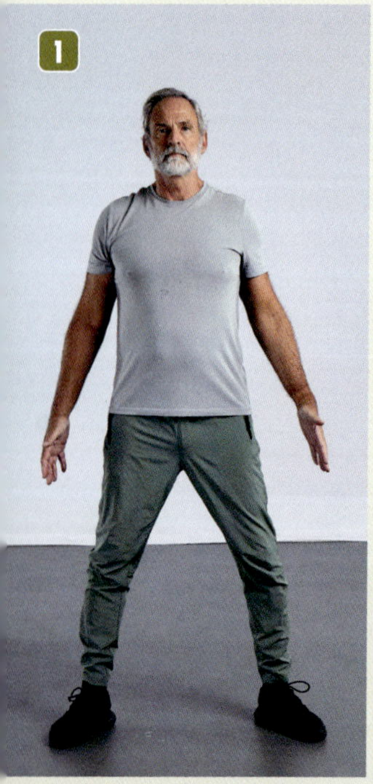


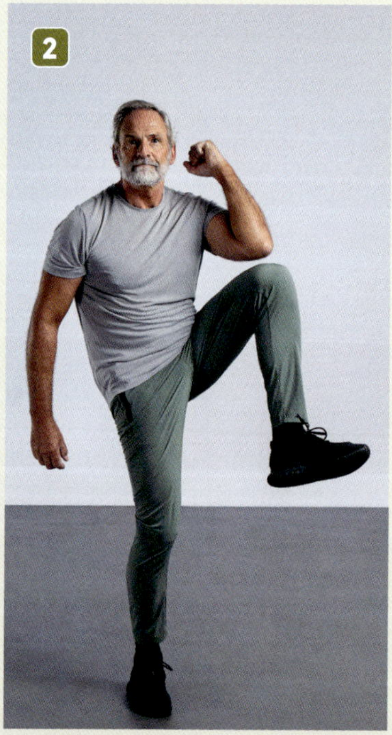


### Parkinson-Kniff

Wenn Sie am Pisa-Syndrom leiden, dann üben Sie die Bewegung des Kniehebens vor allem zu der Seite, an der Sie länger sind, um die Symmetrie im Körper wiederherzustellen.

# Seit-Kreuz-Lauf

1 Stellen Sie sich stabil mit mindestens schulterbreit geöffneten Füßen hin, strecken Sie beide Arme V-förmig nach oben.

2 Fangen Sie an, vorwärts zu gehen, und heben Sie dabei ein Knie weit nach oben an. Senken Sie gleichzeitig den gegenüberliegenden Arm und berühren Sie das Knie mit der gegenüberliegenden Hand.

3 Strecken Sie den Arm wieder über den Kopf und fahren Sie mit dem nächsten Schritt, diesmal mit dem anderen Knie und anderen Arm, fort.

**Hinweis:** Gehen Sie auf diese Weise mehrere Meter in Ihrem eigenen Tempo und steigern Sie sich in der Strecke, die Sie sicher zurücklegen können.

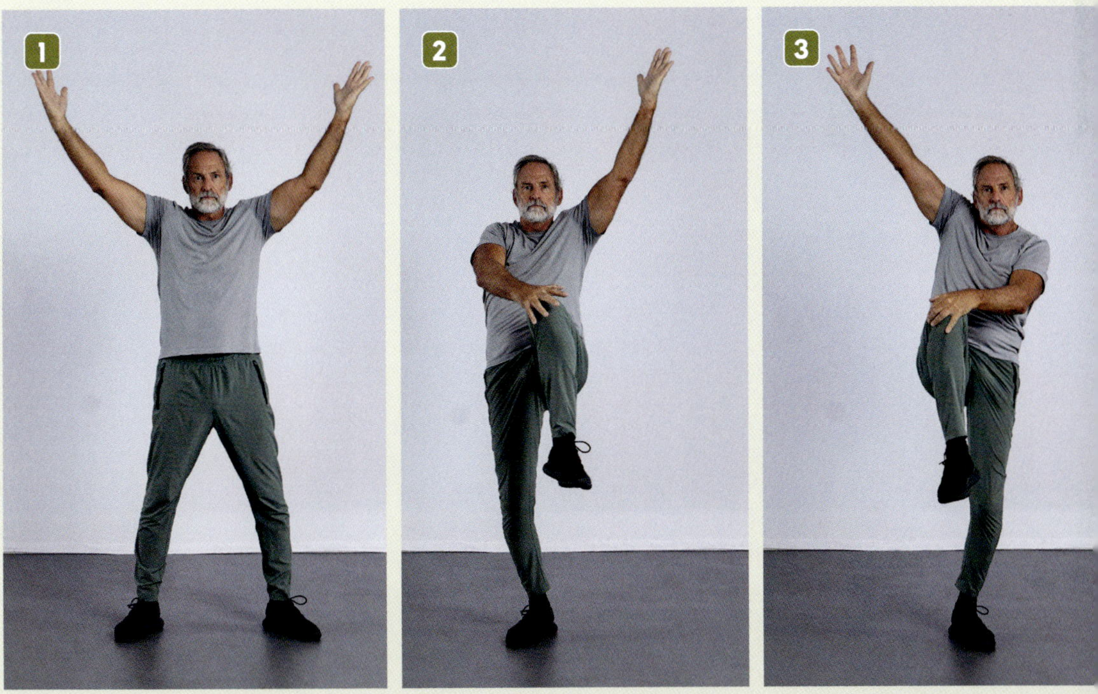

## Spitzenlauf

1 Laufen Sie auf den Fußspitzen. Heben Sie dafür die Fersen an und ziehen Sie für den ersten Schritt ein Knie nach oben.
2 Setzen Sie den Fuß auf dem Fußballen ab.
3 Ziehen Sie nun das andere Knie nach oben, um den nächsten Schritt vorwärts zu gehen. Ziehen Sie die Knie bei jedem Schritt weit nach oben und balancieren Sie sich mit den Armen aus.

### Hinweise

- Achten Sie darauf, dass Ihre Fersen nicht den Boden berühren.
- Gehen Sie auf diese Weise mehrere Meter in Ihrem eigenen Tempo und steigern Sie sich stetig in der Strecke und dem Tempo.

### VARIATION

Einfacher wird es, wenn Sie die Knie nicht ganz so hoch anheben.

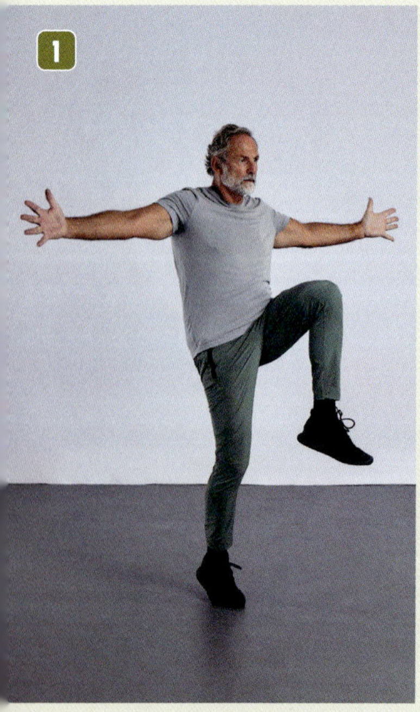

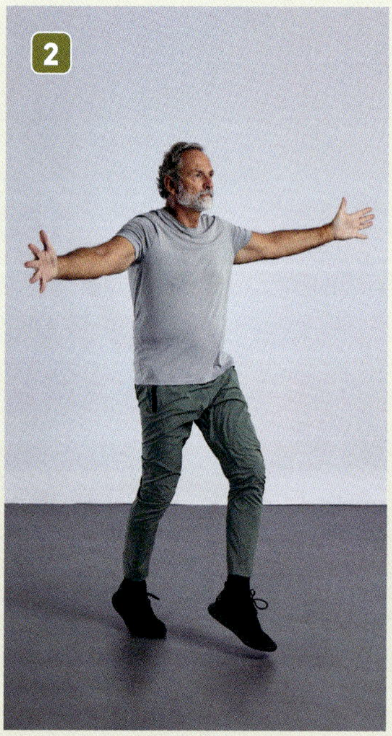

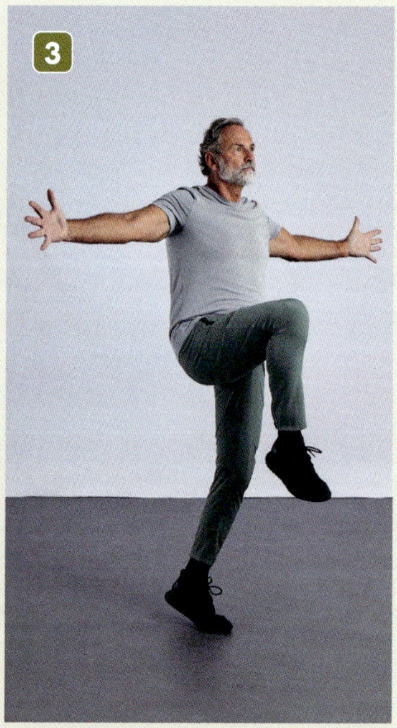

## Storchengang

1 Stellen Sie sich aufrecht hin, den Blick geradeaus. Richten Sie sich so aus, dass sie dahin schauen, wohin Sie gehen wollen. Heben Sie beim ersten Schritt ein Knie weit nach vorn oben an.

2 Setzen Sie den Fuß leise wieder auf und ziehen Sie mit dem nächsten Schritt das andere Knie weit nach oben. Balancieren Sie sich mit den Armen aus.

**Hinweis:** Gehen Sie auf diese Weise mehrere Meter in Ihrem eigenen Tempo und steigern Sie sich in der Strecke, die Sie sicher zurücklegen können.

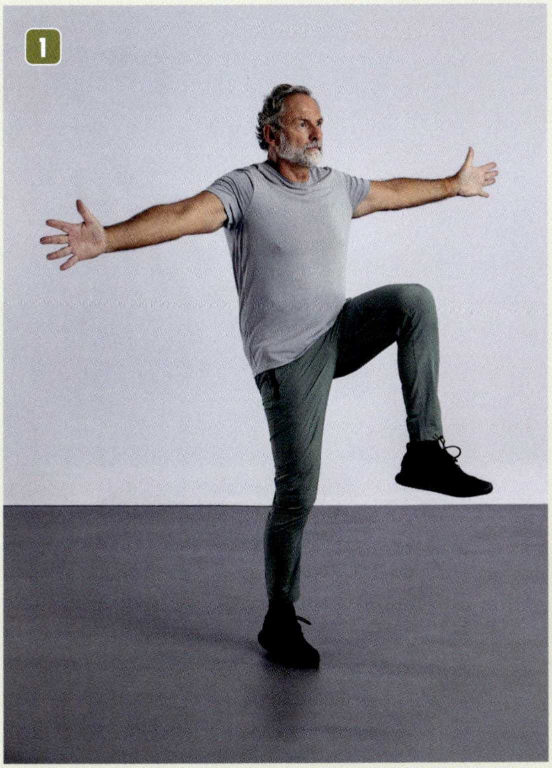


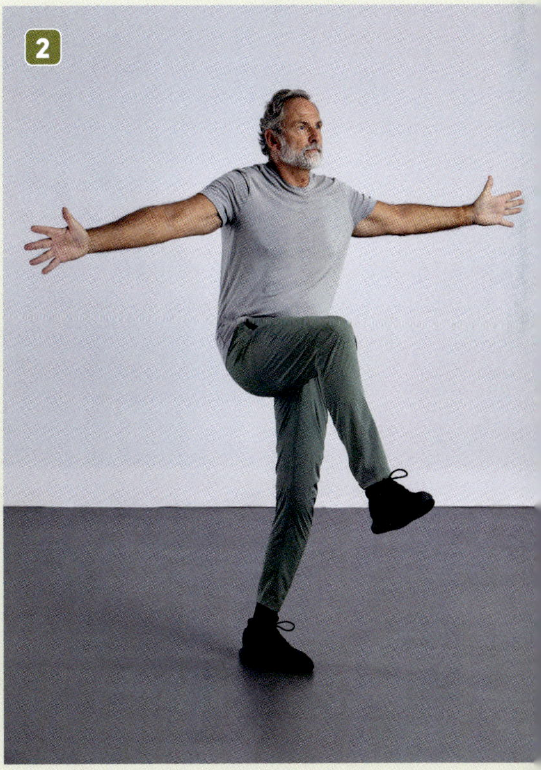

## Tandemgang

1 Setzen Sie den Fuß direkt vor den linken. Die Ferse des vorderen Fußes berührt dabei die Zehen spitzen des hinteren Fußes.
2 Verlagern Sie das Gewicht auf den vorderen Fuß und setzen Sie den hinteren auf die gleiche Weise vorn auf. Gehen Sie auf diese Weise weiter. Balancieren Sie sich mit den Armen aus.

**Hinweis:** Gehen Sie auf diese Weise mehrere Meter in Ihrem eigenen Tempo und steigern Sie sich in der Strecke, die Sie sicher zurücklegen können.

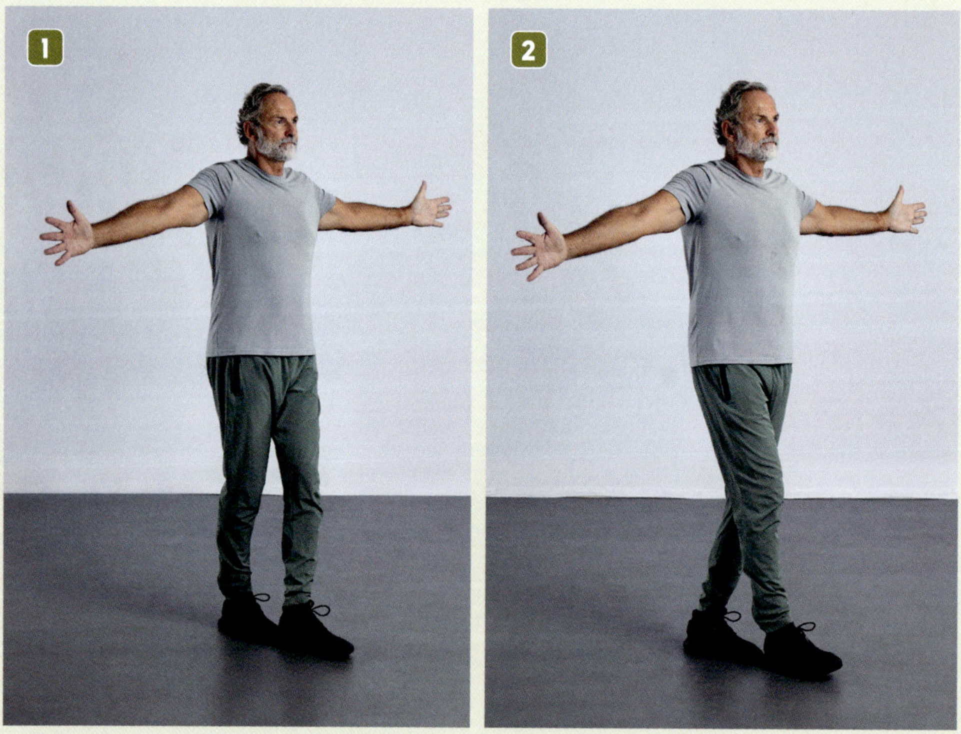

# Tau ziehen

1 Laufen Sie mit großen Schritten einen Gang entlang. Strecken Sie bei jedem Schritt den gegenüberliegenden Arm weit nach vorn aus und ziehen Sie ihn beim nächsten Schritt weit hinter den Körper. Starten Sie mit dem rechten Fuß und strecken Sie den linken Arm nach vorn, als wollten Sie sich an einem Tau festhalten und daran nach vorn ziehen. Den rechten Ellbogen ziehen Sie dabei nach hinten.

2 Setzen Sie dann den linken Fuß nach vorn, strecken Sie den rechten Arm vor und ziehen Sie den linken Arm mit dem Ellenbogen zurück.

## Hinweise

- Stellen Sie sich vor, Sie ziehen sich mit viel Kraft an einem horizontal gespannten Tau nach vorn.
- Gehen Sie auf diese Weise mehrere Meter in Ihrem eigenen Tempo und steigern Sie sich in der Strecke, die Sie sicher zurücklegen können.

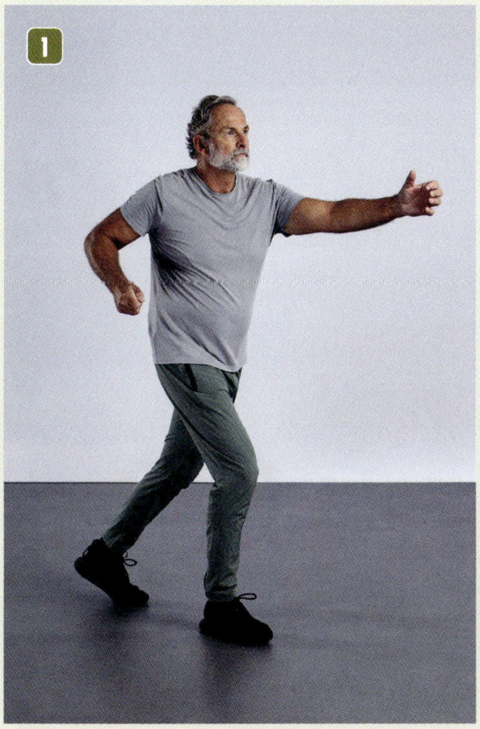


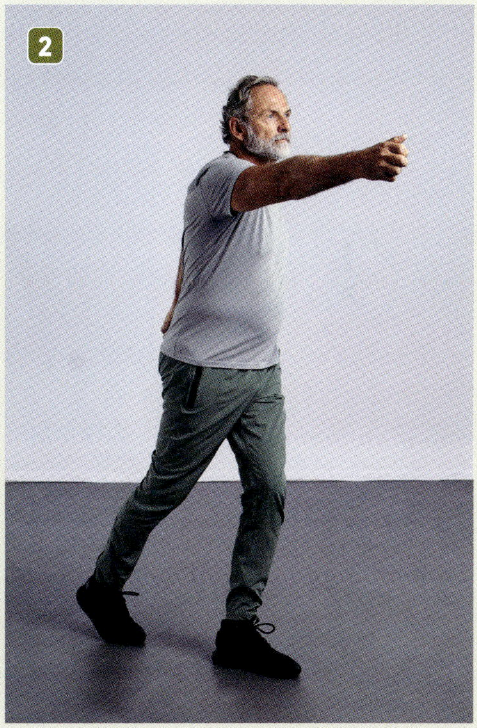

# Step-Aerobic-Grundschritt

**Hilfsmittel:** Step

1 Stellen Sie sich hinter ein Step.
2 Steigen Sie mit dem linken Fuß auf das Step.
3 Drücken Sie sich mit dem linken Fuß nach oben und setzen Sie den rechten Fuß daneben.
4 Steigen Sie mit dem linken Fuß wieder nach unten auf den Boden.
5 Stellen Sie auch den rechten Fuß auf den Boden zurück in die Ausgangsposition.

## Hinweise

- Führen Sie die Bewegungen langsam und kontrolliert aus.
- Halten Sie sich bei Bedarf an einem Stuhl fest, um sich zu stabilisieren. Versuchen Sie, Ihre Hände nur leicht aufzulegen, und reduzieren Sie den Halt nach und nach.
- Wechseln Sie nach der Hälfte der Wiederholungen das Bein, das die Bewegung initiiert.
- Führen Sie 2–3 Sätze mit jeweils 10–15 Wiederholungen durch.

## VARIATION

- Leichter wird es, wenn Sie die Übung ohne Step ausführen. Sie machen dann zwei Schritte nach vorn und zwei Schritte nach hinten.
- Wenn Sie eine neue Herausforderung suchen, bewegen Sie zusätzlich Ihre Arme gegengleich zu den Beinen.
- Die Übung lässt sich auch sehr gut im Takt zur Musik durchführen. Näheres zur Wirkung von Musik auf das Gehirn erfahren Sie ab Seite 69.

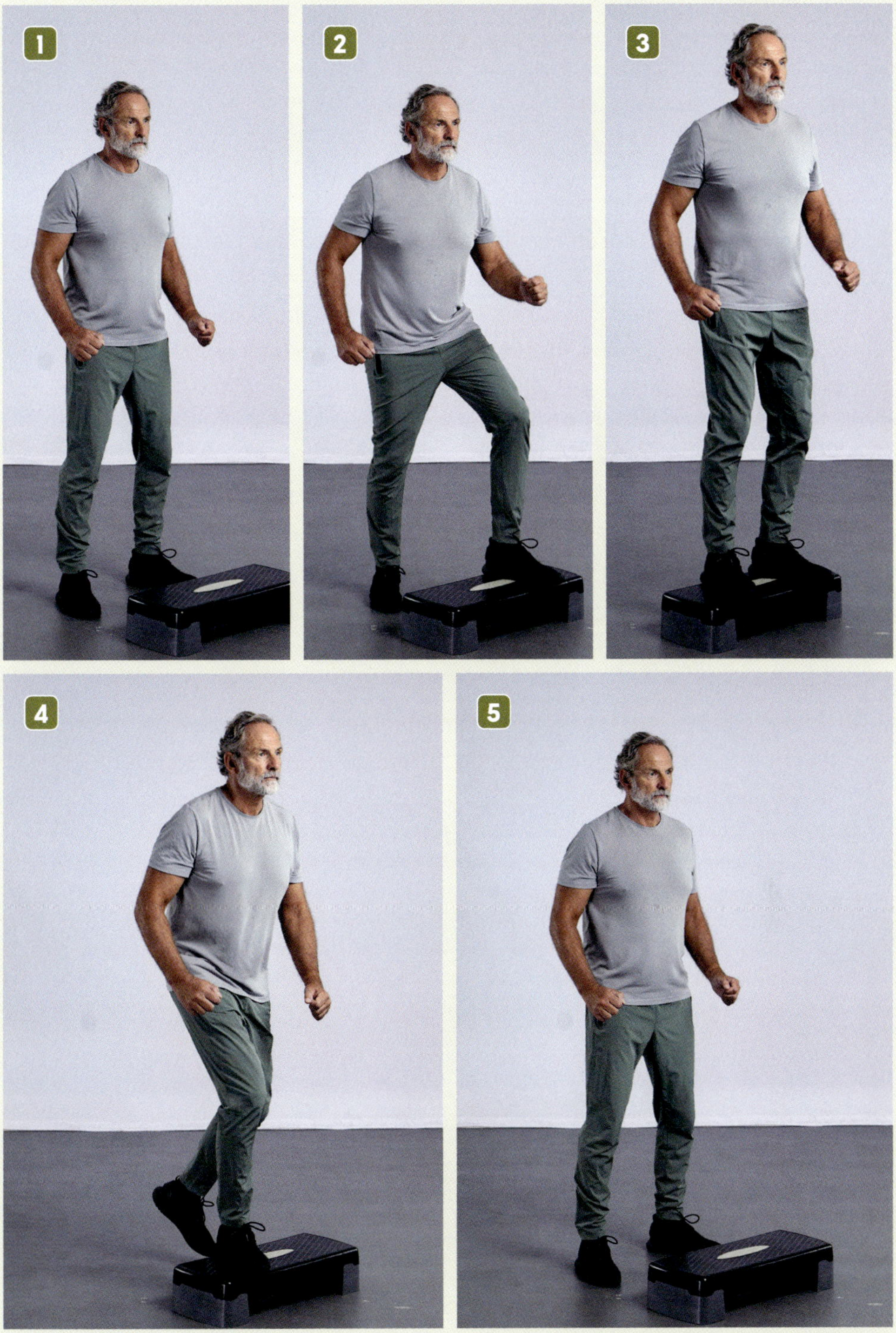
1
2
3
4
5

# V-Step

**Hilfsmittel:** Step

1. Stellen Sie sich hüftbreit hinter ein Step.
2. Steigen Sie mit dem linken Fuß nach oben auf das Step, platzieren Sie den Fuß nach links außen.
3. Setzen Sie den rechten Fuß nach rechts außen auf das Step, sodass Sie nun mit beiden Füßen mindestens schulterbreit auf dem Step stehen.
4. Steigen Sie mit dem linken Fuß runter auf den Boden.
5. Setzen Sie den rechten Fuß zurück auf den Boden in den hüftbreiten Stand.

### Hinweise

- Die Füße laufen den Buchstaben V ab: oben breit geöffnet, unten schmal zusammen.
- Führen Sie die Bewegungen langsam und kontrolliert aus.
- Wechseln Sie nach der Hälfte der Wiederholungen das Bein, welches die Bewegung initiiert.
- Halten Sie sich bei Bedarf an einem Stuhl fest, um sich zu stabilisieren. Versuchen Sie, Ihre Hände nur leicht aufzulegen, und reduzieren Sie den Halt nach und nach.
- Führen Sie 2–3 Sätze mit jeweils 10–15 Wiederholungen durch.

### VARIATION

- Leichter wird es, wenn Sie die Übung ohne Step ausführen. Steigen Sie dann breitbeinig nach vorn und schließen Sie die Füße hinten wieder näher zusammen, sodass Sie die Form eines V auf dem Boden abschreiten.
- Wenn Sie eine neue Herausforderung suchen, bewegen Sie zusätzlich Ihre Arme gegengleich zu den Beinen.
- Die Übung lässt sich auch sehr gut im Takt zur Musik durchführen. Näheres zur Wirkung von Musik auf das Gehirn erfahren Sie ab Seite 69.

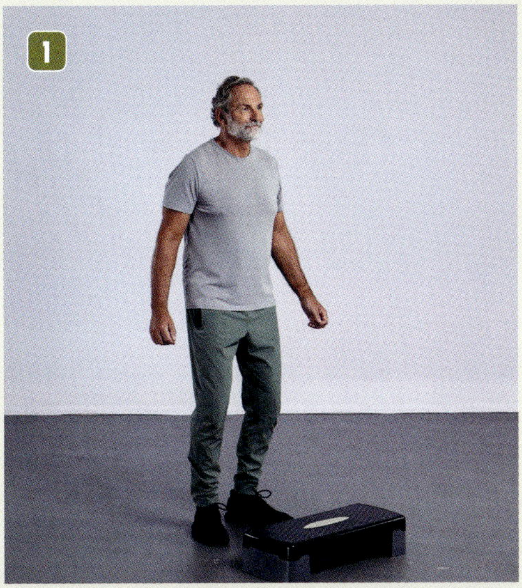
1

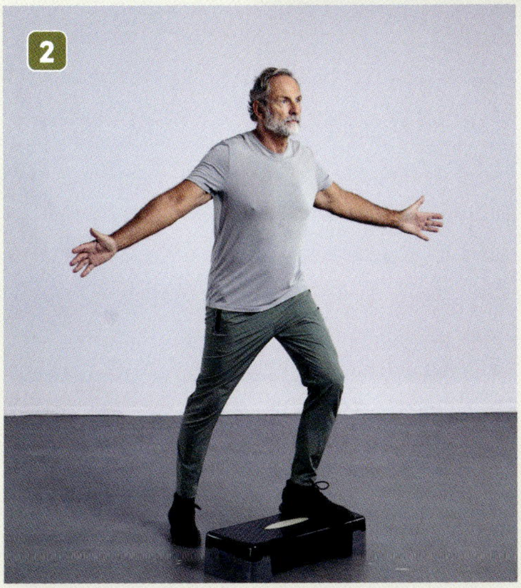
2

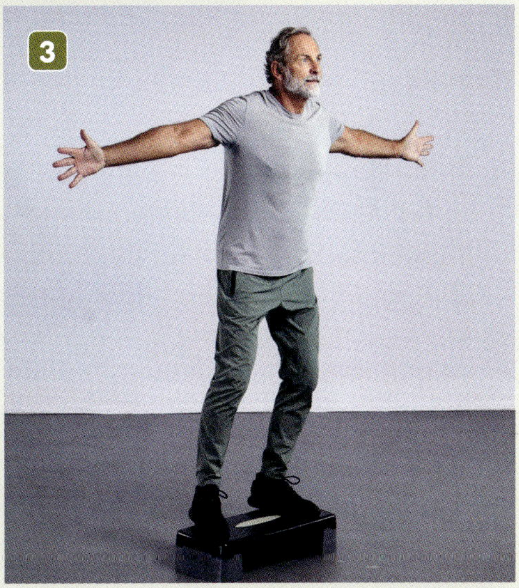
3

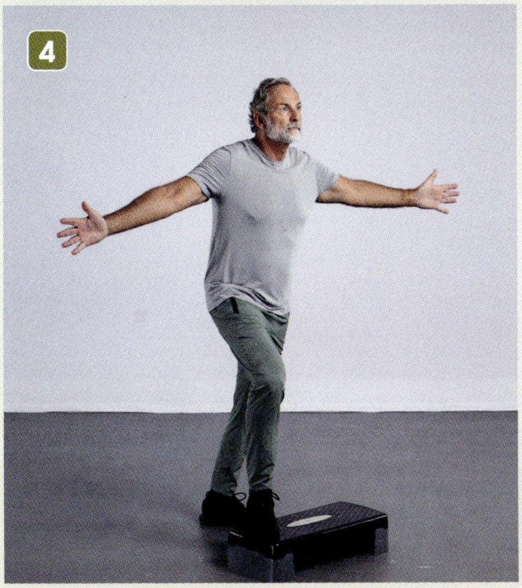
4

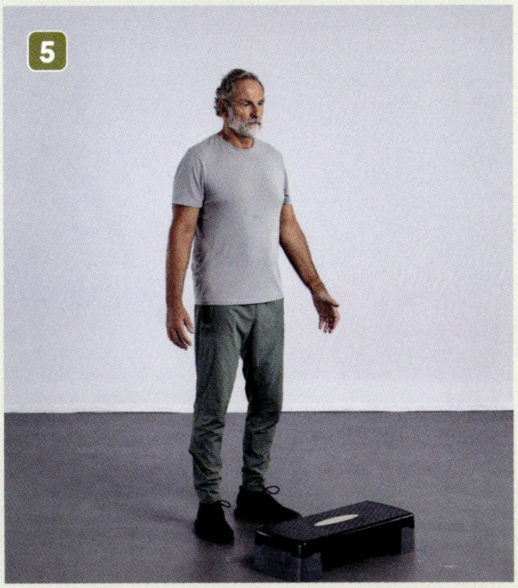
5

# Superman

**Hilfsmittel:** Step

1 Stellen Sie sich mit hüftbreit geöffneten Füßen hinter ein Step. Strecken Sie die Arme seitlich vom Körper weg.
2 Steigen Sie mit dem rechten Fuß diagonal in die linke Ecke des Steps.
3 Verlagern Sie das Gewicht komplett auf den rechten Fuß oben auf dem Step und strecken Sie das linke Bein nach hinten in die Luft. Strecken Sie auch die Arme nach außen hinten, die Daumen zeigen nach außen. Kommen Sie nun zurück in die Ausgangsposition und wiederholen Sie die Übung mit der anderen Seite.

## Hinweise

- Führen Sie die Bewegungen langsam und kontrolliert aus.
- Halten Sie sich bei Bedarf an einem Stuhl fest, um sich zu stabilisieren. Versuchen Sie, Ihre Hände nur leicht aufzulegen, und reduzieren Sie den Halt nach und nach.
- Führen Sie 2–3 Sätze mit jeweils 10–15 Wiederholungen durch.

## VARIATION

- Leichter wird es, wenn Sie die Übung ohne Step ausführen.
- Die Übung lässt sich auch sehr gut im Takt zur Musik durchführen. Näheres zur Wirkung von Musik auf das Gehirn erfahren Sie ab Seite 69.

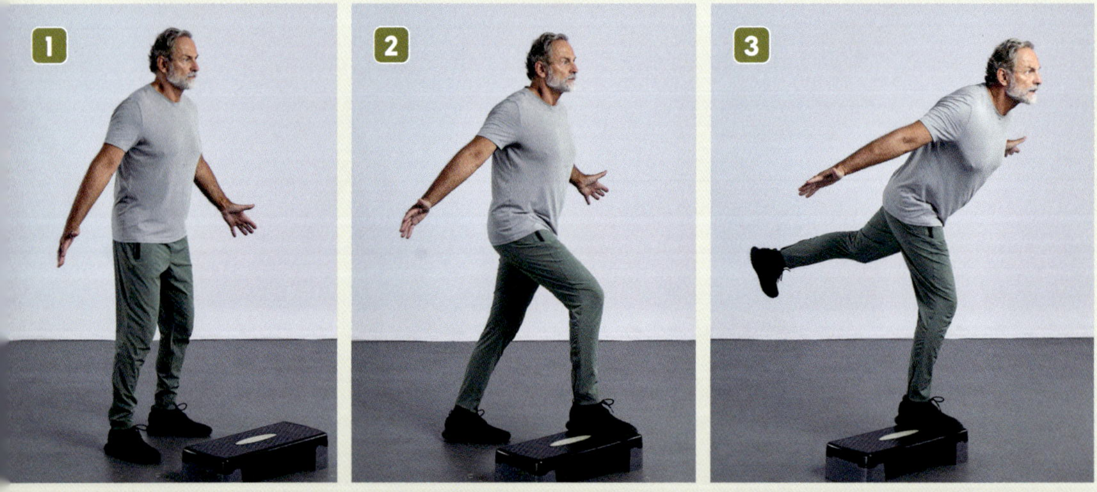

## Skater

1 Machen Sie aus dem aufrechten Stehen mit dem linken Bein einen Schritt nach vorn. Beugen Sie das Knie leicht. Heben Sie gleichzeitig das rechte Bein kurz nach hinten außen, wie beim Inlineskaten. Lehnen Sie sich dabei etwas nach vorn. Heben Sie gleichzeitig den linken Arm angewinkelt nach vorn, während der rechte Arm mit dem rechten Bein nach hinten schiebt.

2 Machen Sie den nächsten Schritt mit dem rechten Bein nach vorn. Nehmen Sie die Arme wie im vorigen Schritt beschrieben mit. Wechseln Sie so von einem Bein aufs andere und binden Sie die Arme dynamisch in die Bewegung mit ein. Bewegen Sie sich auf diese Weise vorwärts.

### Hinweise

- Führen Sie die Bewegungen langsam und kontrolliert aus.
- Halten Sie sich bei Bedarf an einem Stuhl fest, um sich zu stabilisieren, und führen Sie die Bewegung am Platz aus. Versuchen Sie, Ihre Hände nur leicht aufzulegen, und reduzieren Sie den Halt nach und nach.
- Führen Sie 2–3 Sätze mit jeweils 10–15 Wiederholungen durch.

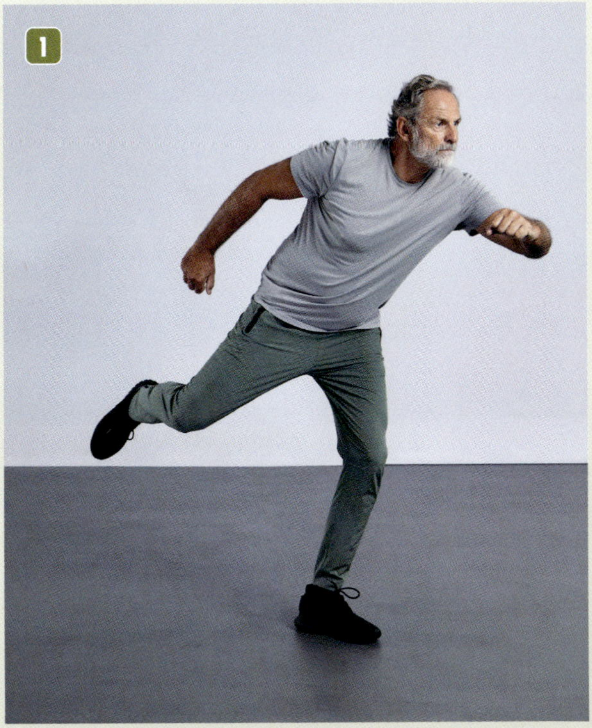


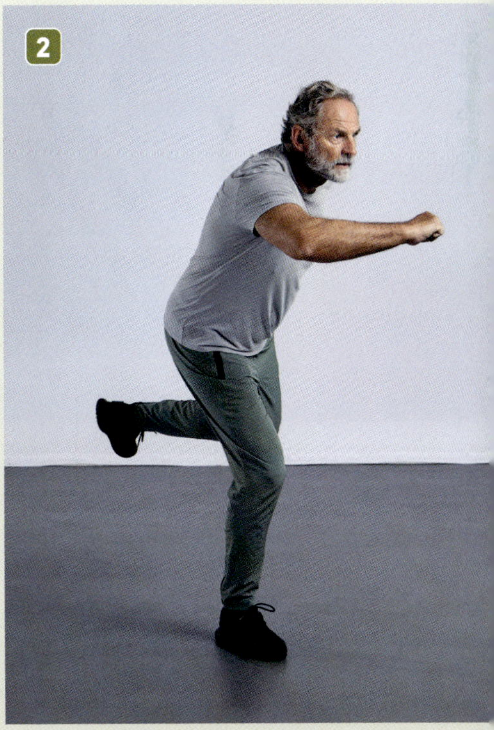

# Kräftigung

Für eine runde Bewegung brauchen wir ein gutes Gleichgewicht aus Anspannung und Entspannung in der Muskulatur. Ein Muskel muss nicht nur in der Lage sein, sich zu verkürzen, auch sein Gegenspieler muss stark genug sein, den Gegenpart wieder lang zu ziehen. Die Muskulatur übt einen maßgeblichen Einfluss auf unser Gleichgewicht aus. Eine gut trainierte Muskulatur verhindert Stürze und daraus resultierende Verletzungen und bewahrt vor Einschränkungen der Lebensqualität.

Je älter wir werden, desto schwerer fällt es meist, die Muskelmasse und -kraft zu erhalten, die wir haben. Erhalten wir sie uns nicht aktiv, kann gerade bei einer Parkinson-Krankheit, die den Bewegungsradius reduziert, Sarkopenie (altersbedingter Abbau von Muskelmasse und -kraft) entstehen.

Mit den Übungen in diesem Buch arbeiten Sie an Ihrer Kraft und der intermuskulären Koordination, Sie erreichen eine verbesserte Körperhaltung und werden merken, wie Ihnen Alltagsaktivitäten leichter von der Hand gehen werden.

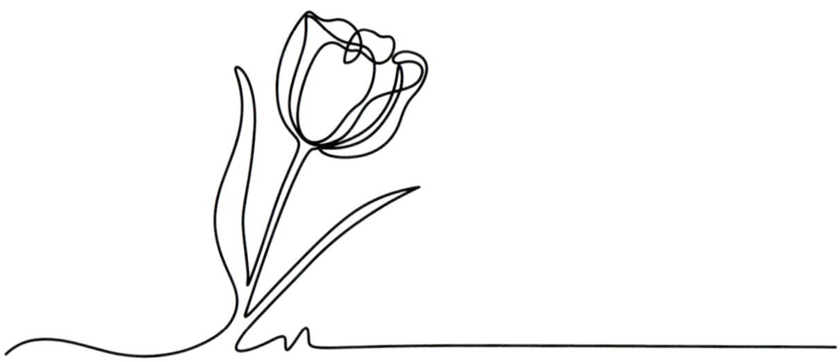

# W-Arme in der Bauchlage

1 Legen Sie sich bäuchlings auf eine Matte, blicken Sie Richtung Boden. Beugen Sie die Arme neben dem Körper, die Hände sind etwa auf Höhe des Kopfes. Drehen Sie die Daumen so, dass sie Richtung Decke zeigen. Von oben betrachtet sind die Arme wie der Buchstabe W geformt.

2 Heben Sie nun die Arme parallel zum Boden Richtung Decke an und führen Sie sie zurück in die Ausgangsstellung.

**Hinweise**

- Führen Sie die Bewegungen langsam und kontrolliert aus.
- Jede Bewegung sollte 2–3 Sekunden dauern.
- Führen Sie 2–3 Sätze mit jeweils 10–15 Wiederholungen aus.

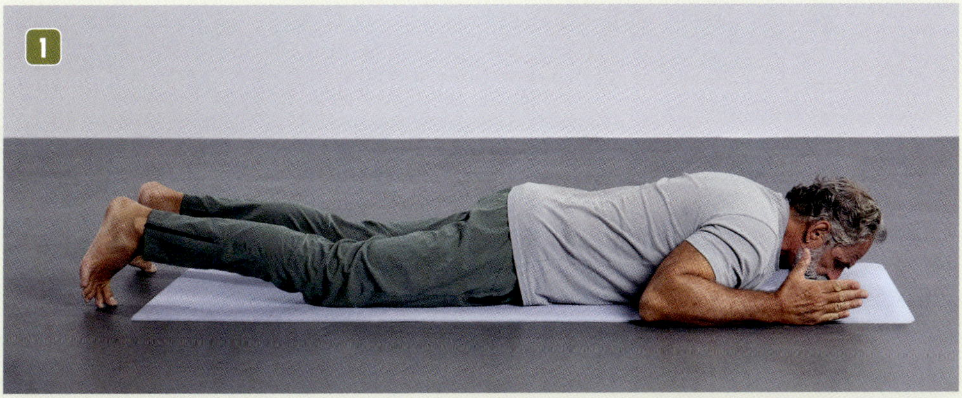


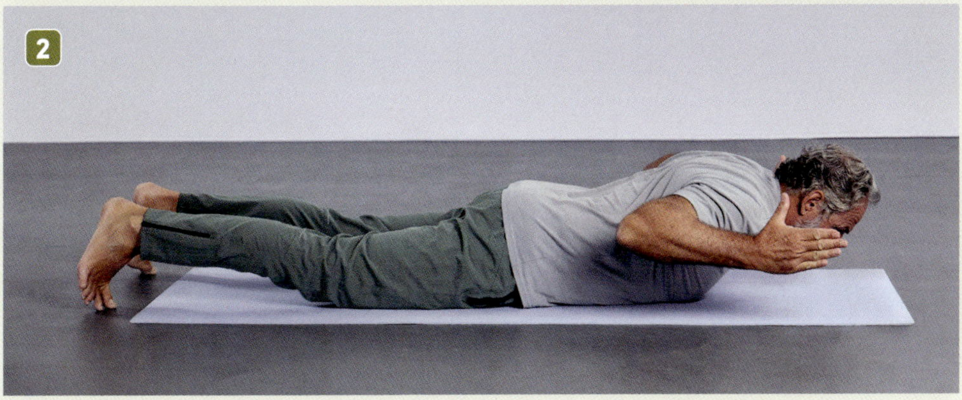

## T-Arme in der Bauchlage

1 Legen Sie sich bäuchlings auf eine Matte, blicken Sie Richtung Boden. Strecken Sie beide Arme zur Seite. Drehen Sie die Daumen so, dass sie Richtung Decke zeigen. Von oben betrachtet sehen die Arme, zusammen mit dem Körper, wie der Buchstabe T aus.

2 Heben Sie die Arme parallel zum Boden Richtung Decke an. Senken Sie sie kontrolliert wieder ab.

### Hinweise

- Führen Sie die Bewegungen langsam und kontrolliert aus.
- Jede Bewegung sollte 2–3 Sekunden dauern.
- Führen Sie 2–3 Sätze mit jeweils 10–15 Wiederholungen aus.

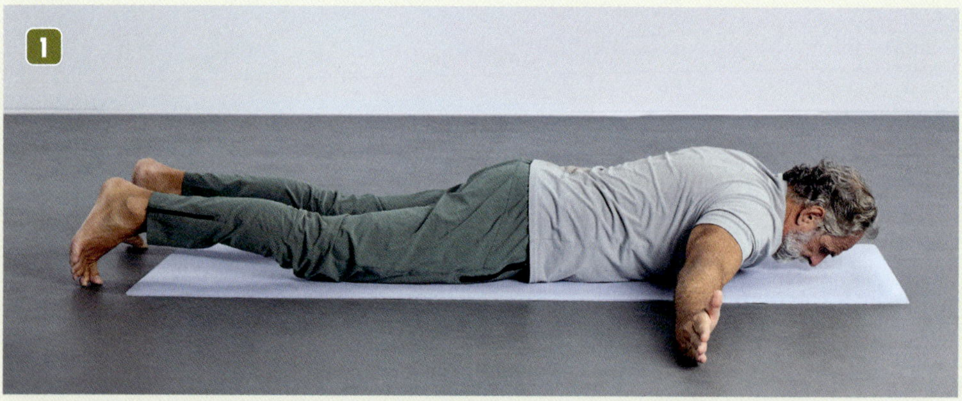


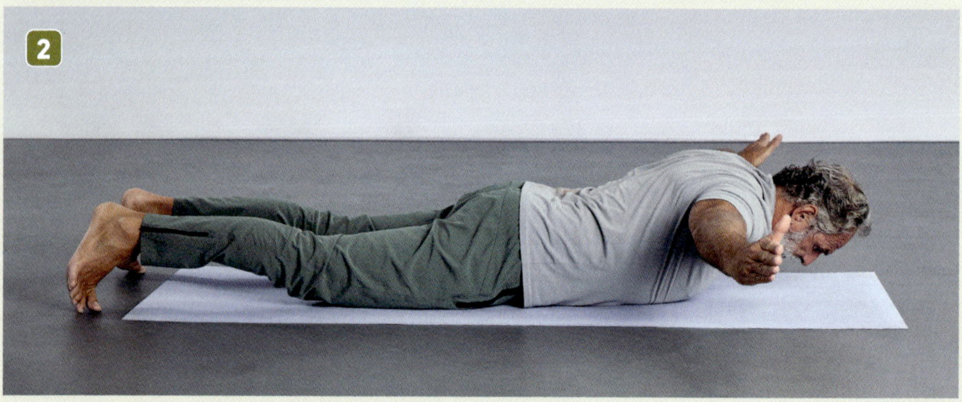

## W-Arme im Stehen

1 Stellen Sie sich aufrecht und stabil mit etwa schulterbreit geöffneten Füßen hin. Beugen Sie die Ellenbogen neben dem Oberkörper an. Die Hände befinden sich neben den Schultern, drehen Sie die Hände so, dass die Daumen nach hinten zeigen.

2 Bewegen Sie nun die Arme mit den Daumen voran nach hinten und wieder zurück in die Ausgangsposition. Die Unterarme bleiben senkrecht zum Boden ausgerichtet.

### Hinweise

- Führen Sie die Bewegungen langsam und kontrolliert aus.
- Jede Bewegung sollte 2–3 Sekunden dauern.
- Führen Sie 2–3 Sätze mit jeweils 10–15 Wiederholungen aus.

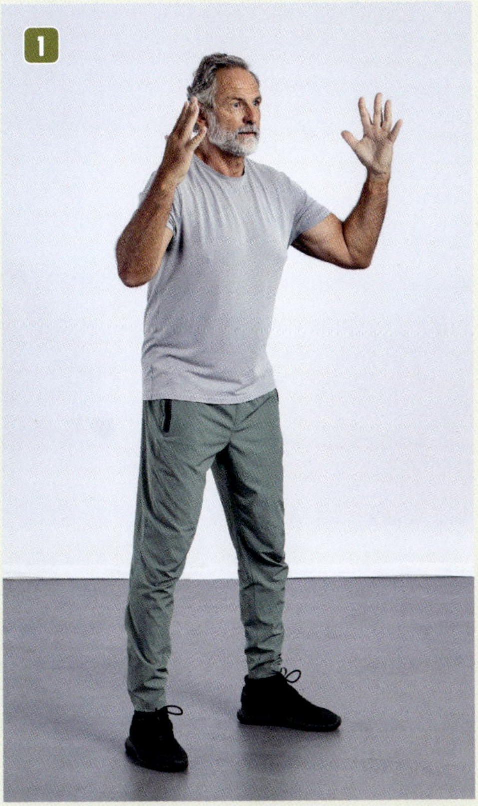


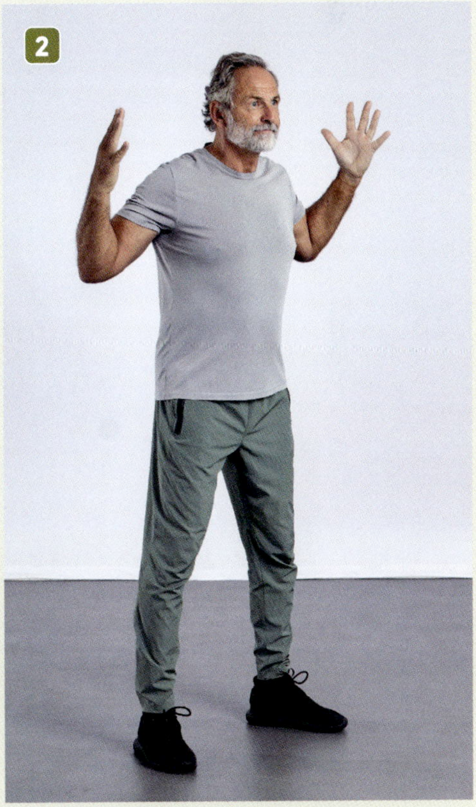

# T-Arme im Stehen

1 Strecken Sie im Stand die Arme auf Schulterhöhe zur Seite. Drehen Sie die Hände so, dass die Daumen nach hinten zeigen.

2 Bewegen Sie nun die Arme mit den Daumen voran nach hinten und wieder zurück in die Ausgangsposition. Die Arme bleiben dabei weiterhin waagerecht zum Boden ausgerichtet.

**Hinweise**

- Führen Sie die Bewegungen langsam und kontrolliert aus.
- Jede Bewegung sollte 2–3 Sekunden dauern.
- Führen Sie 2–3 Sätze mit jeweils 10–15 Wiederholungen aus.

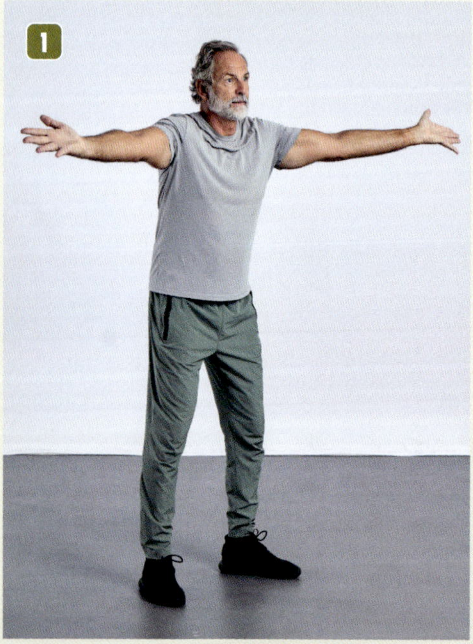


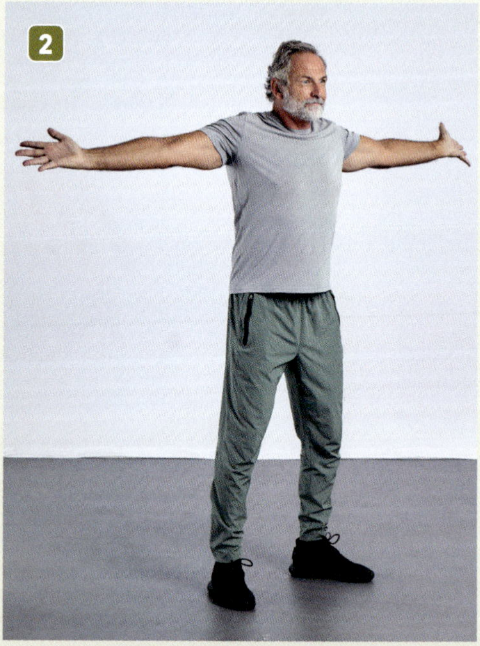

## Arm- und Beinheben im Vierfüßlerstand

1 Knien Sie sich auf die Matte und kommen Sie auf alle viere. Platzieren Sie die Knie unter den Händen und die Hände unter den Schultern. Blicken Sie Richtung Boden.
2 Strecken Sie einen Arm und das gegenüberliegende Bein aus, sodass Arm und Bein eine Linie mit dem Oberkörper bilden. Platzieren Sie Hand und Fuß wieder im Vierfüßler.
3 Wiederholen Sie die Bewegung mit dem anderen Arm und dem anderen Bein.

### Hinweise

- Führen Sie die Bewegungen langsam und kontrolliert aus.
- Jede Bewegung sollte 2–3 Sekunden dauern.
- Führen Sie 2–3 Sätze mit jeweils 10–15 Wiederholungen aus.

### VARIATION

Sollte die Ausführung noch zu schwierig sein, beginnen Sie mit einem Arm oder Bein.

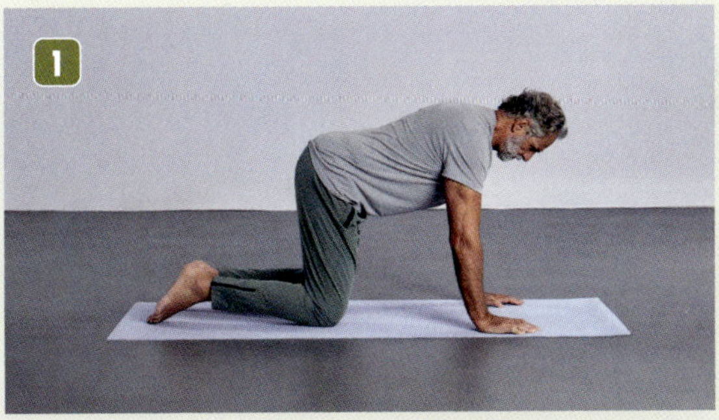


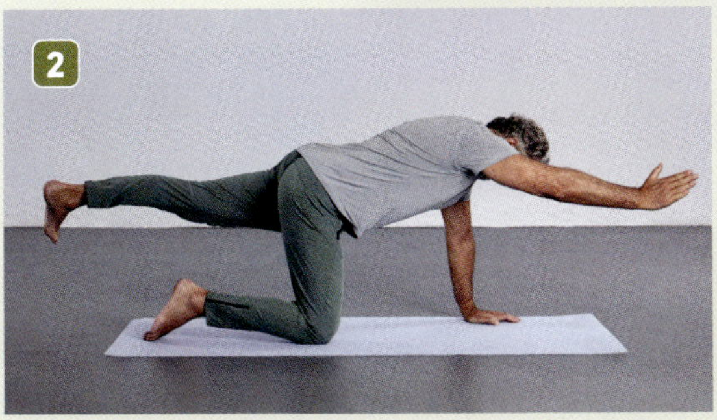


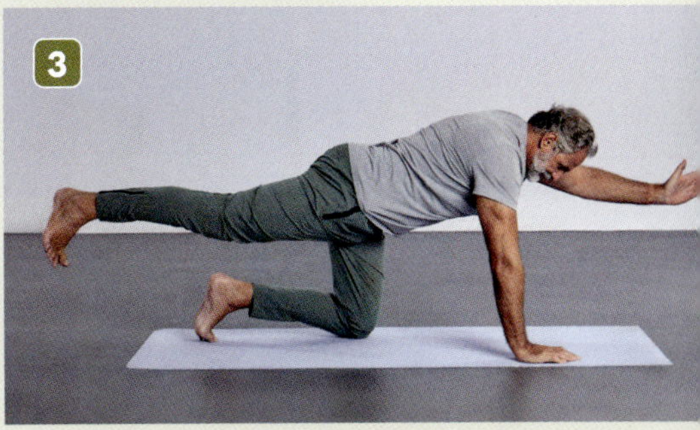

## Seitliches Ausscheren im Vierfüßlerstand

1 Knien Sie sich auf die Matte und kommen Sie auf alle viere, stellen Sie die Hände unterhalb der Schultern, die Knie unterhalb der Hüften auf. Blicken Sie dabei Richtung Boden.
2 Strecken Sie einen Arm und das gegenüberliegende Bein aus. Arm und Bein bilden mit dem Oberkörper eine lange Linie.
3 Führen Sie den Arm und das Bein nun gestreckt zur Seite und wieder zurück zur Körpermitte, sodass Arm und Bein mit dem Oberkörper eine Linie bilden.

### Hinweise

- Führen Sie die Bewegungen langsam und kontrolliert aus.
- Jede Bewegung sollte 2–3 Sekunden dauern.
- Führen Sie 2–3 Sätze mit jeweils 10–15 Wiederholungen aus.

### VARIATION

Sollte die Ausführung noch zu schwierig sein, beginnen Sie mit einem Arm oder Bein und steigern Sie sich, wenn Sie bereit dazu sind.

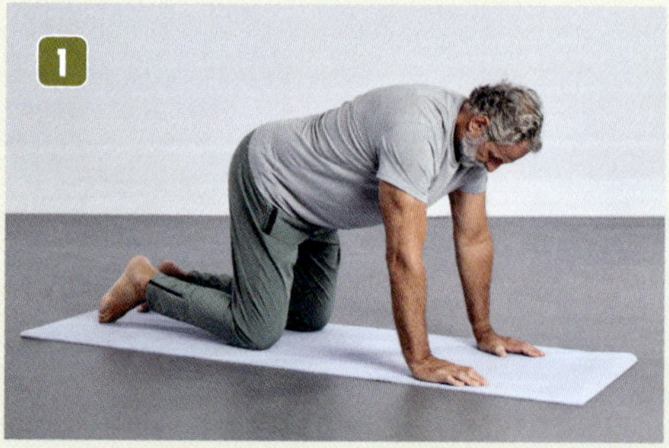


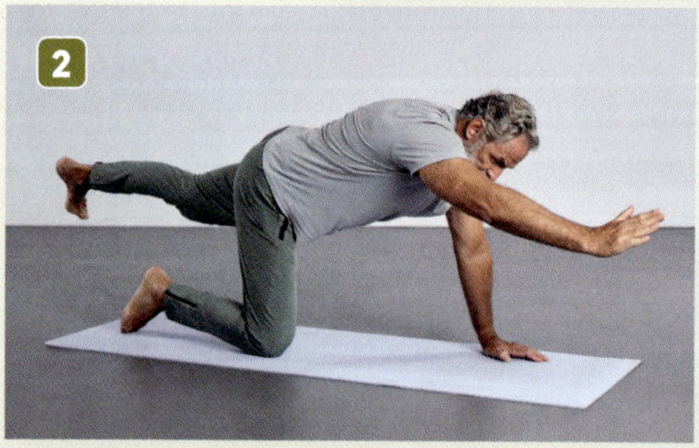


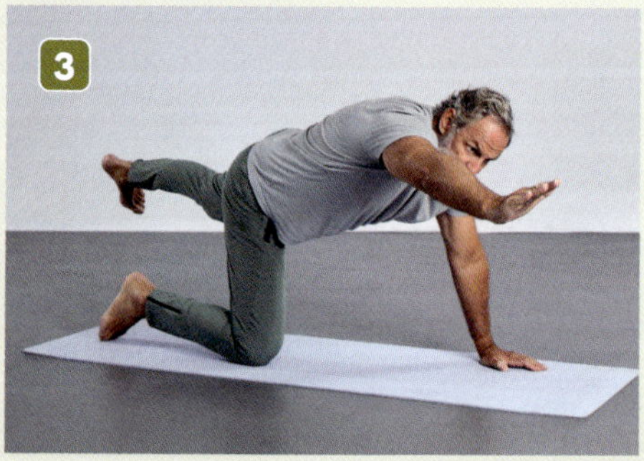

## Sit-up

1 Legen Sie sich auf Ihrer Matte auf den Rücken. Winkeln Sie die Beine an und strecken Sie die Arme zu den Knien hin aus, sodass sie seitlich des Oberkörpers auf der Matte liegen.

2 Rollen Sie nun aus dem Bauch heraus den Oberkörper so weit nach oben, dass die Brustwirbelsäule sich vom Boden abhebt. Blicken Sie dabei Richtung Knie. Rollen Sie die Brustwirbelsäule anschließend wieder zurück auf die Matte.

### Hinweise

- Führen Sie die Bewegungen langsam und kontrolliert aus.
- Jede Bewegung sollte 2–3 Sekunden dauern.
- Führen Sie 2–3 Sätze mit jeweils 10–15 Wiederholungen aus.

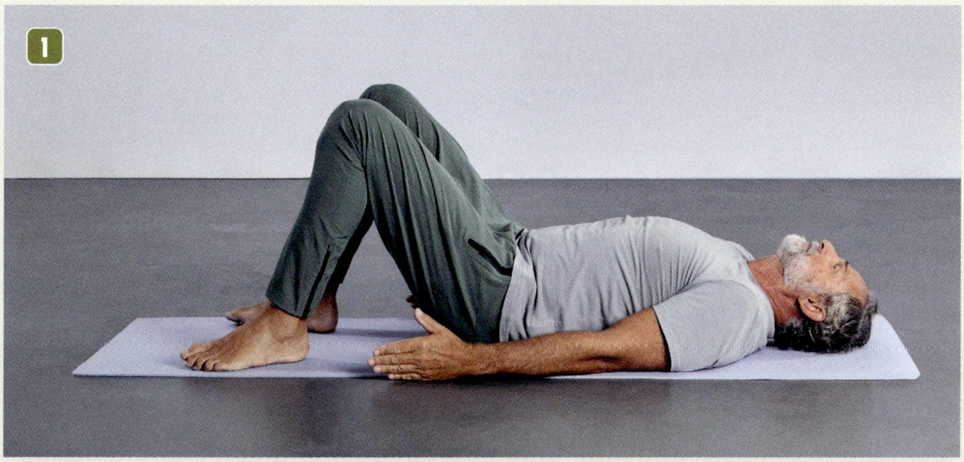


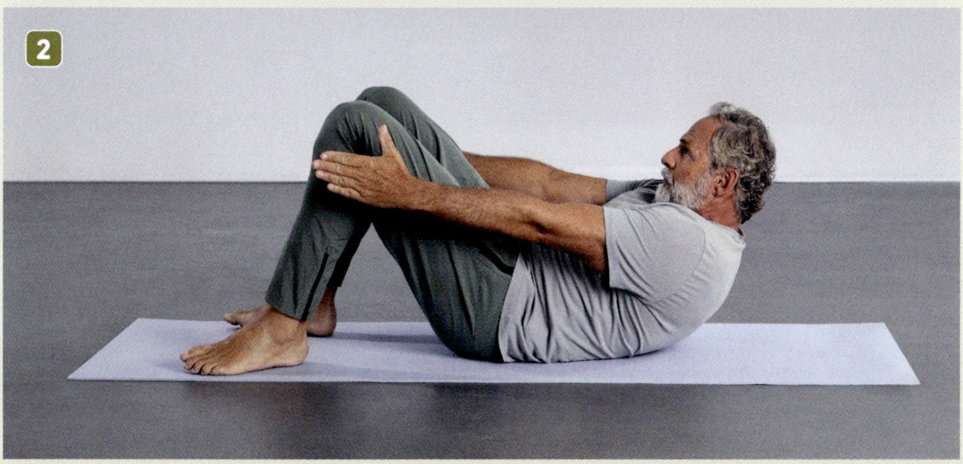

# Seil ziehen

1 Legen Sie sich auf Ihrer Matte auf den Rücken. Winkeln Sie beide Knie an und stellen Sie die Füße auf. Richten Sie den Blick zur Decke.

2 Strecken Sie einen Arm zur Decke. Stellen Sie sich vor, über Ihnen hinge ein Seil, an dem Sie sich nach oben ziehen möchten. Das Schulterblatt löst sich dabei mit vom Boden. Fassen Sie das Seil mit einer Hand weit oben und ziehen Sie den Arm kräftig nach unten.

3 Dann ist die andere Seite dran, strecken Sie nun den anderen Arm Richtung Decke und ziehen Sie den Arm kräftig nach unten.

**Hinweise**

- Führen Sie die Bewegungen langsam und kontrolliert aus.
- Jede Bewegung sollte 2–3 Sekunden dauern.
- Führen Sie 2–3 Sätze mit jeweils 10–15 Wiederholungen aus.

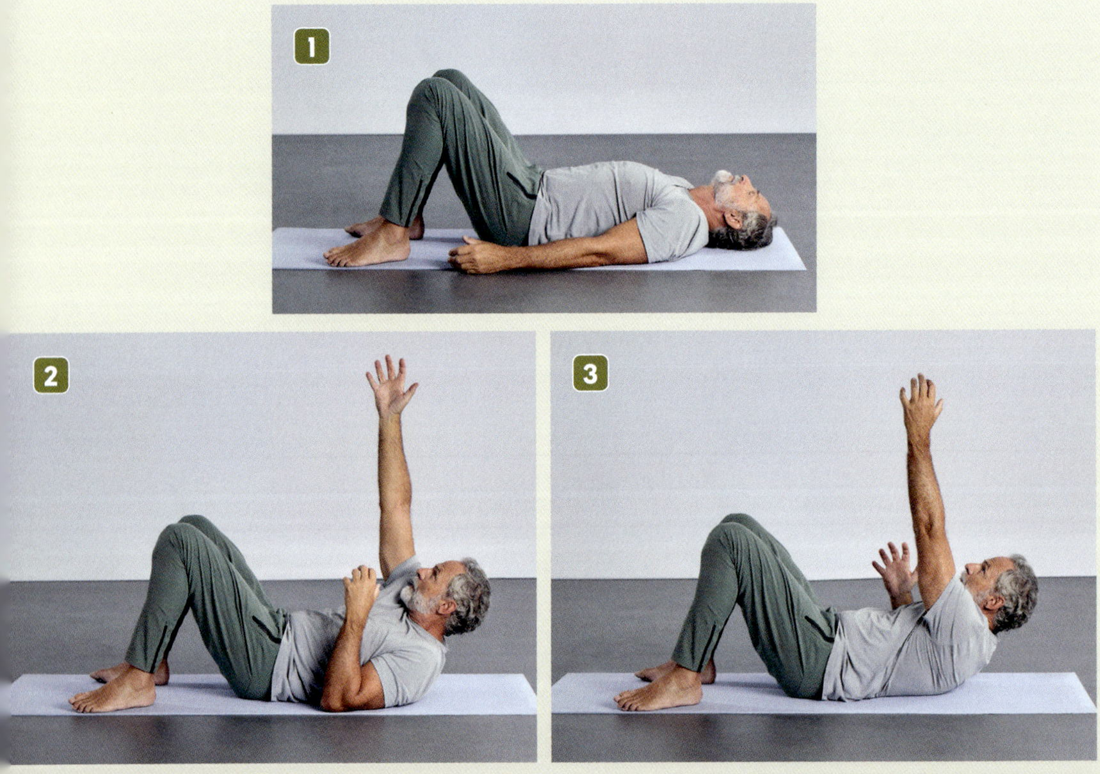

## Auftippen in Rückenlage

1 Legen Sie sich auf den Rücken, winkeln Sie die Beine an, sodass die Unterschenkel parallel zum Boden in der Luft schweben und die Knie etwa einen 90-Grad-Winkel bilden. Legen Sie die Arme seitlich und gestreckt neben dem Körper ab.
2 Senken Sie nun ein Bein und tippen Sie mit der Fußspitze kurz auf dem Boden.
3 Heben Sie das Bein wieder nach oben, während die andere Fußspitze auf den Boden tippt.

**Hinweise**

- Führen Sie die Bewegungen langsam und kontrolliert aus.
- Jede Bewegung sollte 2–3 Sekunden dauern.
- Führen Sie 2–3 Sätze mit jeweils 10–15 Wiederholungen pro Seite aus.

**VARIATION**

Je weiter Sie die Beine dabei strecken, desto schwieriger wird die Übung.

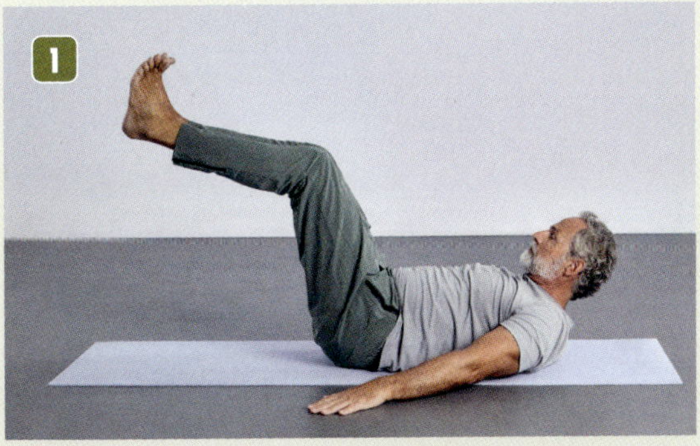


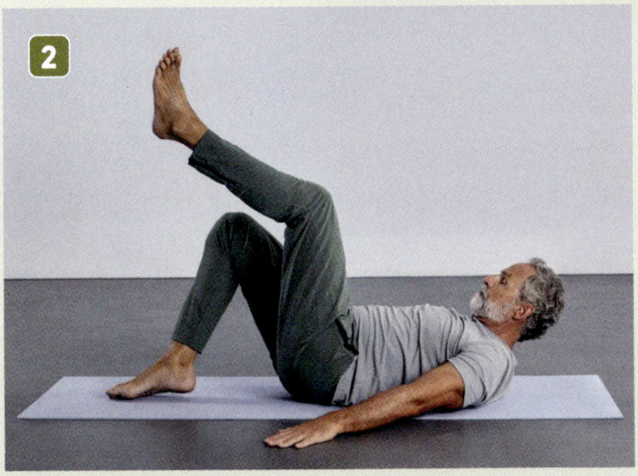


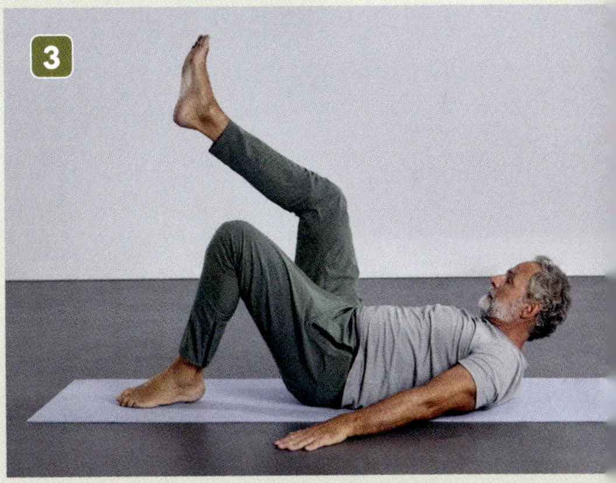

# Hacken in Bauchlage

1 Legen Sie sich auf der Matte auf den Bauch. Strecken Sie die Arme nach oben aus und heben Sie sie ein paar Zentimeter an. Die Daumen zeigen nach oben, die Handkanten Richtung Boden.
2 Heben Sie einen Arm an, der Daumen zieht dabei nach oben.
3 Senken Sie den angehobenen Arm wieder und heben Sie den anderen Arm an. Führen Sie abwechselnd Hackbewegungen aus.

## Hinweise

- Führen Sie die Bewegungen langsam und kontrolliert aus.
- Jede Bewegung sollte 2 Sekunden dauern.
- Führen Sie 2–3 Sätze mit jeweils 10–15 Wiederholungen aus.

## VARIATION

- Leichter wird es, wenn Sie einen Arm am Boden lassen, während Sie den anderen nach oben heben.
- Wer mehr möchte (oder kann), wiederholt die Bewegung anschließend mit den Beinen.
- Oder führen Sie die Übung mit Armen und Beinen gleichzeitig aus.

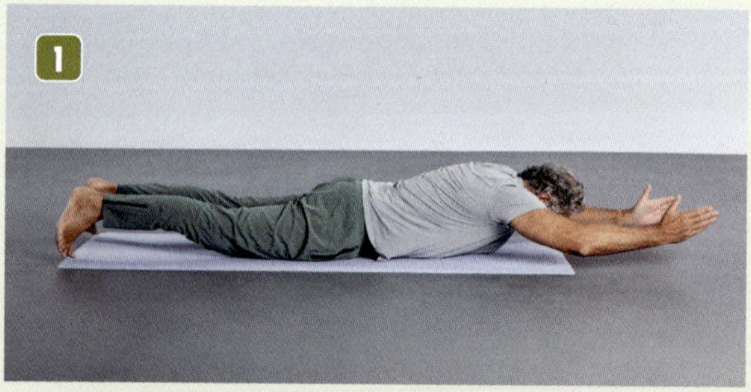


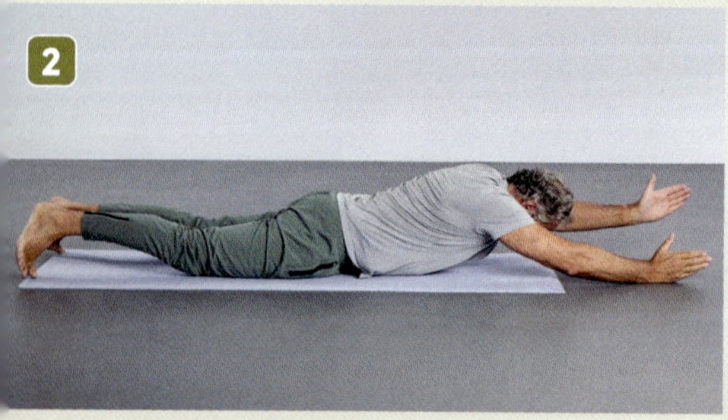


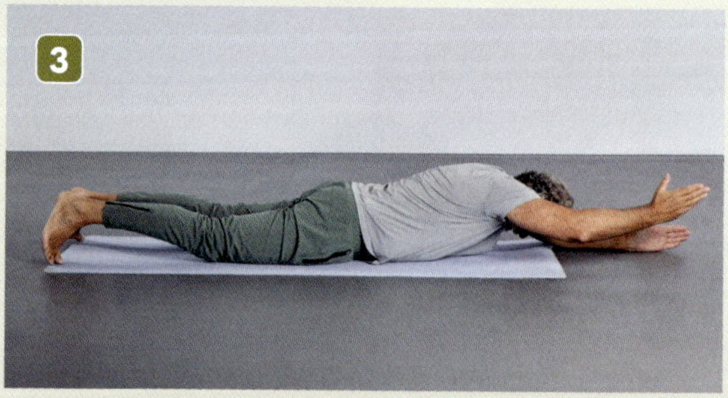

## Schwimmen

1 Legen Sie sich auf der Matte auf den Bauch. Strecken Sie die Arme über Kopf aus und heben Sie sie ein paar Zentimeter an.

2 Beugen Sie die Ellenbogen und ziehen Sie sie knapp über dem Boden auf Schulterhöhe zurück. Die Ellenbogen ziehen dabei Richtung Oberkörper. Strecken Sie die Arme wieder über Kopf in die Ausgangsstellung, ohne die Arme abzulegen.

### Hinweise

- Führen Sie die Bewegungen langsam und kontrolliert aus.
- Jede Bewegung sollte 2–3 Sekunden dauern.
- Führen Sie 2–3 Sätze mit jeweils 10–15 Wiederholungen aus.

### VARIATION

Wenn Sie eine neue Herausforderung suchen, führen Sie diese Übung wie beschrieben mit den Armen aus und paddeln Sie gleichzeitig mit den Beinen.

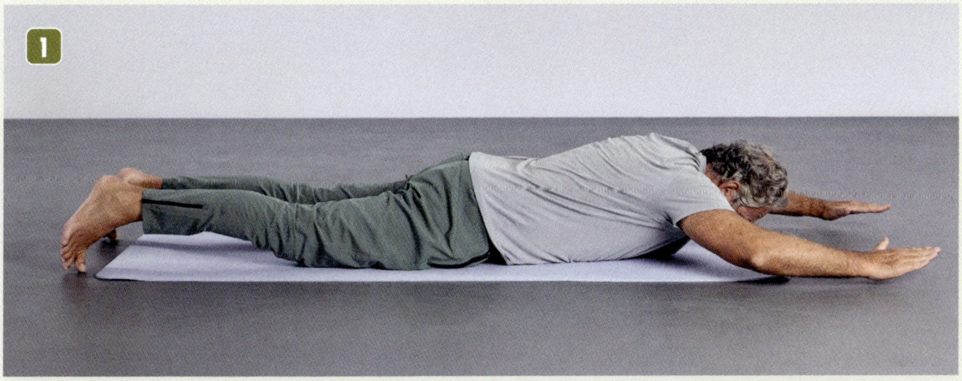


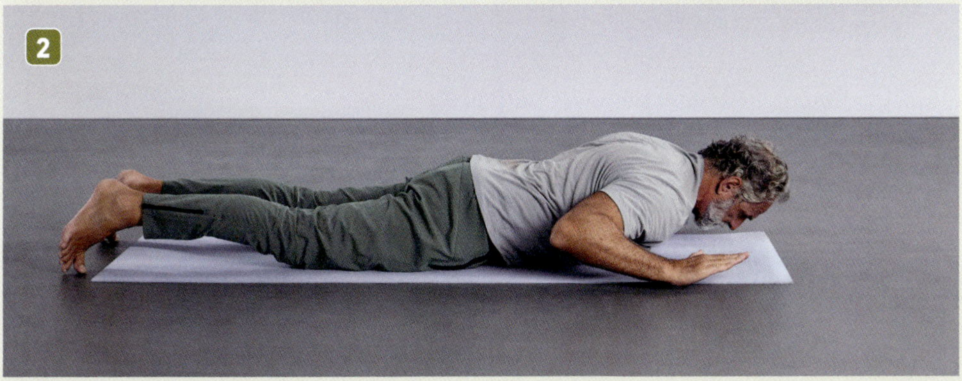

# Seitstütz

1 Setzen Sie sich seitlich auf die Matte. Stützen Sie sich in Seitlage auf den Unterarm. Platzieren Sie den Ellenbogen dabei unterhalb des Schultergelenks. Der Körper bildet eine gerade Linie.
2 Stützen Sie sich nun zusätzlich auf die Füße, indem Sie das Becken heben.

### Hinweise

- Halten Sie die Position 10 Sekunden. Steigern Sie sich im Laufe der Zeit.
- Wiederholen Sie die Übung 3-mal.

### VARIATION

Leichter wird es, wenn Sie beide Knie oder nur das untere Knie nach hinten anbeugen.

### Parkinson-Kniff

Wenn das Pisa-Syndrom zu Ihren Symptomen gehört, dann trainieren Sie vor allem mit der langen Seite unten, um an Ihrer Symmetrie zu arbeiten.

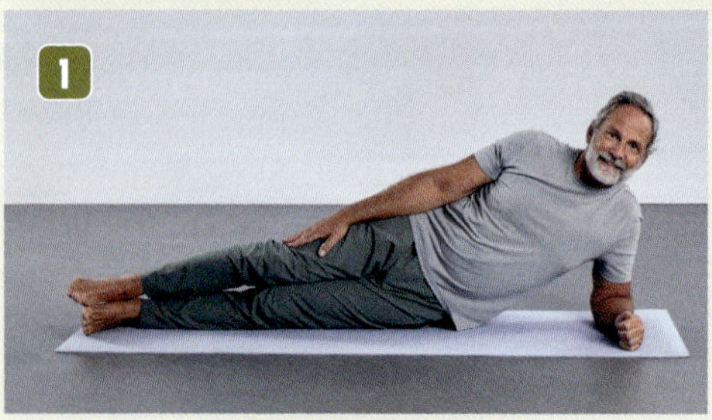


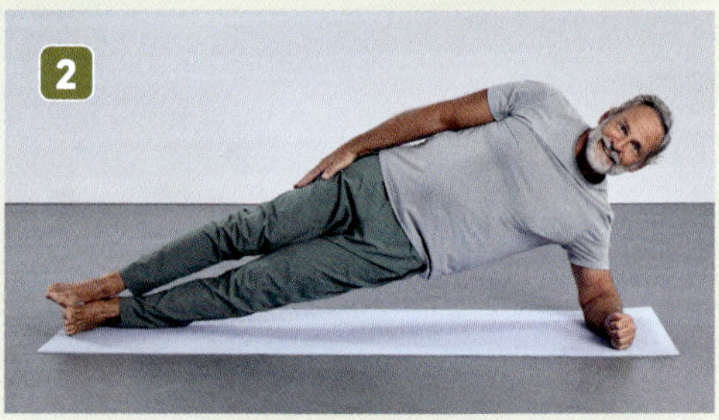


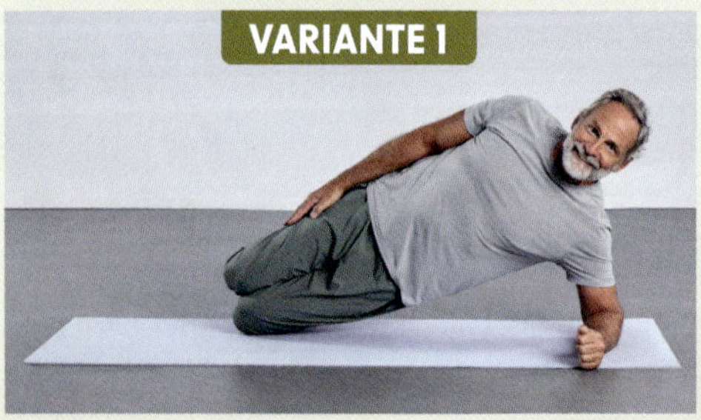


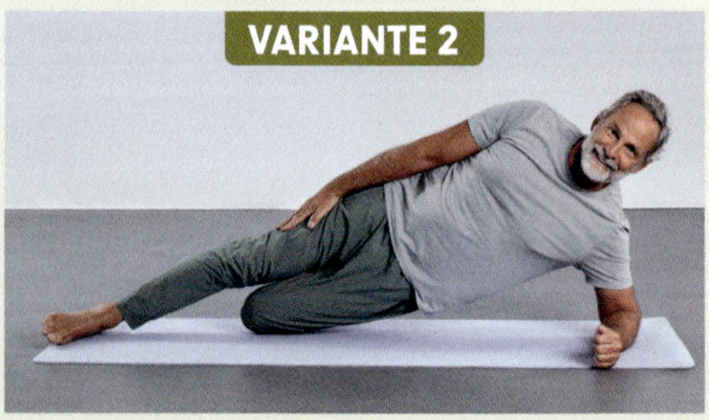

# Plank

Stützen Sie sich auf die Unterarme und Füße. Achten Sie darauf, dass sich die Ellenbogen dabei unterhalb der Schultern befinden. Der Kopf, die Schultern, das Becken und die Füße bilden dabei eine gerade Linie. Ziehen Sie den Bauch ein, damit Sie nicht ins Hohlkreuz fallen.

### Hinweise

- Halten Sie diese Position für 20 Sekunden. Sie können sich im Laufe der Zeit auf 60 Sekunden Haltedauer steigern.
- Wiederholen Sie die Plank 3-mal.

### VARIATION

Wenn Sie eine leichtere Variante suchen, legen Sie die Knie ab. Steigern Sie sich mit der Zeit zu der Ausführung auf den Füßen.

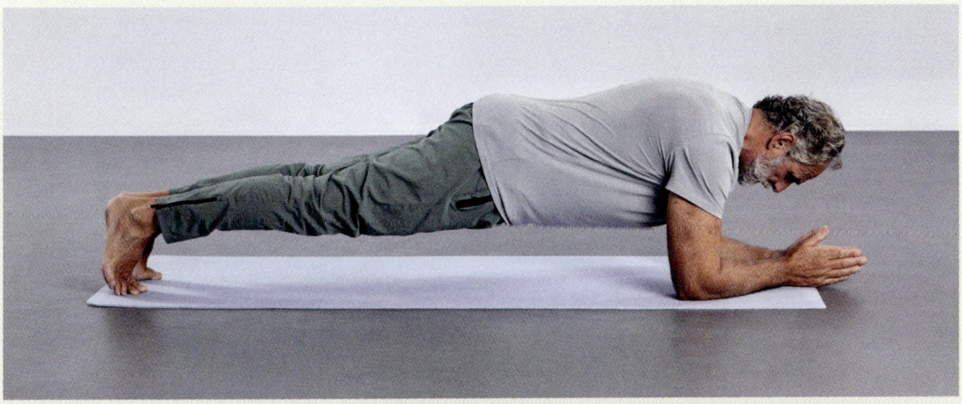

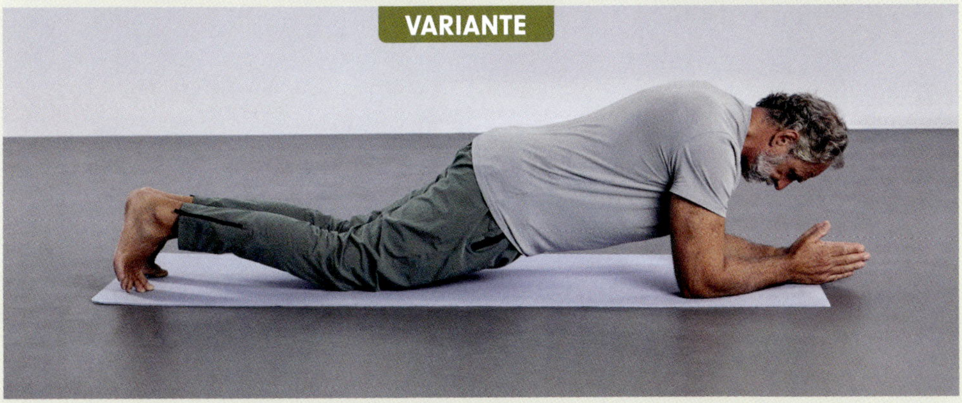

# Plank mit Seit-Tap

1 Stützen Sie sich auf die Unterarme und Füße. Achten Sie darauf, dass sich die Ellenbogen dabei unterhalb der Schultern befinden. Ihr Kopf, die Schultern, das Becken und die Füße sind dabei in einer geraden Linie ausgerichtet. Ziehen Sie den Bauch ein, damit Sie nicht ins Hohlkreuz fallen.
2 Tippen Sie nun mit einer Fußspitze zur Seite auf den Boden und wieder in die Mitte.
3 Tippen Sie anschließend mit dem anderen Bein zur zweiten Seite.

## Hinweise

- Führen Sie die Bewegungen langsam und kontrolliert aus.
- Jede Bewegung sollte 2–3 Sekunden dauern.
- Führen Sie 2–3 Sätze mit jeweils 10–15 Wiederholungen aus.

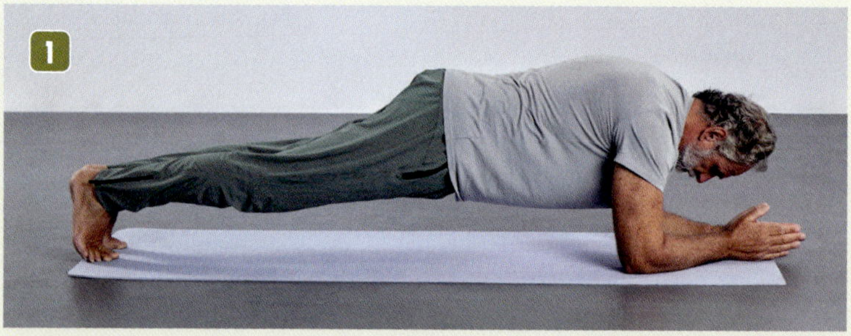


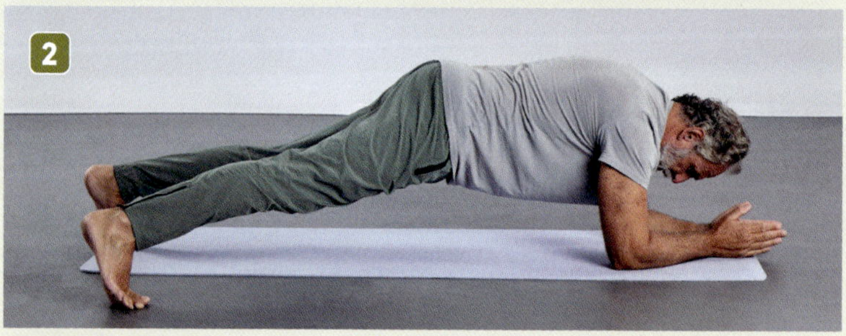


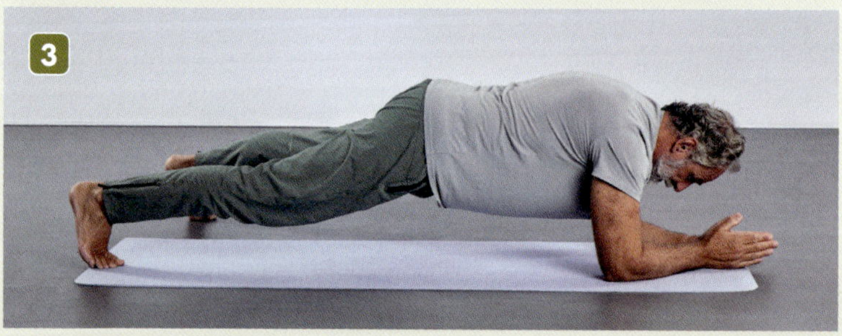

## Plank mit Arm-Tap

1 Stützen Sie sich auf die Unterarme und Füße. Achten Sie darauf, dass sich die Ellenbogen dabei unterhalb der Schultern befinden. Ihr Kopf, die Schultern, das Becken und die Füße sind dabei in einer geraden Linie. Ziehen Sie den Bauch ein, damit Sie nicht ins Hohlkreuz fallen.

2 Heben Sie eine Hand ab und berühren Sie mit ihr die gegenüberliegende Schulter.

3 Setzen Sie die Hand wieder ab. Berühren Sie nunt mit anderen Hand die zweite Schulter.

### Hinweise

- Führen Sie die Bewegungen langsam und kontrolliert aus.
- Jede Bewegung sollte 2–3 Sekunden dauern.
- Führen Sie 2–3 Sätze mit jeweils 10–15 Wiederholungen aus.

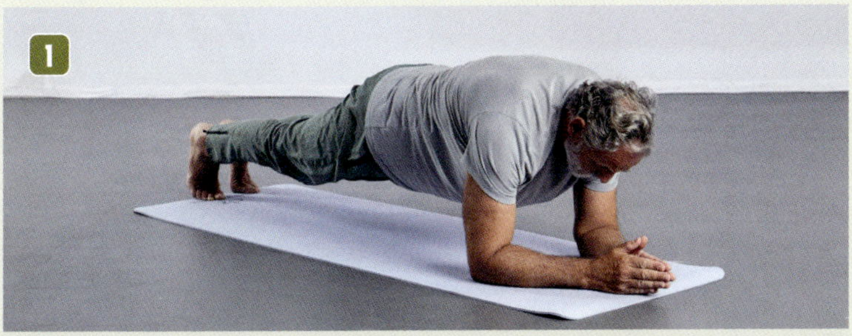


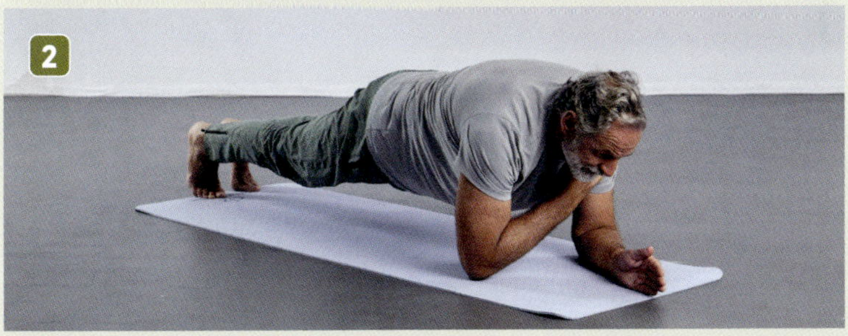


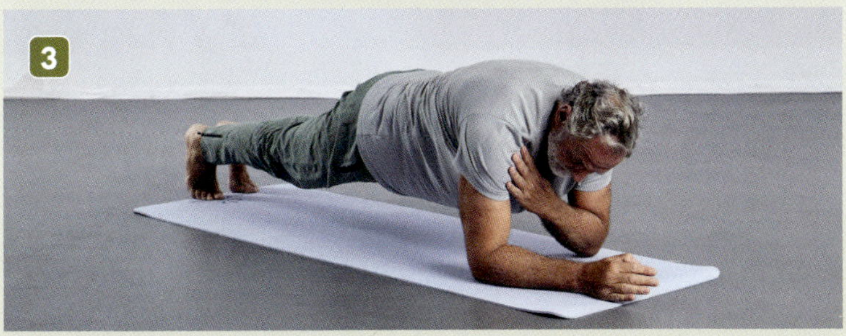

## Bridging

1 Legen Sie sich auf der Matte auf den Rücken. Beugen Sie die Beine an und setzen Sie die Füße in der Nähe des Beckens ab. Legen Sie die Arme entspannt neben dem Körper ab.

2 Heben Sie nun das Becken auf eine Linie mit den Schultern und den Knien an.

### Hinweise

- Halten Sie diese Position für 20 Sekunden. Sie können sich im Laufe der Zeit auf 60 Sekunden Haltedauer steigern.
- Legen Sie sich kurz ab und wiederholen Sie die Übung 3-mal.

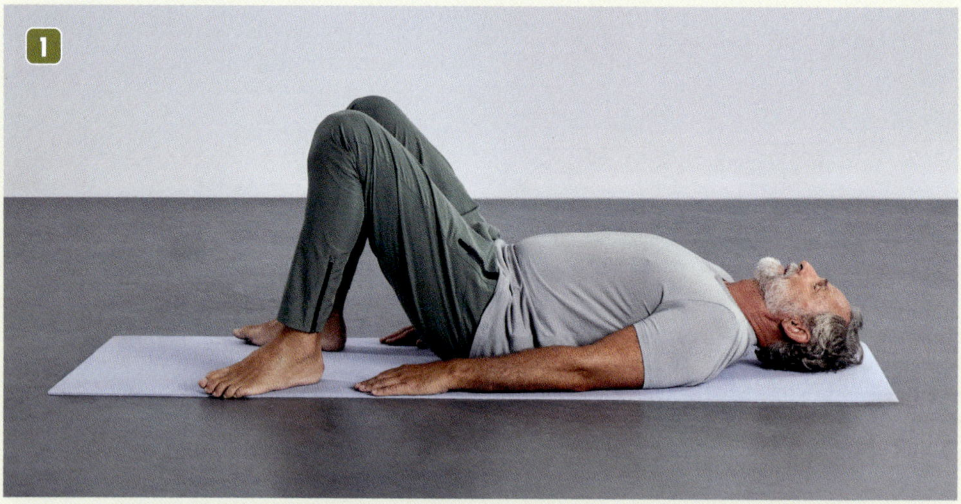


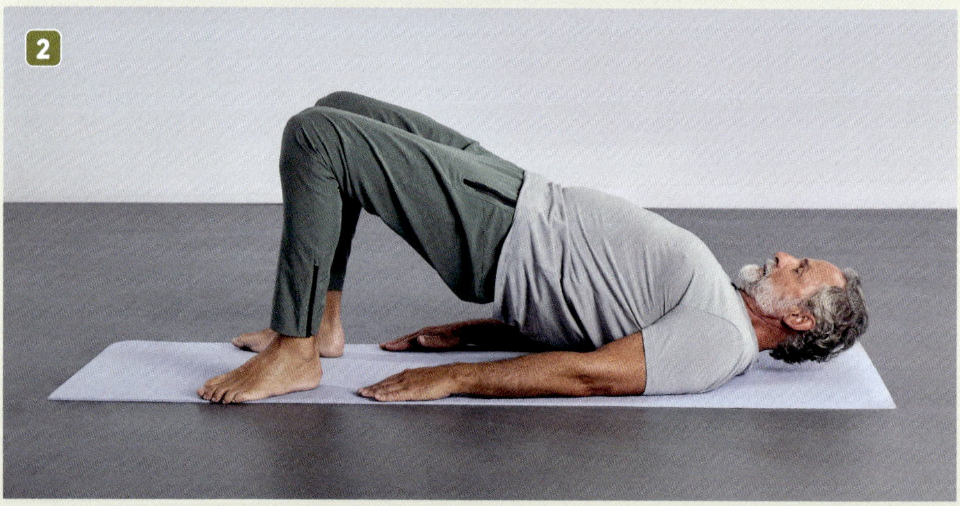

## VARIATION

Wenn Sie eine neue Herausforderung suchen, heben Sie abwechselnd jeweils ein Bein deckenwärts, während das Becken stabil in der Luft bleibt.

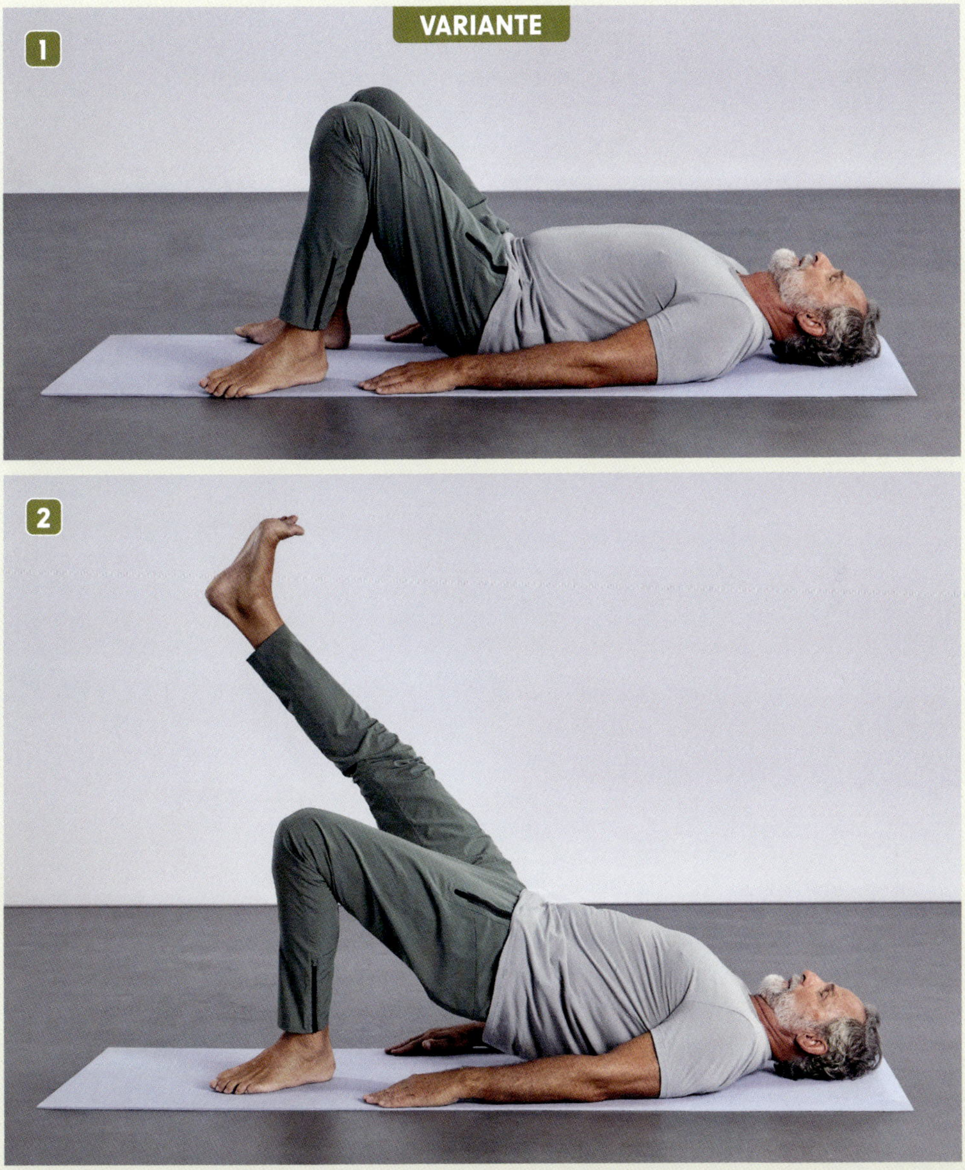

# Krabbeln

1 Kommen Sie in den Vierfüßlerstand, platzieren Sie die Hände unterhalb der Schultern, die Knie unterhalb der Hüften. Blicken Sie nach unten.

2 Setzen Sie je ein Bein und den gegenüberliegenden Arm nach vorn (Kreuzgang) und krabbeln Sie so über den Boden.

### Hinweise

- Führen Sie die Bewegungen langsam und kontrolliert aus.
- Jede Bewegung sollte 2–3 Sekunden dauern.
- Steigern Sie mit der Zeit die Strecke, die Sie vorwärtskrabbeln.

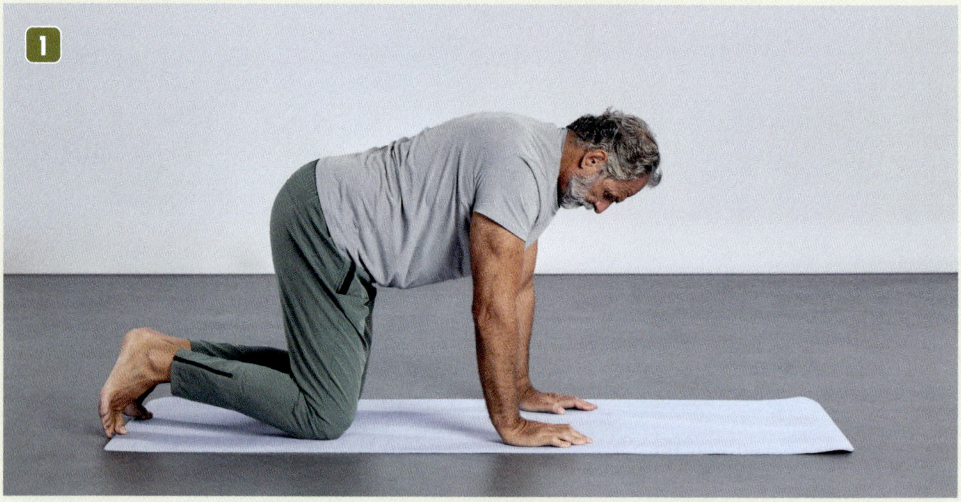


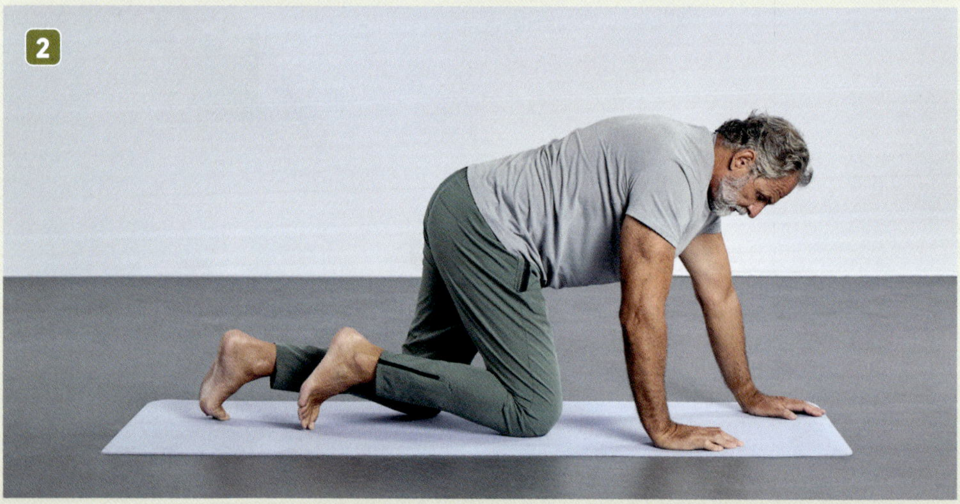

## VARIATION

- Setzen Sie den Arm und das Bein einer Seite gleichzeitig nach vorne, bewegen Sie sich also quasi im Passgang vorwärts.
- Lassen Sie die Knie beim Krabbeln leicht über dem Boden abgehoben.

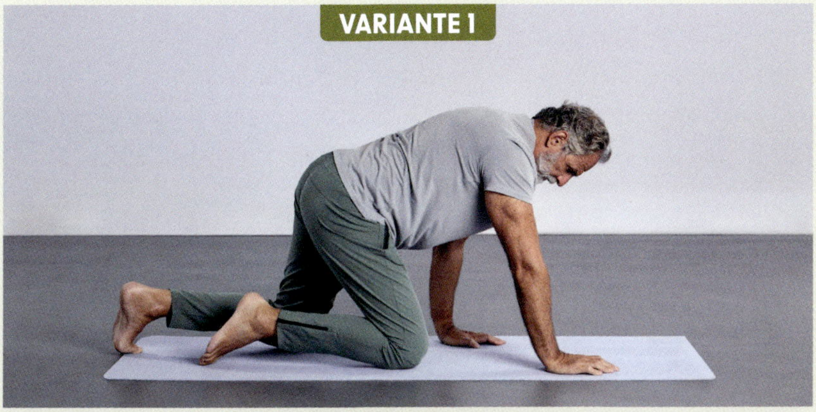


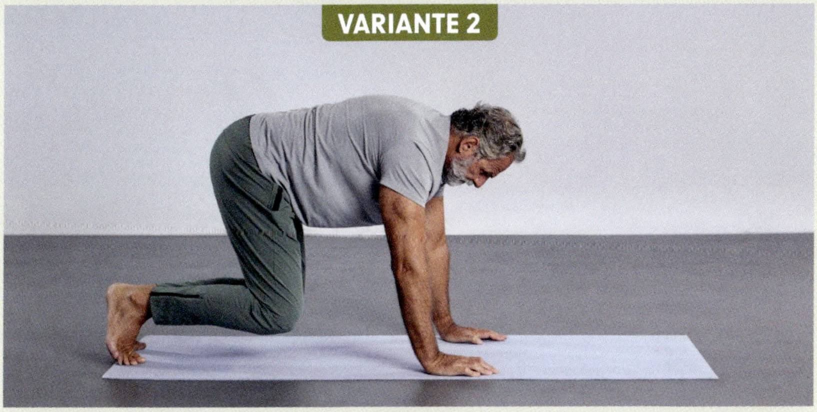


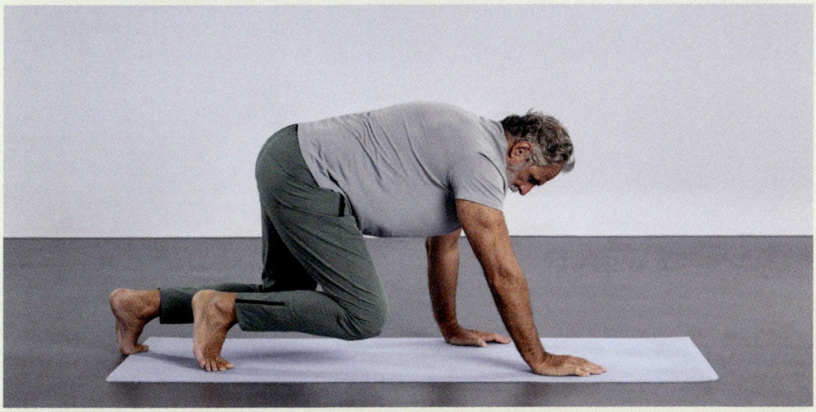

## Fahrrad fahren

1 Legen Sie sich auf einer Matte auf den Rücken. Legen Sie die Arme entlang des Körpers ab. Heben Sie beide Beine an und beugen Sie sie in der Luft an.
2 Bewegen Sie die Beine kreisend versetzt zueinander – wie beim Fahrradfahren.

### Hinweise

- Führen Sie die Bewegungen langsam und kontrolliert aus.
- Jede Runde – beide Beine bewegen sich jeweils einmal im Kreis – sollte 2–3 Sekunden dauern.
- Führen Sie 2–3 Sätze mit jeweils 10–15 Wiederholungen aus.

### VARIATION

- Leichter wird es, wenn Sie mit einem Bein Fahrrad fahren, während Sie das andere angewinkelt am Boden abgestellt lassen.
- Wenn Sie eine neue Herausforderung suchen, können Sie den Bewegungsradius vergrößern oder die Geschwindigkeit ändern.

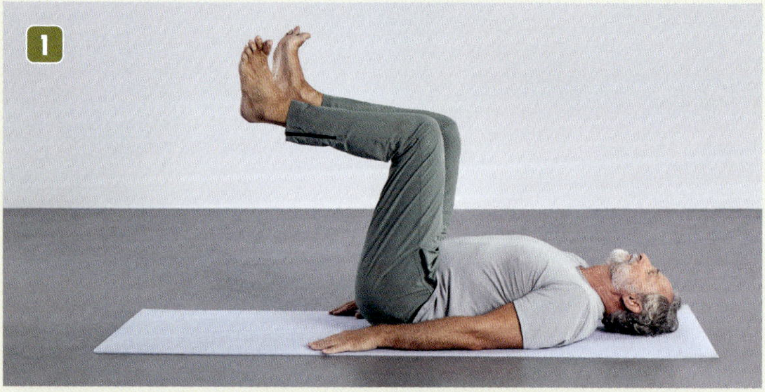


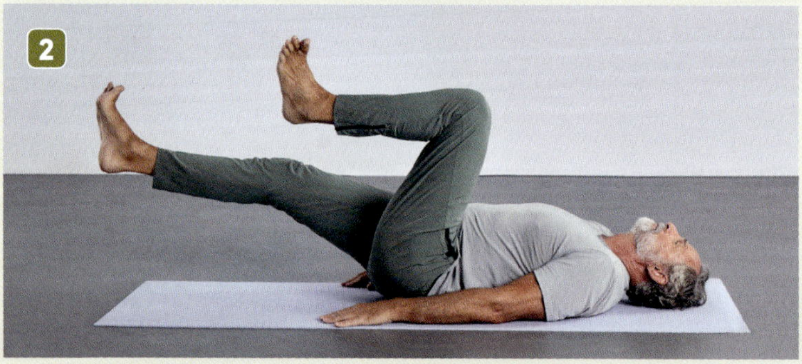

# Sitz an der Wand

Stellen Sie sich direkt vor eine Wand, sodass die gesamte Körperrückseite Kontakt zur Wand hat. Schieben Sie sich aus dem Stand heraus an der Wand entlang nach unten, als wollten Sie sich auf einen Stuhl setzen. Drücken Sie den Rücken und das Gesäß fest an die Wand, die Füße stehen hüftbreit einen Schritt von der Wand entfernt. Legen Sie die Arme an der Wand an, drehen Sie die Handflächen nach vorn.

**Hinweise**

- Halten Sie diese Position für 20 Sekunden.
- Sie können sich im Laufe der Zeit auf 60 Sekunden Haltedauer steigern.
- Wiederholen Sie den Wandsitz 3-mal.

## VARIATION

Wenn Sie eine neue Herausforderung suchen, heben Sie abwechselnd je ein Knie an.

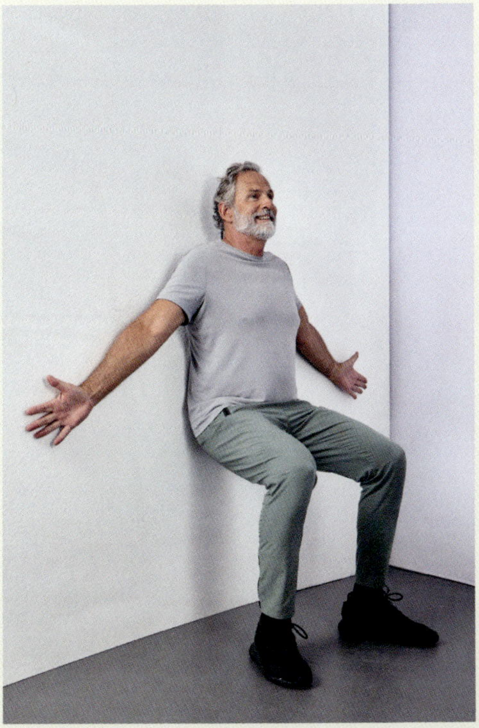

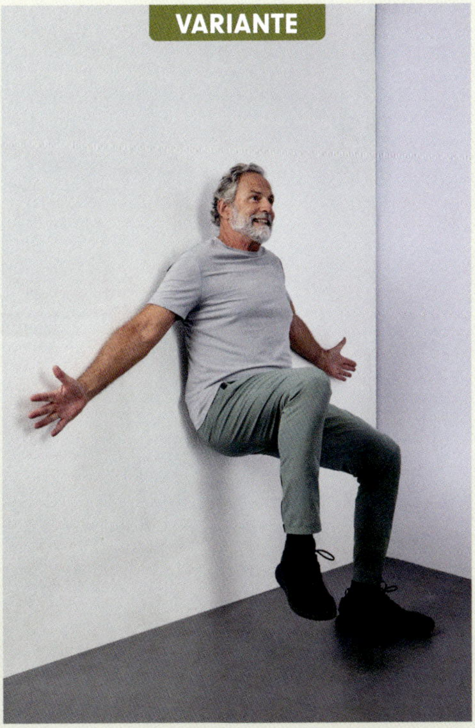

## Mountain Climber

1 Stellen Sie sich vor eine Wand, treten Sie zwei Schritte von der Wand nach hinten und stützen Sie sich mit beiden Händen an ihr ab. Der Körper bildet eine Linie vom Kopf über die Schultern, das Becken bis zu den Füßen, Sie lehnen schräg gegen die Wand.
2 Ziehen Sie nun das linke Knie nach oben, der Fuß hebt sich vom Boden ab.
3 Setzen Sie den linken Fuß wieder ab und heben Sie nun das rechte Knie an. Ziehen Sie abwechselnd ein Knie nach dem anderen Richtung Wand.

### Hinweise

- Führen Sie die Bewegungen langsam und kontrolliert aus.
- Jede Bewegung sollte 2–3 Sekunden dauern.
- Führen Sie 2–3 Sätze mit jeweils 10–15 Wiederholungen aus.

### VARIATION

Je weiter Sie die Füße von der Wand entfernt abstellen, desto fordernder wird die Übung.

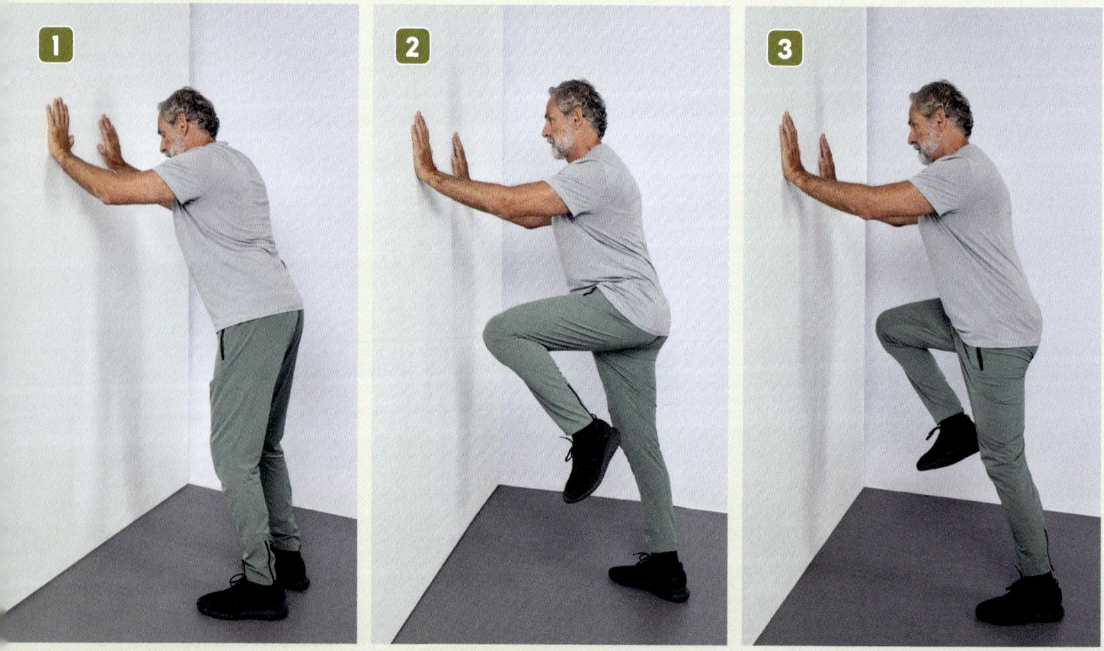

# Liegestütz an der Wand

1 Stellen Sie sich vor eine Wand und stützen Sie die Hände schulterbreit dagegen. Treten Sie einen großen Schritt zurück. Achten Sie darauf, dass Kopf, Schultern, Becken und Füße eine gerade Linie bilden.

2 Beugen Sie nun die Ellenbogen, spreizen Sie sie vom Körper ab. Der Kopf nähert sich dabei in Verlängerung der Wirbelsäule der Wand. Achten Sie darauf, dass der Körper weiterhin in einer langen Linie stabil bleibt.

## Hinweise

- Führen Sie die Bewegungen langsam und kontrolliert aus.
- Jede Bewegung sollte 2–3 Sekunden dauern.
- Führen Sie 2–3 Sätze mit jeweils 10–15 Wiederholungen aus.

## VARIATION

- Wenn Sie sich mehr herausfordern möchten, stützen Sie sich tiefer ab. Je tiefer Sie gehen, desto anstrengender wird es.
- Befinden sich die Ellenbogen bei der Ausführung eng am Körper, trainieren Sie mehr den Trizeps.

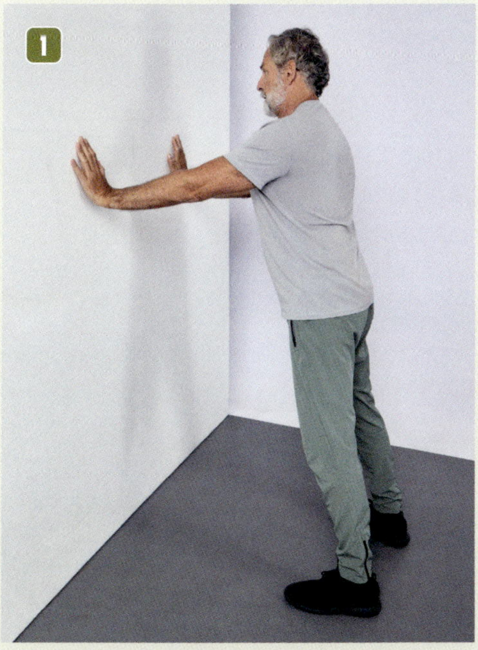


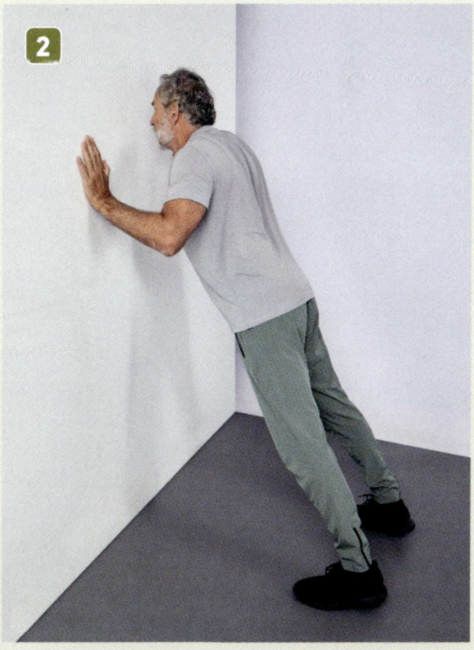

# Dehnung und Lagerung

Der Erhalt einer guten Kraftentwicklung in der Muskulatur ist essenziell für eine gute Funktion, sodass Sie Ihren Alltag problemlos meistern. Um sich jedoch zusammenziehen zu können, muss ein Muskel eine gewisse Grundlänge einnehmen können. Eine ausreichende Dehnbarkeit ist also unerlässlich für eine gute Funktionsfähigkeit.

Manchmal passiert es bei der Parkinson-Krankheit, dass eine sogenannte Co-Kontraktion auftritt. Dann ist sowohl ein Muskel, der Spieler, als auch sein Gegenspieler zu angespannt und der Betroffene kann sich nicht so bewegen, wie er will, er ist in seiner Haltung gefangen. Beispiele zu diesem Phänomen finden Sie im »Abschnitt Beckenbeweglichkeit, Iliopsoas und Kleinschrittigkeit« (ab Seite 82).

Eine kurzzeitige Dehnung der Muskulatur nach dem Aufwärmen kann dem Muskel während des Trainings helfen, sich zu entspannen. Die Kombination aus Dehnung und Atmung hilft nicht nur bei der geistigen, sondern auch körperlichen Entspannung. Auch eine Dauerdehnung kann, regelmäßig wiederholt, den Bewegungsumfang vergrößern, erhalten und Schmerzen durch dystone Muskulatur oder Rigor lindern. Gerade bei Haltungsanomalien ist es sinnvoll, auf eine Lagerung im Sitzen oder Liegen zu achten, die es der verkürzten Muskulatur ermöglicht, auf sanfte Weise Länge zu gewinnen.

- Achten Sie auf eine gerade Haltung im Sitz. Sie können sie unterstützen, indem Sie ein Keilkissen oder andere Hilfsmittel benutzen.
- Achten Sie darauf, sich nicht zu lange anzulehnen.
- Verändern Sie regelmäßig Ihre Position, bleiben Sie nicht zu lange sitzen.
- Üben Sie die Bauch- und Rückenlage, auch wenn es anfangs lange dauert, sie (korrekt) einzunehmen.
- Tragen Sie beim Laufen ein leichtes Zusatzgewicht auf der langen Seite. Hierfür eignen sich kleine Wasserflaschen, Hanteln, Handys, ein Schlüsselbund oder Ähnliches.

# Vorbeuge mit Rotation

1 Stellen Sie sich breitbeinig auf. Heben Sie beide Arme über den Kopf.

2 Lehnen Sie sich nach vorn und drehen Sie den Oberkörper so, dass Sie mit einer Hand das gegenüberliegende Bein möglichst weit unten berühren. Halten Sie dabei den anderen Arm weiterhin deckenwärts ausgestreckt. Kehren Sie in die Ausgangsstellung zurück und wechseln Sie die Seite.

## Hinweise

- Führen Sie die Bewegungen langsam und kontrolliert aus.
- Halten Sie die Position für 2–3 Sekunden.
- Führen Sie 2–3 Sätze mit jeweils 10–15 Wiederholungen aus.

## VARIATION

- Wenn Sie eine neue Herausforderung suchen, schauen Sie bei der Ausführung zur oberen Hand.
- Zusätzlich können Sie sich mit der Zeit auch bis zum Fuß hinunter arbeiten.

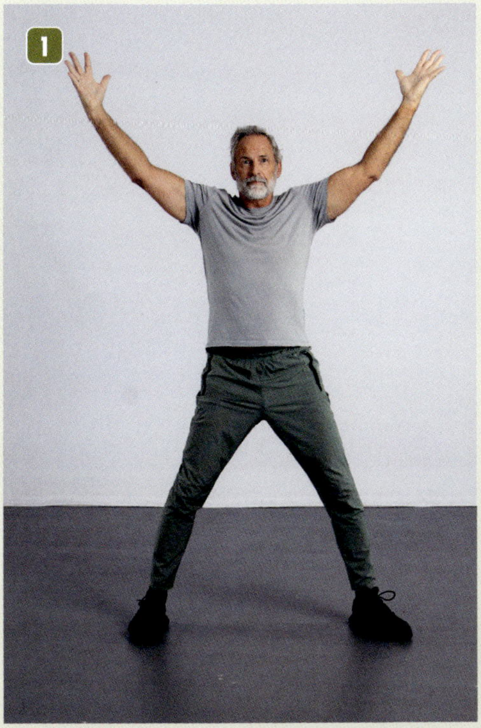


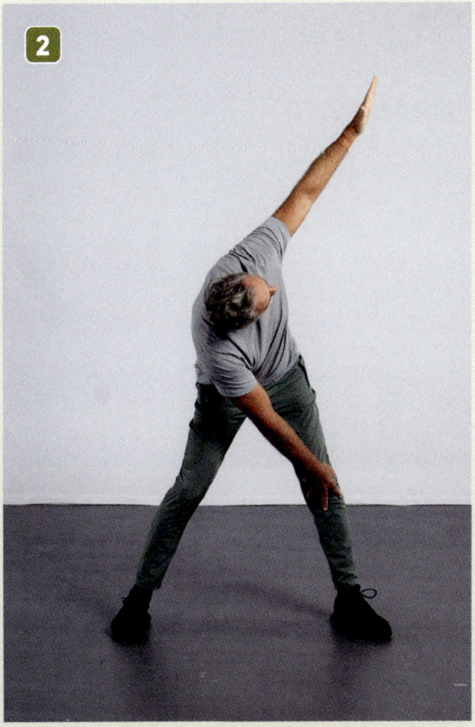

## Easy Kobra

1 Starten Sie in Bauchlage mit den Händen neben der Brust. Stellen Sie die Unterarme unter den Schultern auf. Der Bauch sollte während der gesamten Übung aktiv angespannt sein.
2 Heben Sie den Kopf und die Brust leicht an. Strecken Sie die Wirbelsäule und ziehen Sie die Schultern weit weg von den Ohren. Blicken Sie geradeaus.

### Hinweise

- Das Becken bleibt während der gesamten Übung auf dem Boden liegen.
- Halten Sie die Position für mehrere Atemzüge und wiederholen Sie sie mehrfach.

### VARIATION

Wenn Sie eine neue Herausforderung suchen, strecken Sie die Arme bei der Übung durch und drücken sich damit weiter vom Boden weg.

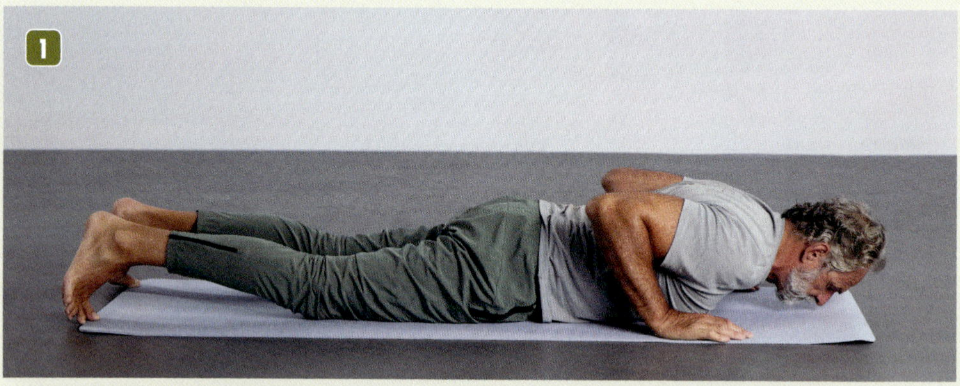


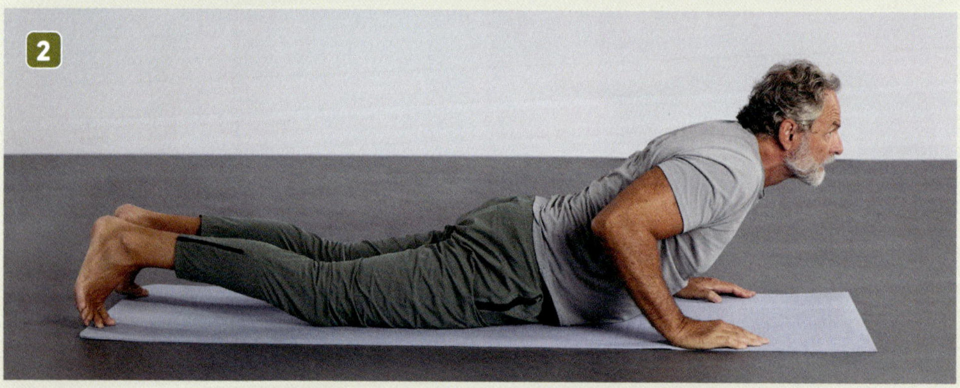

## Hand zum Knie

1 Starten Sie im Stand. Strecken Sie beide Arme V-förmig seitlich nach oben.
2 Heben Sie ein Knie an und berühren Sie es mit der gegenüberliegenden Hand. Kehren Sie in die Ausgangsstellung zurück und wechseln Sie die Seite.

### Hinweise

- Führen Sie die Bewegungen langsam und kontrolliert aus.
- Jede Bewegung sollte 2–3 Sekunden dauern.
- Führen Sie 2–3 Sätze mit jeweils 10–15 Wiederholungen aus.

### VARIATION

Wenn Sie eine neue Herausforderung suchen, schauen Sie bei der Ausführung zur oberen Hand.

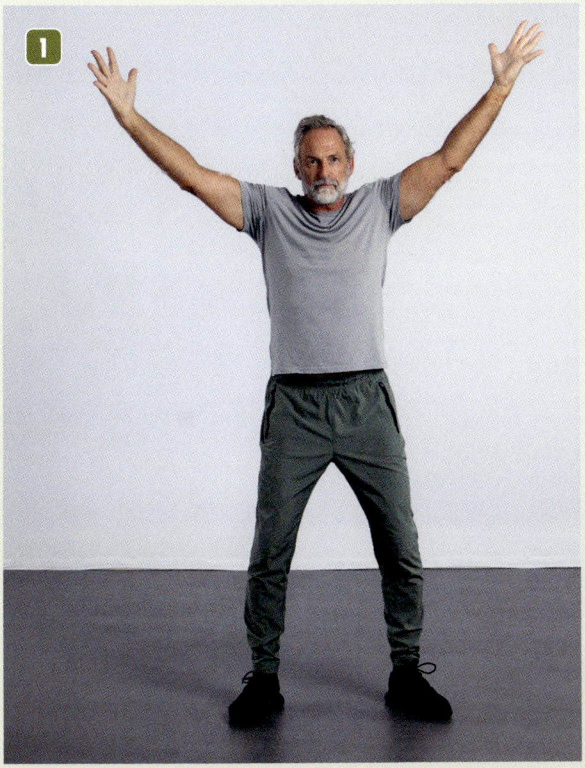


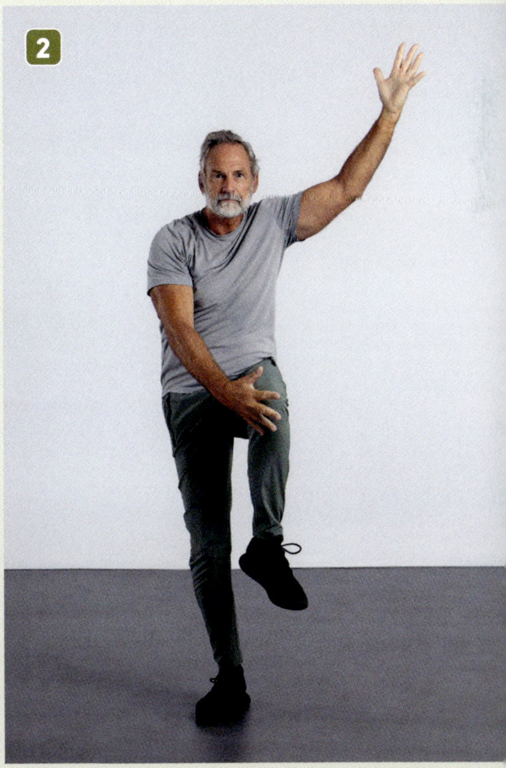

# Ausschultern

1 Legen Sie sich auf der Matte auf eine Körperseite. Beugen Sie die Beine leicht und den unteren Arm, sodass Sie den Kopf darauf wie auf ein Kissen ablegen können. Strecken Sie den oberen Arm mittig vor der Brust aus.
2 Heben Sie den oberen Arm an und führen Sie ihn in einer geraden Linie nach oben Richtung Decke.
3 Drehen Sie die Handfläche nach hinten und führen Sie den Arm weiter nach hinten mittig hinter den Rücken und zurück.
4 Legen Sie nun den Arm vor dem Kopf ab.
5 Heben Sie ihn in einer geraden Linie deckenwärts.
6 Führen Sie den Arm weiter hinter das Gesäß.
7 Ziehen Sie den oberen Arm Richtung Knie.
8 Heben Sie den Arm wieder bis zur Decke.
9 Führen Sie den Arm weiter bis hinter den Kopf.

### Hinweise

- Wiederholen Sie jede Teilübung 10-mal, das heißt die Schritte 1–3, dann die Schritte 4–6 sowie die Schritte 7–9. Jede Bewegung sollte 2–3 Sekunden dauern.
- Wiederholen Sie alle Komponenten der Übung auf der anderen Seite.

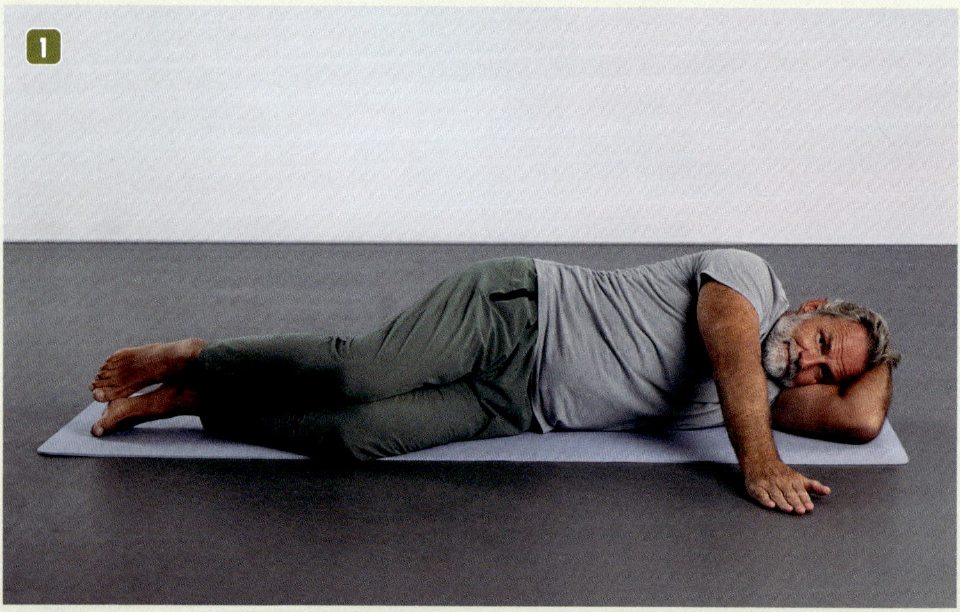

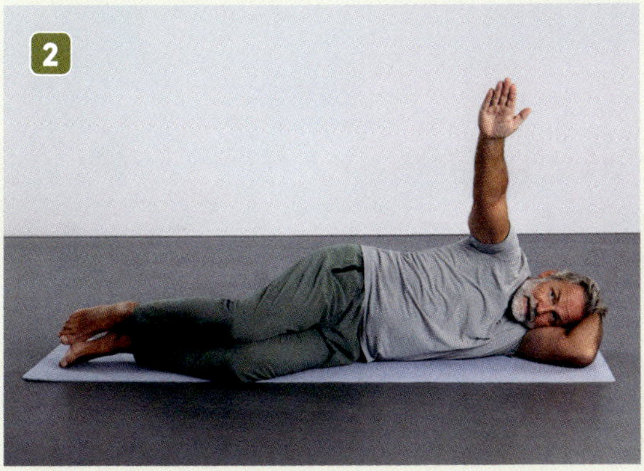
2

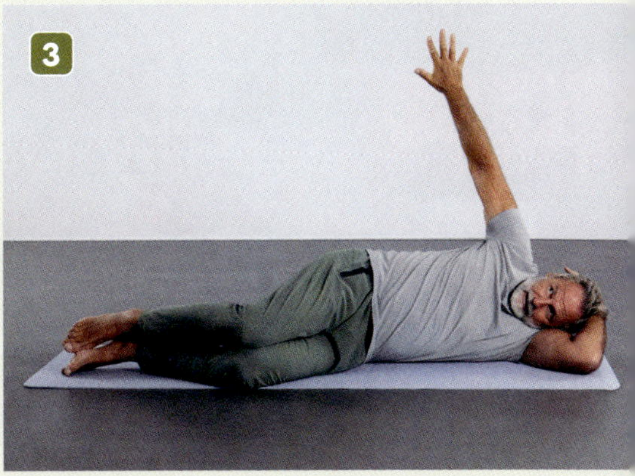
3

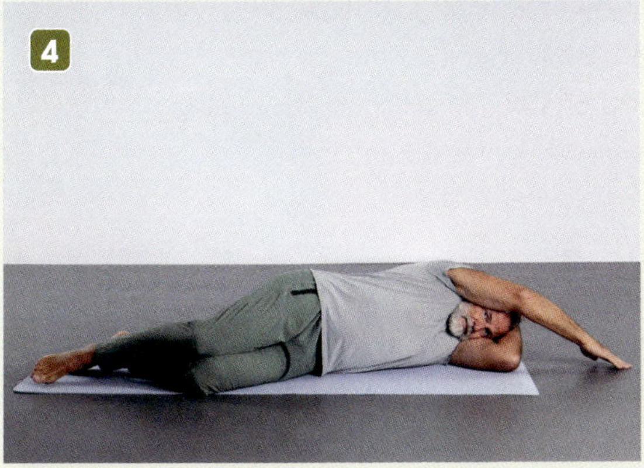
4

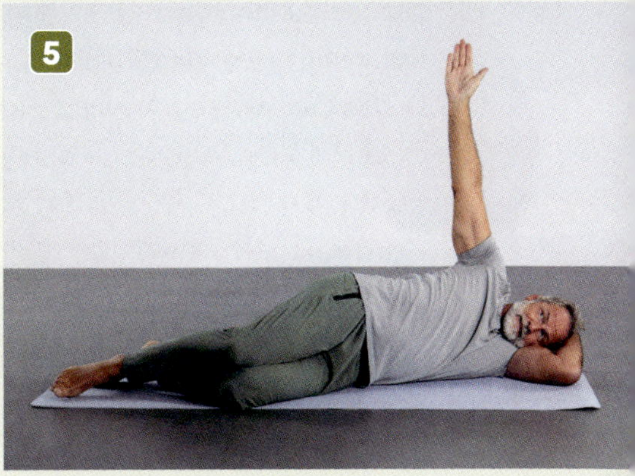
5

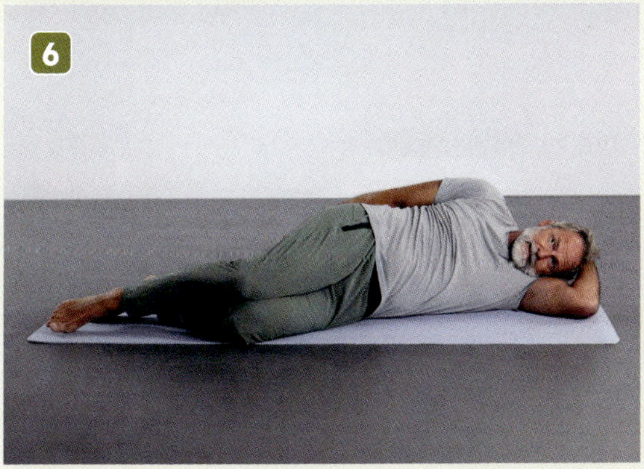
6

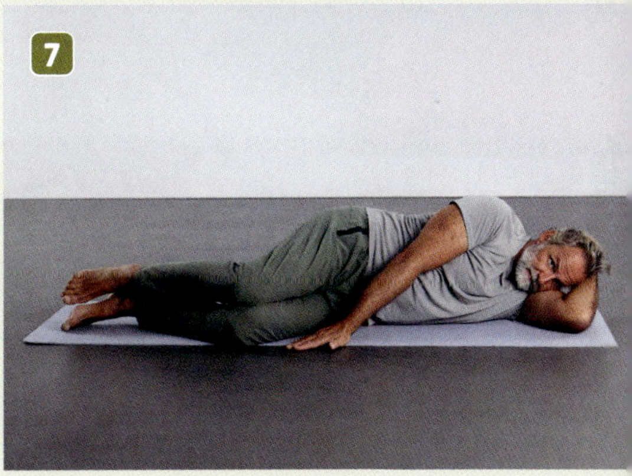
7

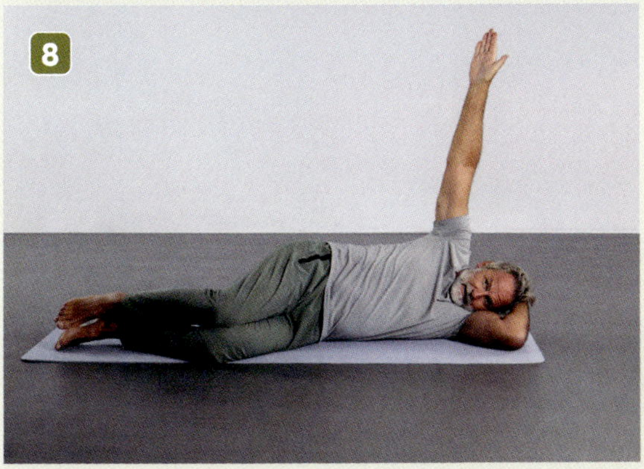
8

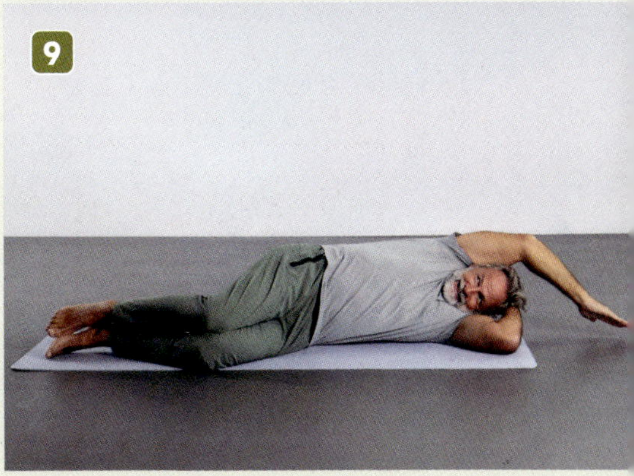
9

## Dreh-Dehn-Lagerung

1 Legen Sie sich auf der Matte auf den Rücken. Winkeln Sie die Beine an und stellen Sie die Füße auf. Legen Sie die Arme seitlich weggespreizt auf dem Boden ab.
2 Lassen Sie beide Knie zur linken Seite fallen. Drehen Sie sich mit dem Oberkörper in Richtung der Knie. Versuchen Sie, beide Arme am Boden abgelegt zu lassen, auch die Schultern sollten beide entspannt auf der Matte liegen.
3 Kommen Sie zur Mitte zurück und lassen Sie die Knie zur rechten Seite sinken. Drehen Sie sich auch hier zur gleichen Seite und lassen Sie die Schultern möglichst auf der Matte.

### Hinweise

- Legen Sie sich bei Bedarf ein Kissen unter die Schulter oder zwischen die Knie.
- Sinken Sie mit der Ausatmung noch tiefer in die Dehnung hinein. Halten Sie die Position für 20 Sekunden. Sie können die Haltedauer im Verlauf Ihres Trainings steigern.

### VARIATION

Wenn die Schultern gut auf der Matte aufliegen, können Sie zur Steigerung zusätzlich den Kopf in die entgegengesetzte Richtung der Knie drehen.

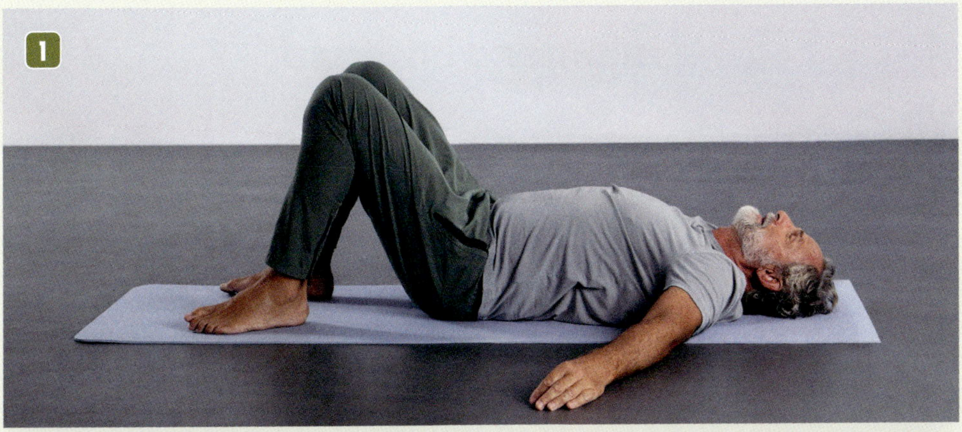
1

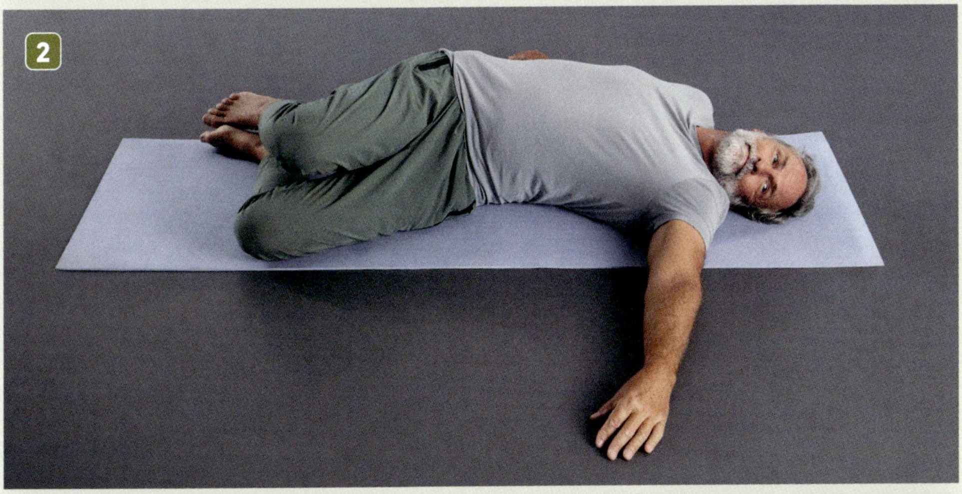
2

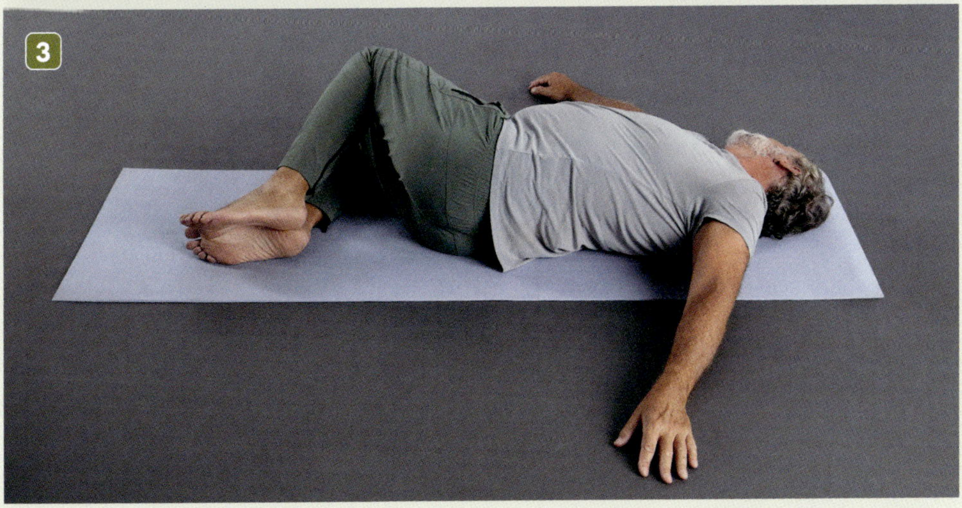
3

## Halbmond im Stand

**Hilfsmittel:** Stuhl

Stellen Sie sich seitlich neben einen Stuhl. Kreuzen Sie das Bein, das weiter vom Stuhl entfernt ist, hinter das andere. Stabilisieren Sie sich, indem Sie sich an der Stuhllehne festhalten. Heben Sie den Arm über den Kopf, der weiter entfernt vom Stuhl ist, und lehnen Sie sich zur Gegenseite, das heißt Richtung Stuhl. Schieben Sie dabei das Becken vom Stuhl weg nach außen, sodass die gesamte Körperseite einen halbmondförmigen Bogen bildet. Führen Sie die Übung zur anderen Seite aus.

### Hinweise

- Halten Sie diese Position für 20 Sekunden.
- Führen Sie 3 Wiederholungen pro Seite durch.

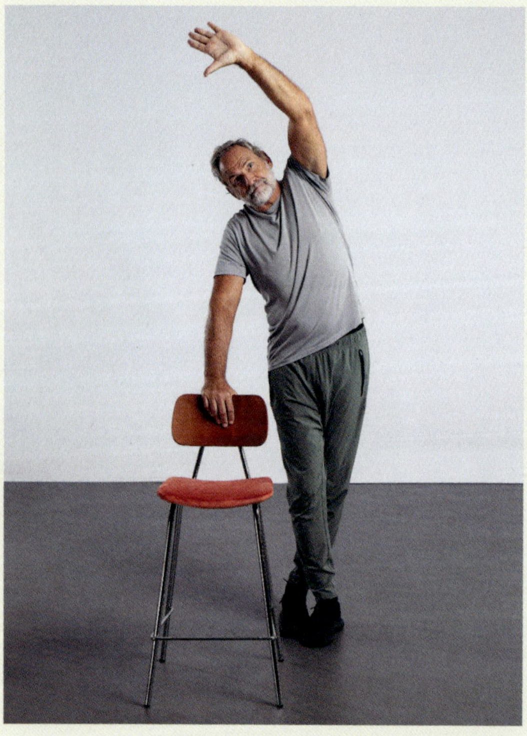

### Parkinson-Kniff

Wenn das Pisa-Syndrom zu Ihren Symptomen gehört, dann dehnen Sie vor allem die verkürzte Seite auf, um die Symmetrie im Körper wiederherzustellen.

## Dehnung der Brustmuskulatur

Stellen Sie sich im Ausfallschritt vor eine freie Ecke im Raum und strecken Sie die Arme seitlich auf Schulterhöhe an der Wand aus. Verlagern Sie nun das Gewicht auf das vordere Bein und beugen Sie das Knie in Richtung Ecke. Der Kopf und die Brust nähern sich ebenfalls der Ecke an. Nun sollten Sie die Dehnung zwischen Brust und Schultergelenk bemerken.

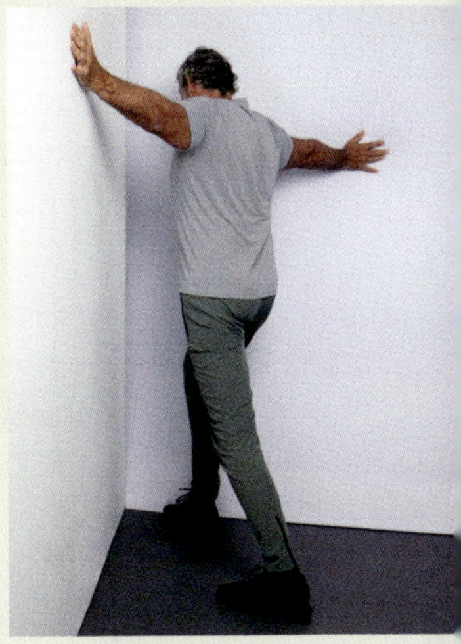

**Hinweis:** Halten Sie die Position für 20 Sekunden. Steigern Sie die Dauer mit der Zeit auf 60 Sekunden.

## Dehnung der Armbeuger

**Hilfsmittel:** Tisch

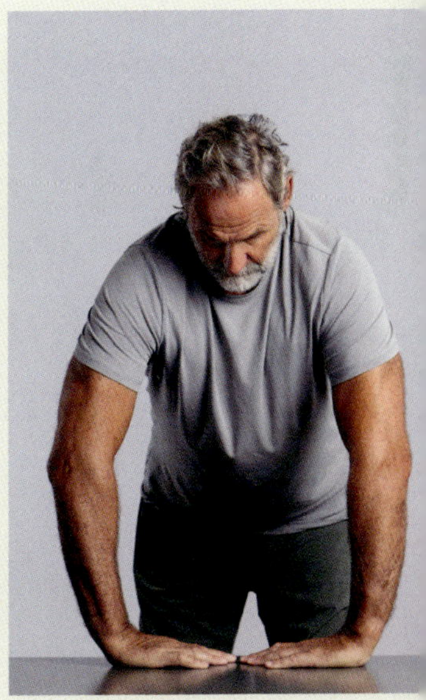

Stellen Sie sich vor einen Tisch. Legen Sie die Hände so auf die Tischplatte, dass die Finger aufeinander zu zeigen. Lassen Sie die Ellenbogen möglichst gestreckt. Verlagern Sie das Gewicht langsam auf die Hände, um die Beugemuskulatur der Hände und Ellenbogen zu dehnen.

**Hinweis:** Halten Sie die Position für 20 Sekunden. Steigern Sie die Dauer mit der Zeit auf 60 Sekunden.

### VARIATION

Um die Innenrotation der Arme zu intensivieren, können Sie die Position der Finger bei weiterhin gestrecktem Ellenbogen noch weiter Richtung Körper drehen.

# Muschel

1 Legen Sie sich auf der Matte auf den Rücken. Beugen Sie die Knie und stellen Sie die Füße auf.

2 Legen Sie die Fußsohlen aneinander und lassen Sie die Knie auseinanderfallen. Lassen Sie die Arme dabei bequem auf der Matte abgelegt.

### Hinweise

- Versuchen Sie bei jeder Ausatmung die Knie noch weiter Richtung Boden fallen zu lassen.
- Halten Sie die Position für 20 Sekunden. Sie können die Haltedauer im Laufe der Zeit auf 60 Sekunden steigern.

### VARIATION

- Legen Sie die Hände an die Oberschenkel, um die Dehnung leicht zu intensivieren.
- Für einen neuen Trainingsreiz können Sie das Becken sanft zu beiden Seiten oder im Kreis schaukeln.

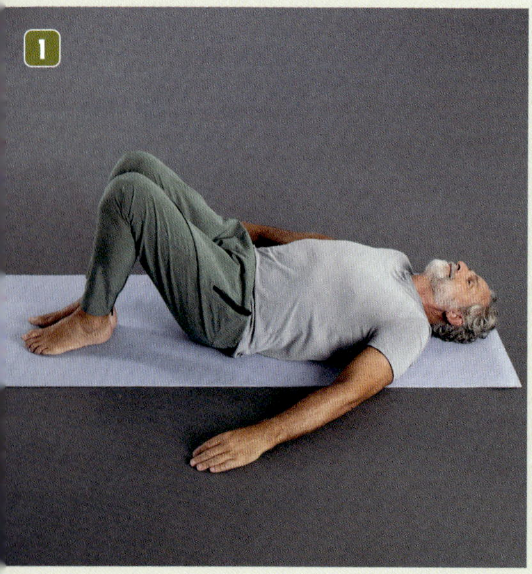


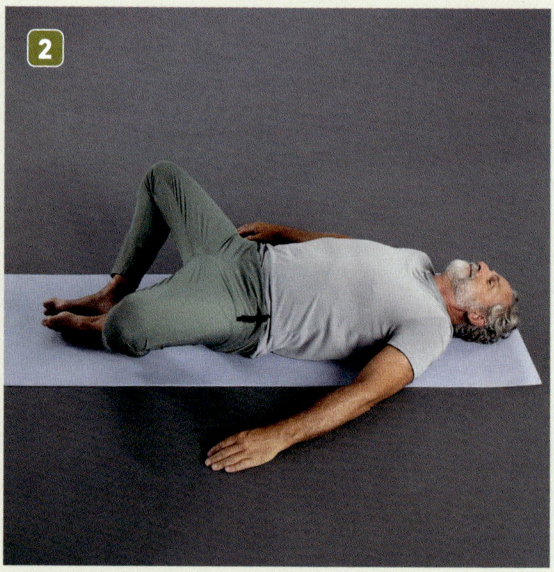

## Halbmondlagerung

Legen Sie sich auf der Matte auf den Rücken. Strecken Sie beide Beine aus. Ziehen Sie nun beide Beine geschlossen zu einer Seite. Schieben Sie nun auch den Schultergürtel und den Kopf zur selben Seite. Nun formt der Körper einen Bogen beziehungsweise Halbmond – eine Körperseite ist verkürzt, die andere Körperseite wird gedehnt. Wechseln Sie anschließend zur anderen Seite.

**Hinweise**

- Versuchen Sie bei jeder Ausatmung die Pose zu intensivieren.
- Halten Sie die Position für 20 Sekunden. Sie können die Haltedauer im Laufe der Zeit auf 60 Sekunden steigern.

**VARIATION**

Um die Dehnung zu steigern, legen Sie die Arme geschlossen oberhalb des Kopfes ab, sodass der Bogen insgesamt noch größer wird.

**Parkinson-Kniff**

Gehört das Pisa-Syndrom zu Ihren Symptomen, dann dehnen Sie vor allem die kurze Seite mithilfe des Halbmondes auf, um die Symmetrie im Körper wiederherzustellen.

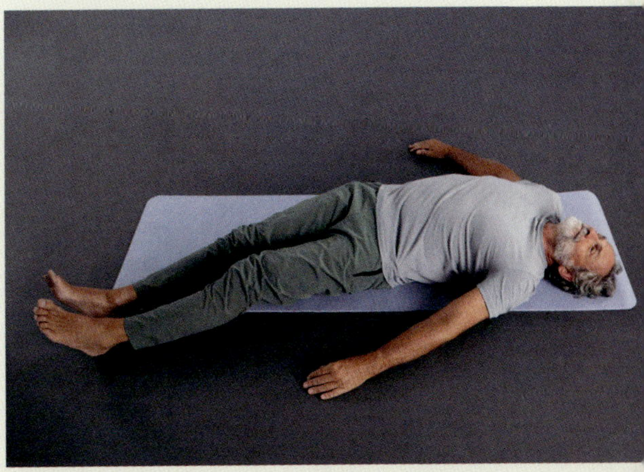

# Iliopsoas

**Hilfsmittel:** Stuhl

Stellen Sie sich in einen hüftbreiten Ausfallschritt neben einen Stuhl – das Bein, das dem Stuhl näher ist, stellen Sie nach vorne. Halten Sie sich an der Stuhllehne fest. Verlagern Sie das Gewicht auf das vordere Bein und beugen Sie es an. Schieben Sie das Becken so weit nach vorn, bis Sie eine Dehnung in der Leiste des hinteren Beins spüren. Wechseln Sie anschließend die Seite.

## Hinweise

- Halten Sie die Position für 20 Sekunden. Sie können die Haltedauer im Laufe der Zeit auf 60 Sekunden steigern.
- Versuchen Sie, bei jeder Ausatmung noch mehr in die Dehnung hineinzugehen.

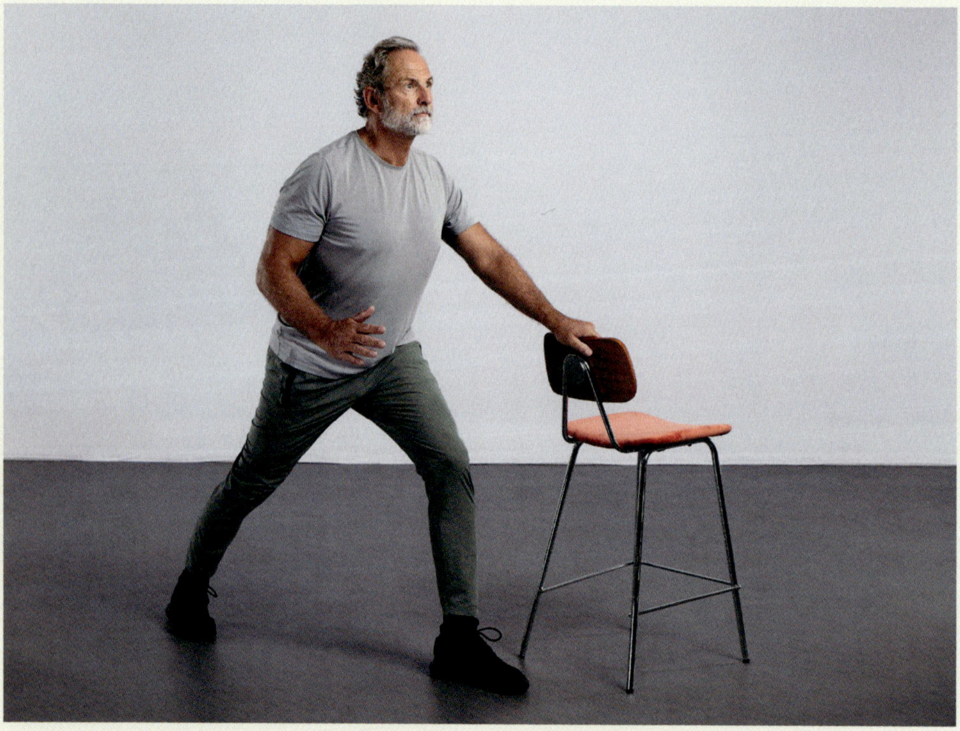

# Achillessehne

**Hilfsmittel:** Treppenstufe

Setzen Sie einen Fuß auf die erste und den anderen Fuß auf die zweite Stufe einer Treppe und halten Sie sich am Geländer fest oder stützen Sie sich auf dem vorderen Knie ab. Strecken Sie das untere Bein und lassen Sie die Ferse über die Kante hängen. Verlagern Sie dann das Gewicht auf das obere, gebeugte Bein. Dabei schiebt sich das Becken etwas nach vorn. Sie sollten nun eine Dehnung hinten an der überhängenden Ferse spüren. Wechseln Sie anschließend die Seite.

## Hinweise

- Halten Sie die Position für 20 Sekunden. Steigern Sie die Dauer mit der Zeit auf 60 Sekunden.
- Versuchen Sie, bei jeder Ausatmung noch mehr in die Dehnung hineinzugehen.

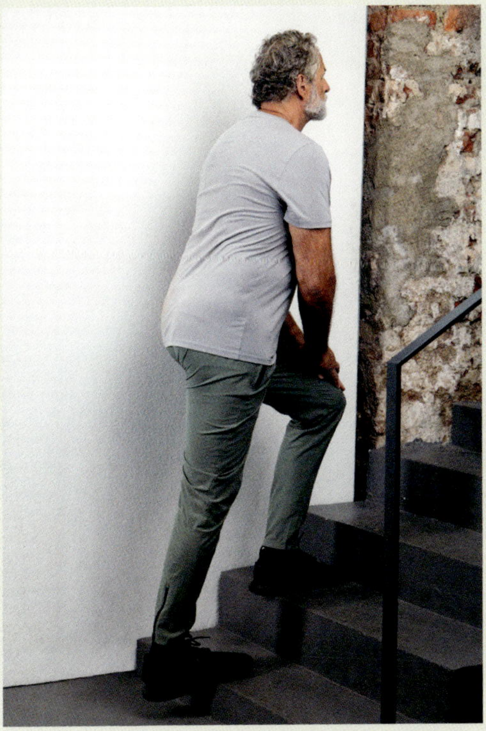

## Nackendehnung in Rückenlage

**Hilfsmittel:** Kissen

1 Legen Sie sich bequem auf der Matte auf den Rücken. Legen Sie den Kopf bequem auf ein flaches Kissen, der Nacken sollte unterstützt werden, der Hals ist lang.
2 Führen Sie nun eine Nickbewegung aus. Kombinieren Sie die Bewegung mit Ihrer Atmung, indem Sie bei der Einatmung den Kopf in den Nacken legen und bei der Ausatmung das Kinn zur Brust ziehen.

**Hinweis**

Führen Sie die Bewegungen mehrmals hintereinander in Ihrem Atemrhythmus durch.

### Parkinson-Kniff

Wenn sich bei Ihnen ein Antecollis zeigt, brauchen Sie am Anfang vielleicht noch ein dickeres Kissen, das Sie sich unter den Kopf legen. Versuchen Sie mit der Zeit, mit weniger bis hin zu gar keiner Unterstützung unter dem Kopf auszukommen.

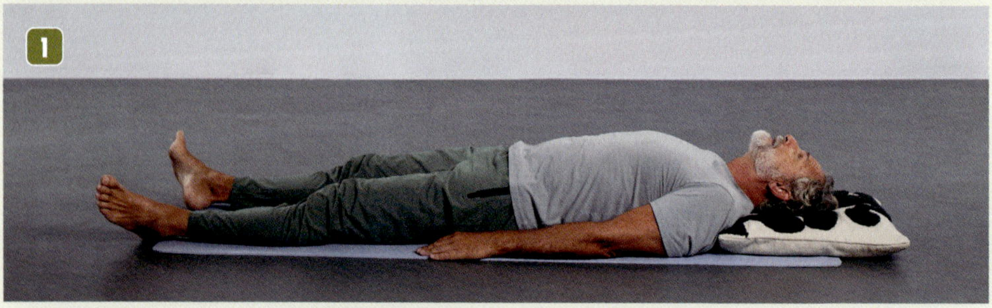


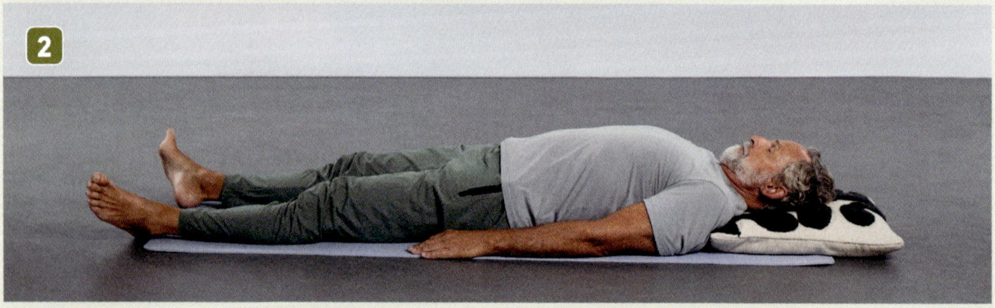

## Halsmuskeldehnung im Stand

1 Stellen Sie sich aufrecht und stabil hin, die Füße etwas mehr als schulterbreit geöffnet. Lassen Sie die Arme seitlich am Körper entlang nach unten hängen und blicken Sie geradeaus.

2 Bewegen Sie den Kopf im Stand mit dem rechten Ohr zur Schulter. Die Schulter bleibt dabei unten, der rechte Arm zieht Richtung Boden. Zur Unterstützung können Sie die rechte Hand auf das linke Ohr legen beziehungsweise über den Kopf zur linken Kopfseite greifen, um die Dehnung zu intensivieren.

3 Ziehen Sie sanft das Kinn Richtung Brust, um den Halsmuskel auch in einem anderen Winkel zu dehnen und mehr den rückwärtigen Teil des Muskels zu erreichen.

4 Richten Sie den Blick nach oben links und legen Sie den Kopf sanft in den Nacken, sodass auch der vordere Bereich mit gedehnt wird. Dehnen Sie im Anschluss die andere Seite in allen beschriebenen Winkeln.

### Hinweise

- Sie sollten die Dehnung linksseitig am Hals und am Nacken spüren. Halten Sie die Positionen für 20 Sekunden und steigern Sie sie im Laufe der Zeit.
- Versuchen Sie, bei jeder Ausatmung noch mehr in die Dehnung hineinzugehen.

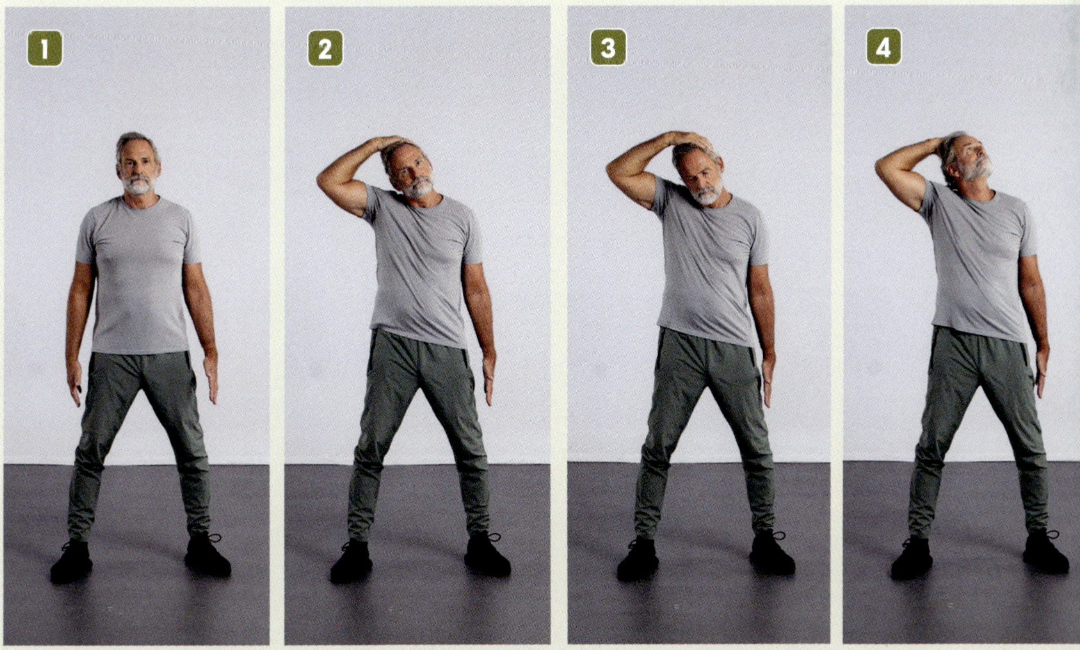

# Quadrizepsdehnung im Stehen oder Sitzen

**Hilfsmittel:** Stuhl, Hocker

Stellen Sie sich hinter einen Stuhl und halten Sie sich mit einer Hand an der Lehne fest, sodass Sie stabil stehen, wenn Sie nun ein Bein anwinkeln und die Ferse mit der freien Hand zum Gesäß ziehen. Schieben Sie dabei das Becken nach vorn. Sie sollten nun eine Dehnung am vorderen Oberschenkel des gebeugten Beins spüren. Wechseln Sie anschließend die Seite.

## Hinweise

- Halten Sie die Positionen für 20 Sekunden. Sie können die Haltedauer im Laufe der Zeit auf 60 Sekunden steigern.
- Versuchen Sie, bei jeder Ausatmung noch tiefer in die Dehnung hineinzugehen.

## VARIATION

Die Übung funktioniert auch im Sitzen auf einem Hocker. Setzen Sie sich dazu mit einer Gesäßhälfte auf den Hocker und ziehen Sie den freien Unterschenkel am Fußgelenk zum Gesäß. Achten Sie auch hier darauf, dass das Becken vorn ist.

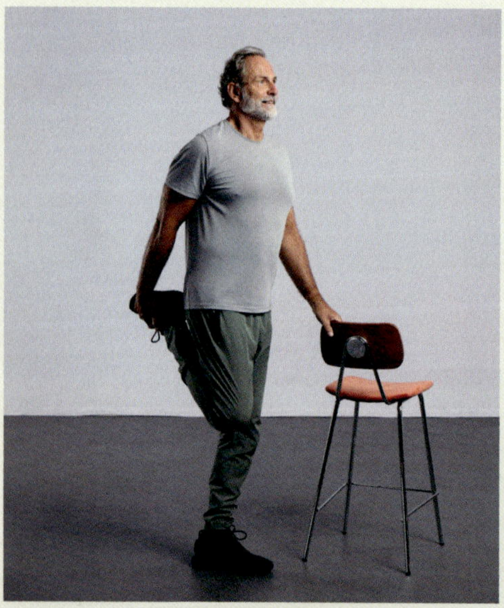

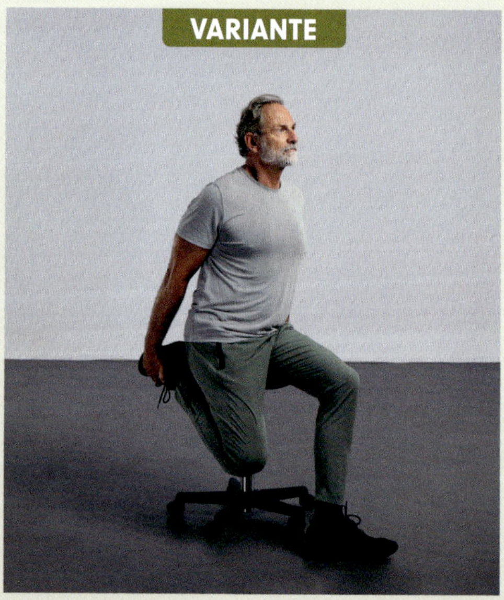

## Katzenbuckel - Pferderücken

1 Knien Sie sich auf der Matte in den Vierfüßlerstand. Rollen Sie den Rücken in einen runden Katzenbuckel, schieben Sie den Rücken dazu weit nach oben und blicken Sie Richtung Oberschenkel, sodass auch die Halswirbelsäule rund wird.

2 Formen Sie nun mit dem Rücken einen Pferderücken, senken Sie dafür die Wirbelsäule Richtung Boden, sodass fast ein kleines Holhlkreuz entsteht. Blicken Sie geradeaus nach vorn.

### Hinweise

- Achten Sie darauf, dass alle Segmente der Wirbelsäule an der Bewegung beteiligt sind.
- Führen Sie die Bewegungen langsam und kontrolliert aus.
- Jede Bewegung sollte 2–3 Sekunden dauern.
- Führen Sie 2–3 Sätze mit jeweils 10–15 Wiederholungen aus.

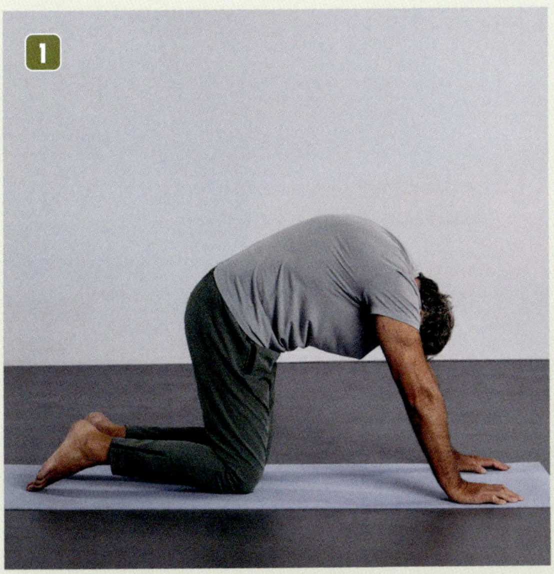


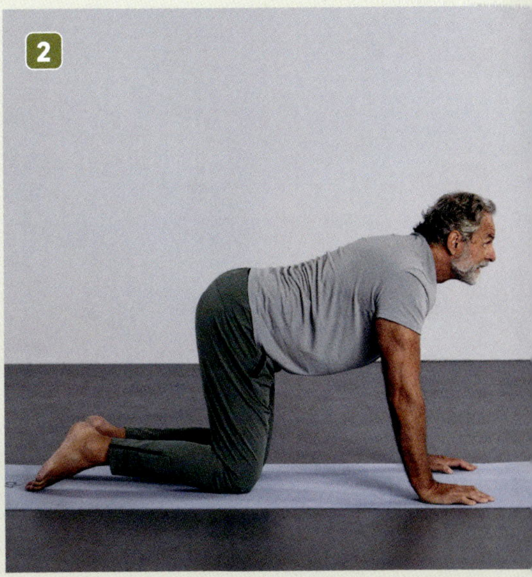

## Knie zur Brust in Rückenlage

Legen Sie sich bequem auf der Matte auf den Rücken. Ziehen Sie ein Knie nah an den Oberkörper, umfassen Sie es mit den Händen. Bewegen Sie das Knie nach Ihrem Gefühl kreisend oder sanft schwingend von rechts nach links. Wechseln Sie anschließend die Seite.

### Hinweise

- Führen Sie die Bewegungen langsam und kontrolliert aus.
- Das gestreckte Bein sollte entspannt auf der Matte liegen.
- Halten Sie das Knie für 20 Sekunden nah am Bauch. Sie können die Haltedauer im Laufe der Zeit auf 60 Sekunden steigern.
- Versuchen Sie sich bei jeder Ausatmung noch tiefer zu entspannen.
- Es kann helfen, die Augen zu schließen.

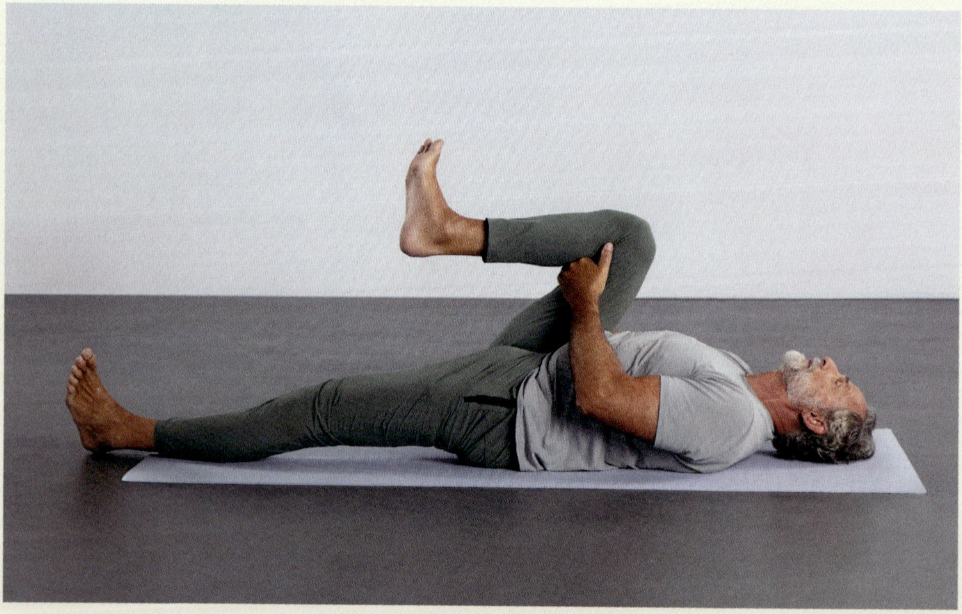

# Seilschlagen

**Hilfsmittel:** Seil

1 Nehmen Sie das Seil weit in die Hände und spannen Sie es weit auf.
2 Heben Sie die gestreckten Arme V-förmig nach oben über Kopf, halten Sie das Seil unter Spannung.
3 Wenn möglich, führen Sie das Seil nun hinter dem Körper wieder nach unten, bis hinter den Rücken oder hinter das Gesäß. Greifen Sie das Seil so weit wie möglich außen am jeweiligen Seilende.

## Hinweise

- Führen Sie die Bewegungen langsam und kontrolliert aus.
- Jede Bewegung sollte 2–3 Sekunden dauern.
- Führen Sie 2–3 Sätze mit jeweils 10–15 Wiederholungen durch.

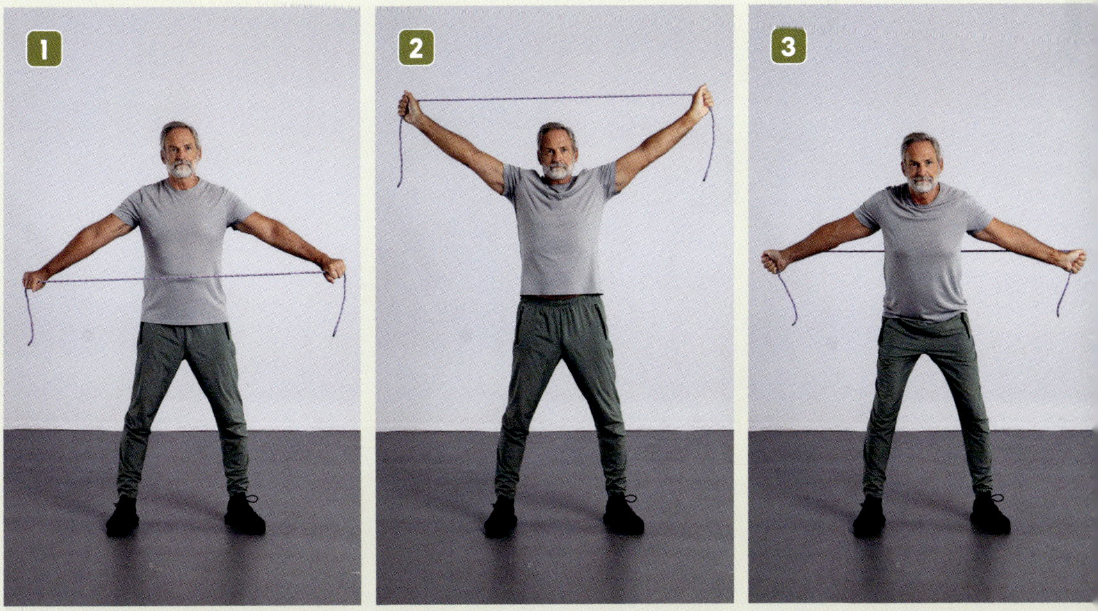

# Paddeln

**Hilfsmittel:** Seil

1 Fassen Sie das Seil im stabilen Stand etwas weiter als schulterbreit. Strecken Sie die Arme nach vorn und halten Sie das Seil unter Spannung.
2 Führen Sie das Seil zur linken Körperseite. Drehen Sie den Oberkörper dazu nach links. Halten Sie das Seil weiterhin unter Spannung.
3 Führen Sie das Seil zurück zur Mitte und drehen Sie den Oberkörper nun nach rechts. Halten Sie das Seil auch hier weiterhin unter Spannung. Wechseln Sie weiter von einer auf die andere Seite und führen Sie auf diese Weise Achterbewegungen links und rechts neben dem Körper nach hinten aus.

## Hinweise

- Wenden Sie auch den Kopf und den Oberkörper weit nach hinten.
- Der hintere Arm bleibt möglichst gestreckt.
- Führen Sie die Bewegungen langsam und kontrolliert aus.
- Jede Bewegung sollte 2–3 Sekunden dauern.
- Führen Sie 2–3 Sätze mit jeweils 10–15 Wiederholungen durch.

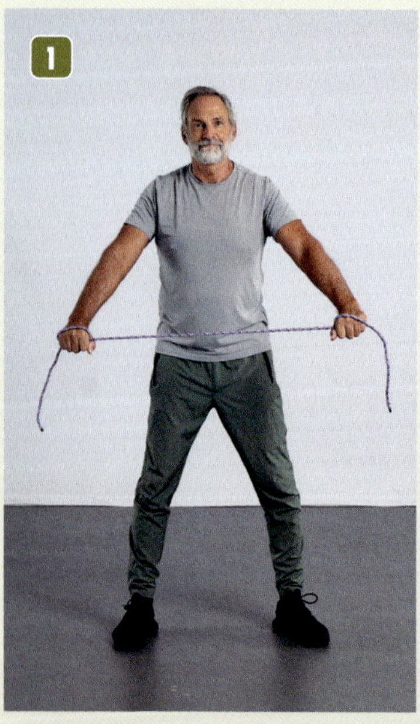


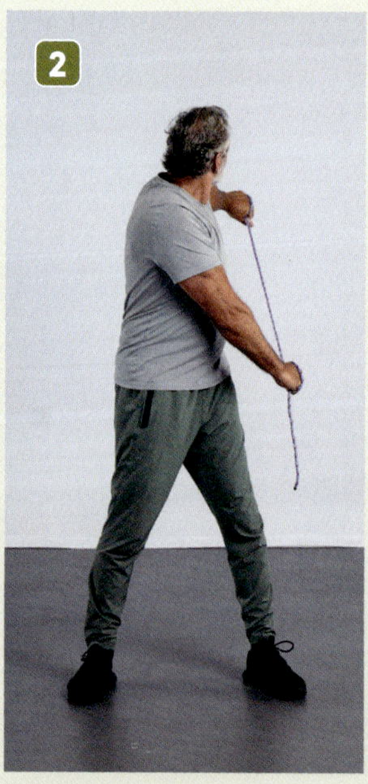


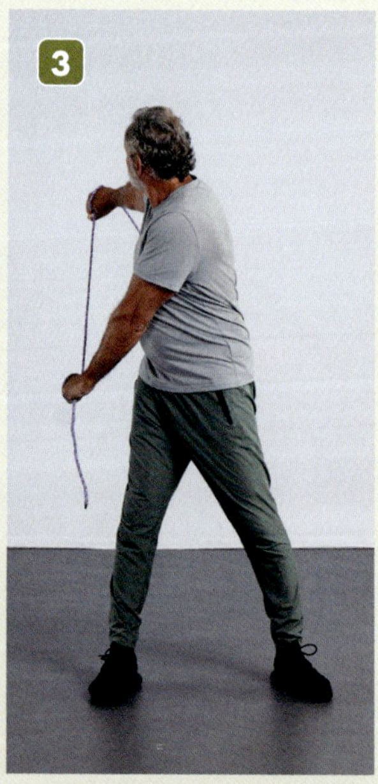

## Nackendehnung im Stehen

1 Stellen Sie sich mit dem Rücken gerade an eine freie Wand. Das Gesäß, der Rücken und die Schultern berühren die Wand. Die Füße können Sie für eine stabilere Position einen Schritt von der Wand entfernt platzieren. Strecken Sie die Arme neben dem Körper aus und legen Sie die Handrückseiten an die Wand.

2 Schieben Sie nun den Hinterkopf näher an die Wand, indem Sie ein Doppelkinn machen. Die Halswirbelsäule sollte nicht überstreckt sein, sondern dort an die Wand geführt werden, wo ein Zopf gebunden wird.

### Hinweise

- Achten Sie darauf, dass die Lendenwirbelsäule an der Wand bleibt.
- Unterstützen Sie die Haltung bei Bedarf, in dem Sie sanft mit einer Hand das Kinn nach hinten schieben.
- Führen Sie die Bewegung langsam und kontrolliert aus.
- Halten Sie das Kinn für 20 Sekunden nah zur Brust.
- Versuchen Sie, bei jeder Ausatmung noch tiefer in die Dehnung zu kommen.

### VARIATION

Für einen neuen Trainingsreiz stellen Sie auch die Fersen an die Wand.

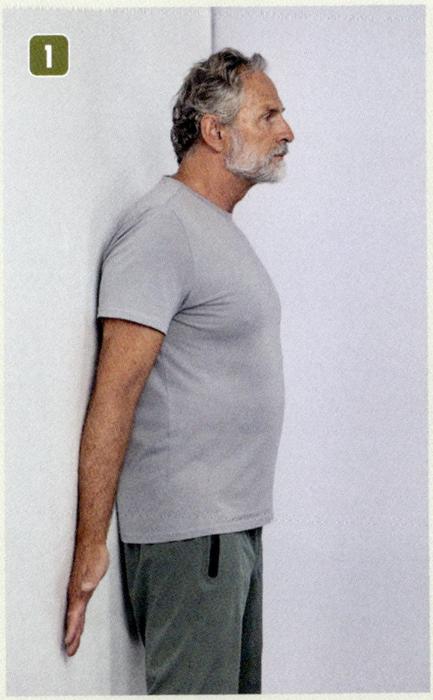


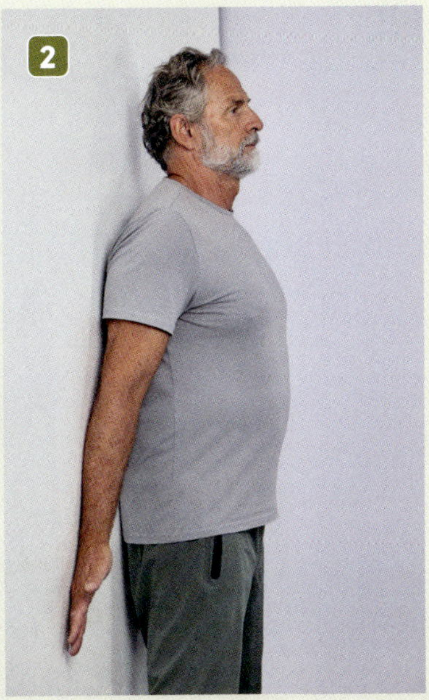

# Schmetterling

Stellen Sie sich mit dem Rücken gerade an eine freie Wand. Das Gesäß, der Rücken, die Schultern und wenn möglich der Hinterkopf berühren die Wand. Die Füße können Sie für eine stabilere Position einen Schritt von der Wand entfernt platzieren. Strecken Sie die Arme neben dem Becken aus, die Rückseiten der Hände berühren die Wand. Führen Sie die Arme an der Wand gestreckt nach oben. Die Handrückseiten sollten die Wand die ganze Zeit über berühren. Wenn Sie den Kontakt zur Wand nicht mehr halten können, führen Sie die Arme wieder an der Wand zurück nach unten.

### Hinweise

- Versuchen Sie, mit der Zeit weiter nach oben zu kommen, ohne den Kontakt zur Wand zu verlieren.
- Führen Sie die Bewegungen langsam und kontrolliert aus.
- Jede Bewegung sollte 2–3 Sekunden dauern.
- Führen Sie 2–3 Sätze mit jeweils 10–15 Wiederholungen durch.

### VARIATION

Für einen neuen Trainingsreiz stellen Sie auch die Fersen an die Wand.

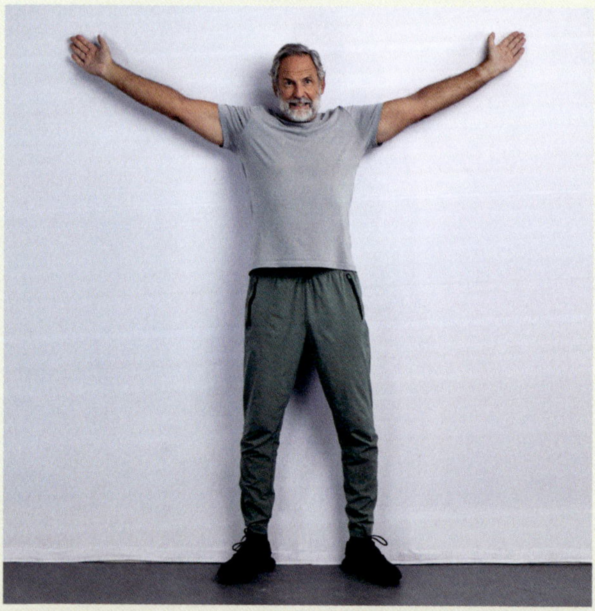

# Schulterkreise nach hinten

1 Stellen Sie sich mit dem Rücken gerade an eine freie Wand. Das Gesäß, der Rücken, die Schultern und wenn möglich der Hinterkopf berühren die Wand. Die Füße können Sie für eine stabilere Position einen Schritt von der Wand entfernt platzieren. Berühren Sie mit den Handrückseiten die Wand.

2 Führen Sie die Arme so weit wie möglich nach oben, ohne, dass die Rückseiten der Hände den Kontakt zur Wand verlieren. Wenn Sie den Kontakt der Hände zur Wand nicht mehr halten können, führen Sie kreisförmige Bewegungen mit den gestreckten Armen aus. Am hintersten Punkt sollten die Handrückseiten die Wand wieder berühren.

### Hinweise

- Arbeiten Sie sich mit der Zeit weiter nach oben vor.
- Führen Sie die Bewegungen langsam und kontrolliert aus.
- Jede Bewegung sollte 2–3 Sekunden dauern.
- Führen Sie 2–3 Sätze mit jeweils 10–15 Wiederholungen durch.

### VARIATION

Für einen neuen Trainingsreiz stellen Sie auch die Fersen an die Wand.

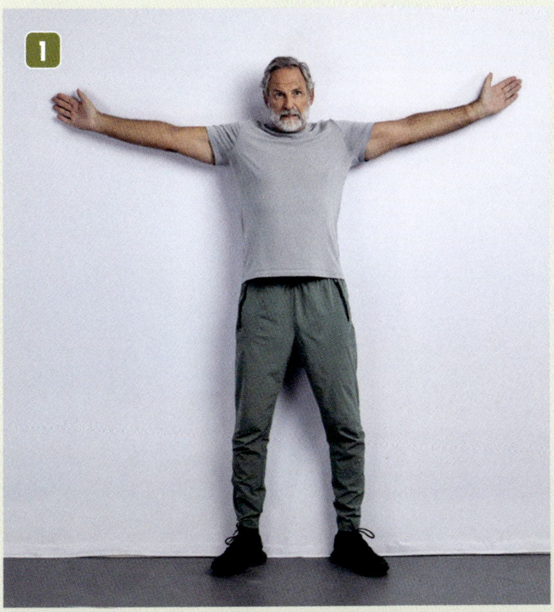


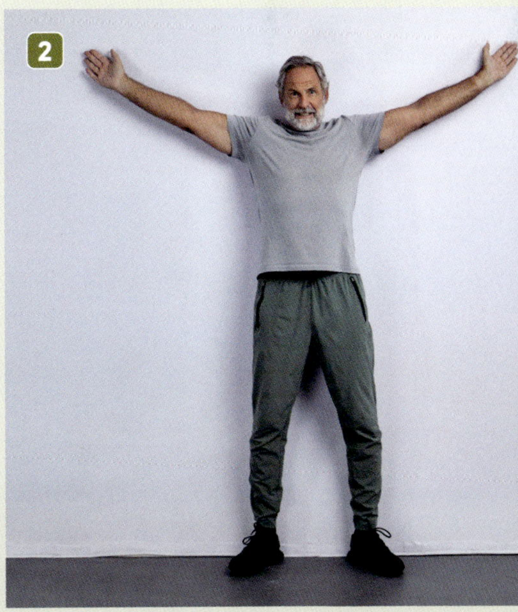

## Seitliche Winkelhaltung im Sitz

**Hilfsmittel:** Stuhl

1 Setzen Sie sich auf einen Stuhl. Stellen Sie die Füße stabil und breit auf den Boden und richten Sie den Rücken gerade auf. Die Hände bleiben locker.
2 Führen Sie nun die linke Hand am Unterschenkel entlang fußwärts und heben Sie gleichzeitig den rechten Arm Richtung Decke. Schauen Sie zur rechten Hand. Wechseln Sie anschließend die Seite.

### Hinweise

- Achten Sie auf eine gleichmäßige Verteilung des Körpergewichts auf die rechte und linke Gesäßhälfte.
- Spüren Sie die Dehnung an der rechten Körperseite bis hin zur Wirbelsäule.
- Halten Sie die Positionen für 20 Sekunden. Sie können die Haltedauer im Laufe der Zeit auf 60 Sekunden steigern.
- Versuchen Sie, bei jeder Ausatmung noch tiefer in die Dehnung hineinzugehen.

### Parkinson-Kniff

Wenn Sie am Pisa-Syndrom leiden, dann führen Sie vor allem den Arm der langen Seite nach unten, um die Symmetrie im Körper wiederherzustellen.

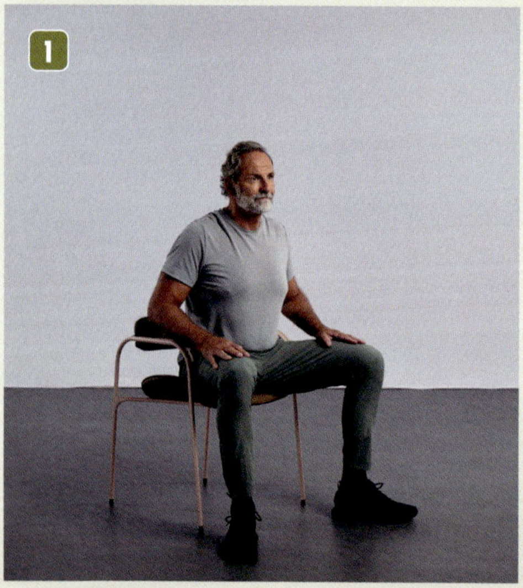


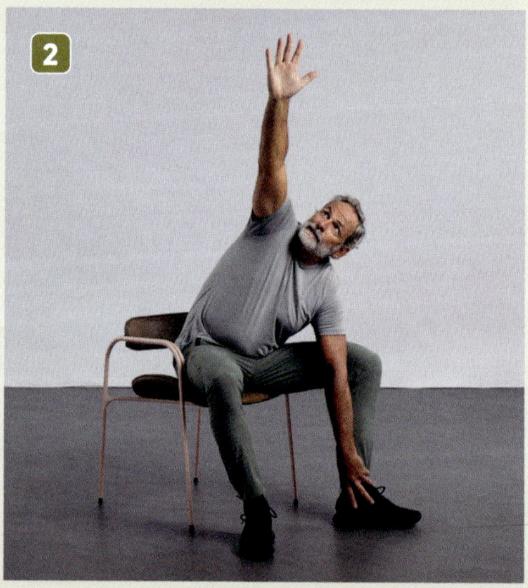

## Savasana

Legen Sie sich auf der Matte auf den Rücken. Strecken Sie Arme und Beine von sich, die Beine etwa mattenweit auseinander. Lassen Sie die Füße nach außen fallen. Drehen Sie die Handflächen nach oben. Schließen Sie die Augen und konzentrieren Sie sich auf Ihren Körper. Spüren Sie langsam von den Füßen bis nach oben zum Kopf in Ihren Körper hinein. Entspannen Sie nacheinander alle Gelenke von unten nach oben bis zum Kopf. Lassen Sie mit der Ausatmung die Spannung immer weiter aus Ihrem Körper weichen.

### Hinweise

- Bleiben Sie für mindestens 1 Minute liegen.
- Wecken Sie Ihren Körper mit leichten Hand- und Fußbewegungen wieder auf.
- Sorgen Sie für eine bequeme Position. Sollten Sie Lagerungsmaterial wie ein Kissen benötigen, versuchen Sie, diese Hilfe mit der Zeit zu reduzieren.
- Das Ziel ist es, wieder ganz flach und entspannt auf dem Boden zu liegen.

### Parkinson-Kniff

Die Rückenlage ist eine sehr gute Dauerdehnung für die Beugemuskulatur des Rumpfes, des Nackens, der Hüfte und der Knie. Sie ist damit sehr wertvoll in der Behandlung der Kamptokormie und des Antecollis.

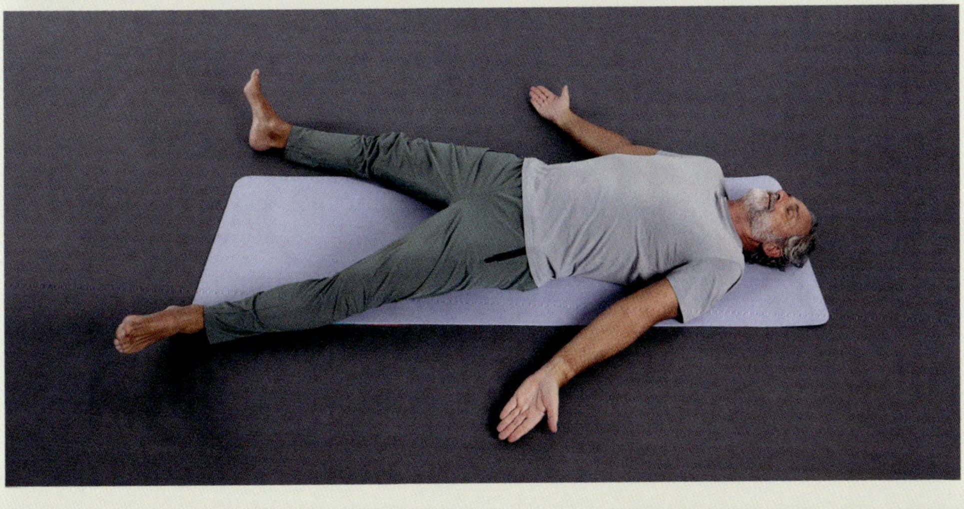

# Gleichgewicht und posturale Instabilität

Wenn wir die Balance verlieren, können mehrere Ursachen dahinterstecken, oft ist es jedoch eine Kombination verschiedener Gründe, die zu einer posturalen Instabilität führen. Wenn die Haltemuskulatur zu schwach ist, kann das ebenso zu Stürzen führen wie eine schlechte Reaktionsschnelligkeit oder Freezing. Die Bradykinese kann zum Stolpern über Kanten führen und eine Retropulsion kann uns schnell zu weit nach hinten ziehen. Manchmal sind schon kleine Veränderungen, wie das verbesserte Mitpendeln der Arme beim Gehen, hilfreich, um im Gleichgewicht zu bleiben.

Sie können hier mit Ihrer Vorstellung arbeiten (siehe den Abschnitt »Die Wirkung der Imagination auf das Gehirn« ab Seite 70), sich noch mehr fokussieren (siehe den Abschnitt »Die Bedeutung der Achtsamkeit« ab Seite 74) und auch noch mal auf die Tipps im Abschnitt »Sturzmechanismen, Stürze und Verlust eines natürlichen Armpendels« (ab Seite 80) zurückkommen. Schlagen sie auch gern noch mal unter »Die drei Anker der Balance« (ab Seite 89) nach. Zur Verbesserung der posturalen Stabilität üben Sie gerne auch mit den Plänen zur Sturzprophylaxe auf den Seiten 244 bis 247.

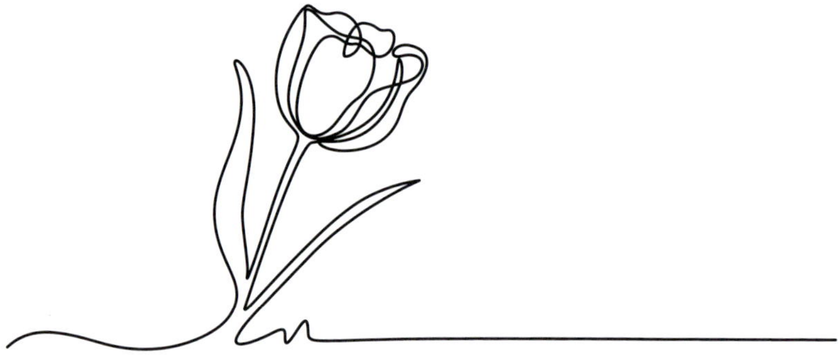

## Dreipunktestand

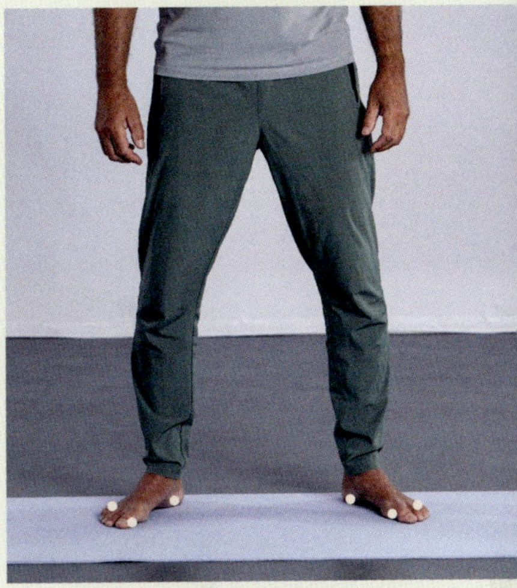

Stellen Sie sich stabil mit etwa schulterbreit geöffneten Füßen hin. Spüren Sie genau in Ihre Füße hinein. Konzentrieren Sie sich im Stand auf drei Punkte an Ihren Füßen: die Großzehengrundgelenke, die Kleinzehengrundgelenke und die Fersen. Alle drei Punkte sollten an beiden Füßen einen festen Kontakt zum Boden haben. Um zu überprüfen, ob das der Fall ist, können Sie das Gewicht nach vorn, hinten und seitwärts verlagern und beobachten, was unter Ihren Fußsohlen passiert.

**Hinweis:** Bleiben Sie 30 bis 60 Sekunden stehen.

## Einen Baum umarmen

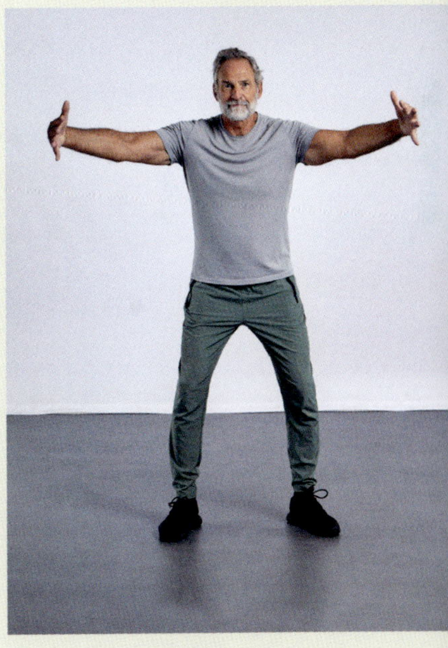

Stellen Sie sich etwa schulterbreit auf. Heben Sie die Arme etwa auf Schulterhöhe. Bilden Sie mit den Armen einen offenen Kreis. Konzentrieren Sie sich auf die Gewichtsverteilung unter Ihren Füßen. Balancieren Sie sich aus.

**Hinweise**

- Halten Sie die Position für 20 Sekunden. Steigern Sie die Haltedauer mit der Zeit auf 60 Sekunden.
- Führen Sie 2–3 Wiederholungen durch.

# Etwas mit den Zehen greifen

**Hilfsmittel:** Stuhl mit Armlehnen, kleine Gegenstände, beispielsweise Korken, Stofffetzen, Flummis, Geldstücke, Schlüssel

1 Legen Sie zwei Schälchen und ein paar kleine Gegenstände vor sich auf den Boden. Es eignen sich Korken, Stofffetzen, Flummis, Geldstücke, Schlüssel und anderes.

2 Spreizen Sie als Vorübung die Zehen. Stabilisieren Sie sich mithilfe der Seitenlehnen. Greifen Sie nun mit beiden Füßen zusammen einen Gegenstand. Lassen Sie ihn in ein Schälchen fallen.

**Hinweis:** Es kann auch für eine neue Herausforderung sorgen, wenn Sie immer wieder mit anderen Gegenständen üben.

## VARIATION

Wenn Sie eine neue Herausforderung suchen, fassen Sie die Gegenstände jeweils nur mit einem Fuß oder balancieren Sie sich mit den Armen in der Luft aus.

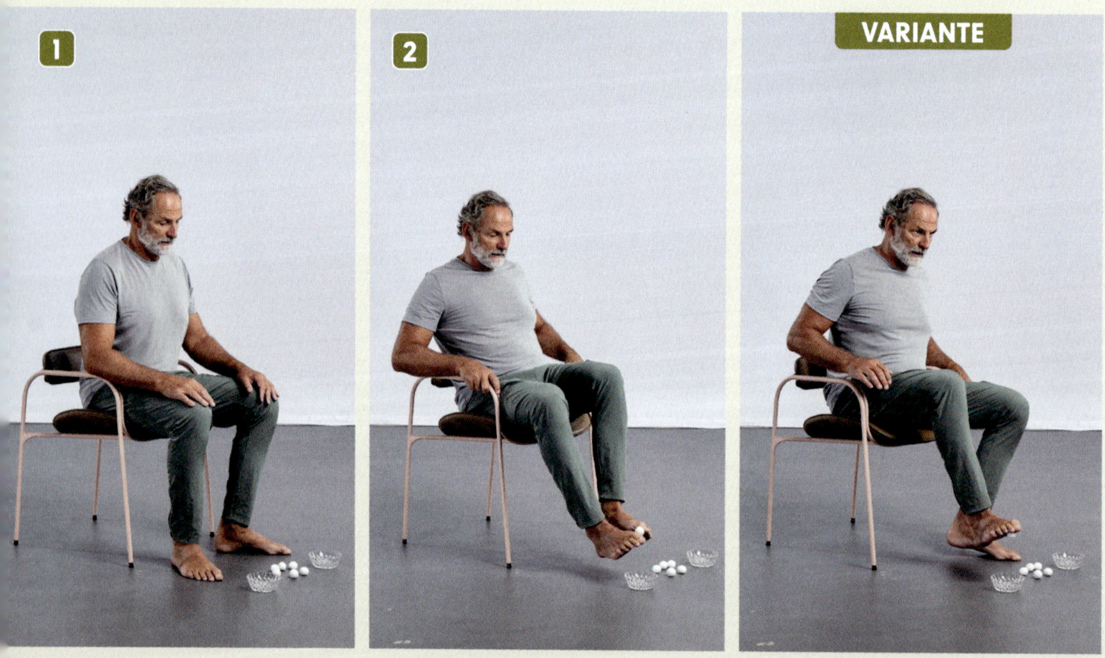

# Zehenstand

1 Starten Sie im aufrechten Stand. Blicken Sie geradeaus.
2 Verlagern Sie nun Ihr Gewicht nach vorn auf die Fußspitzen und heben Sie die Fersen weit nach oben ab.

## Hinweise

- Zur Stabilisation können Sie sich an einem Stuhl festhalten. Versuchen Sie dann, Ihre Hände nur leicht aufzulegen, und reduzieren Sie den Halt nach und nach.
- Steigern Sie die Haltedauer mit der Zeit auf 20 Sekunden.
- Führen Sie 2–3 Wiederholungen durch.

## VARIATION

Wenn Sie eine neue Herausforderung suchen, nehmen Sie zusätzlich noch eine zweite Aufgabe dazu (siehe *Dual-Task*-Training ab Seite 39).

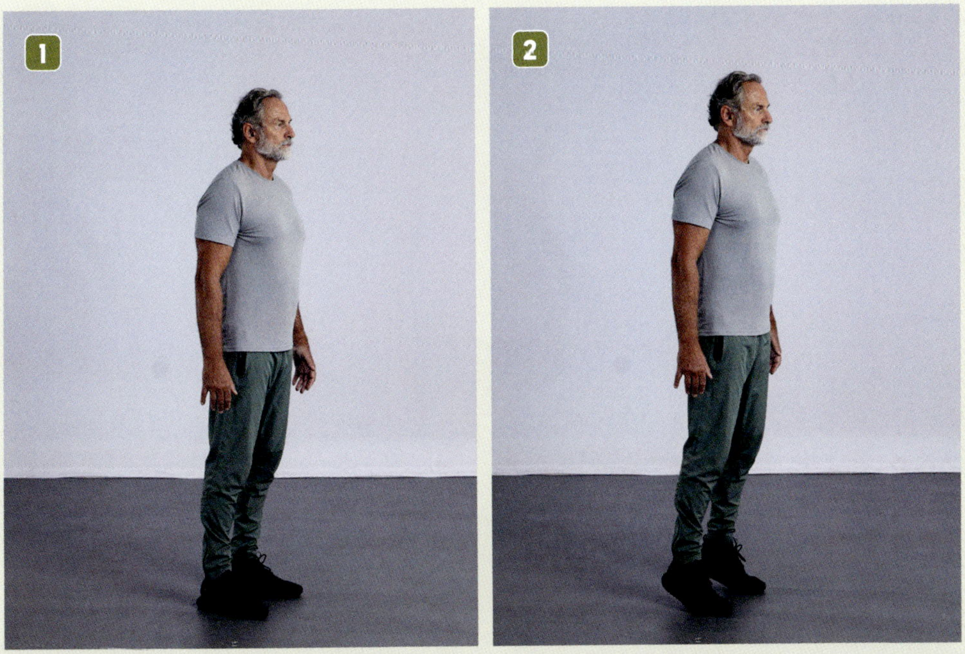

## Enger Fußstand

Stellen Sie sich aufrecht die Füße direkt nebeneinander. Die Fersen und Großzehen beider Füße sollten sich berühren. Blicken Sie geradeaus. Balancieren Sie sich aus.

### Hinweise

- Zur Stabilisation können Sie sich an einem Stuhl festhalten. Versuchen Sie dann, Ihre Hände nur leicht aufzulegen, und reduzieren Sie den Halt nach und nach.
- Steigern Sie die Haltedauer mit der Zeit auf 20 Sekunden.
- Führen Sie 2–3 Wiederholungen durch.

### VARIATION

Wenn Sie eine neue Herausforderung suchen, nehmen Sie zusätzlich noch eine zweite Aufgabe dazu (siehe *Dual-Task*-Training ab Seite 39).

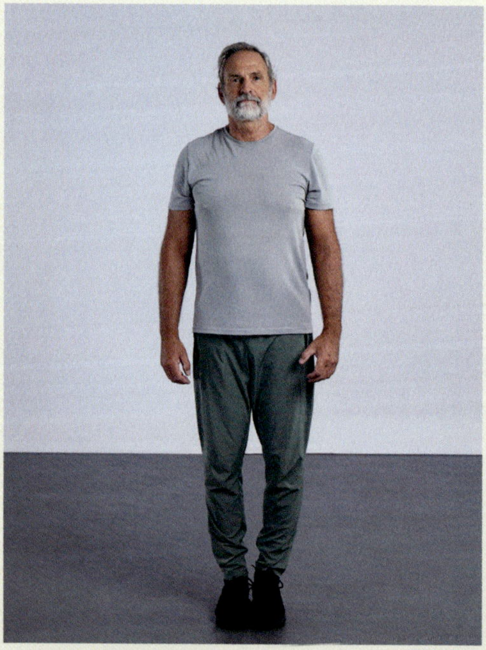

# Tandemstand

1 Starten Sie im aufrechten Stand. Blicken Sie geradeaus.
2 Stellen Sie nun einen Fuß direkt vor den anderen – Ferse an Zehen. Strecken Sie die Arme zu beiden Seiten, damit Sie sich gut ausbalancieren können.

## Hinweise

- Zur Stabilisation können Sie sich an einem Stuhl festhalten. Versuchen Sie, die Hände nur leicht aufzulegen, und reduzieren Sie den Halt nach und nach.
- Steigern Sie die Haltedauer mit der Zeit auf 20 Sekunden.
- Führen Sie 2–3 Wiederholungen durch.

## VARIATION

- Beugen Sie die Knie und kommen Sie damit in eine Hocke. Halten Sie die Balance.
- Wenn Sie eine neue Herausforderung suchen, können Sie währenddessen Ihre Augen schließen oder eine zweite Aufgabe hinzunehmen (siehe *Dual-Task*-Training ab Seite 39).

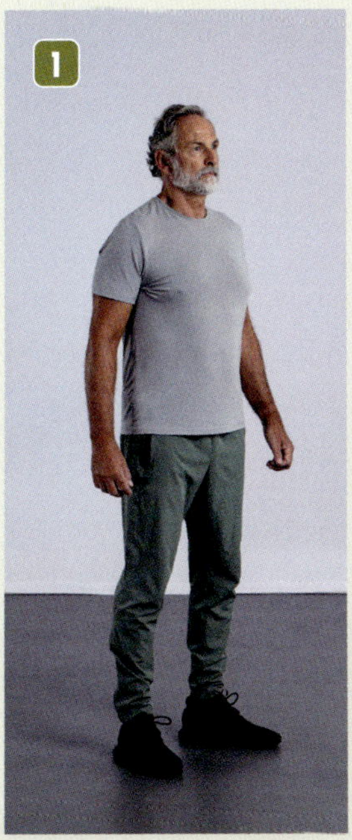


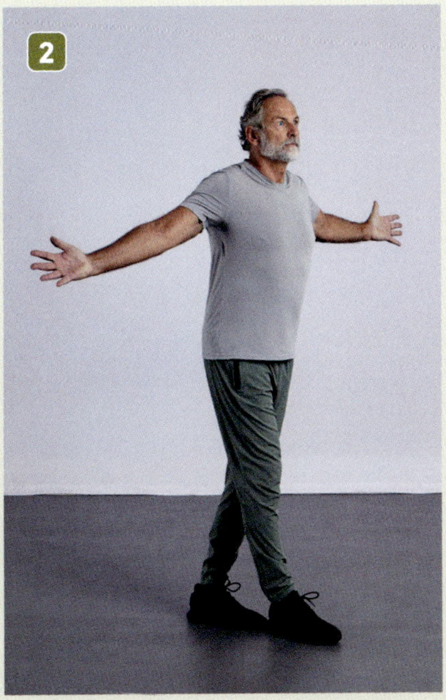


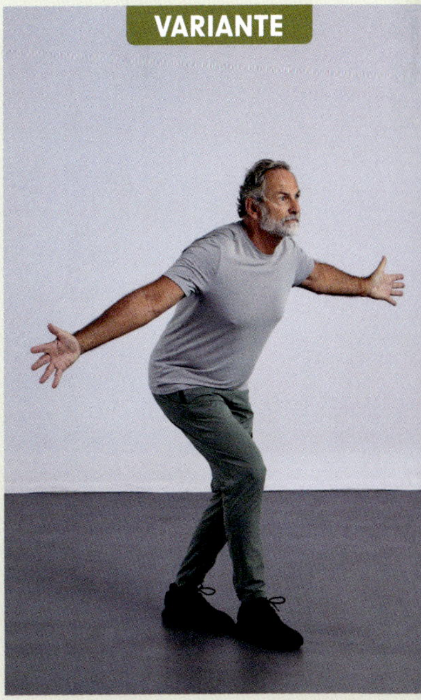

# Around the Clock

**Hilfsmittel:** 8–12 Post-it's

1. Kleben Sie zunächst 8 Post-it's in einem Kreis von ungefähr einem Meter Durchmesser auf den Boden. Stellen Sie sich in die Mitte dieses Kreises. Stellen Sie sich vor, Sie stünden mitten in einer Uhr.
2. Verlagern Sie das Gewicht auf das linke Bein. Bewegen Sie das rechte Bein kurz über dem Boden etwa eine Fußlänge nach vorn auf 12 Uhr und wieder zurück neben das linke Bein. Ziehen Sie dabei die Fußspitze an, sie zeigt immer nach vorn.
3. Bewegen Sie nun den rechten Fuß auf diese Weise auf die Seite auf 3 Uhr, möglichst ohne das rechte Bein abzustellen, und stellen Sie den Fuß zurück neben das linke Bein.
4. Schieben sie den Fuß nach hinten, auf 6 Uhr und ziehen Sie ihn wieder zur Mitte.
5. Wechseln Sie nun und verlagern Sie das Gewicht auf das rechte Bein. Schieben Sie den linken Fuß nach hinten auf 6 Uhr und setzen Sie den Fuß wieder an den rechten heran.
6. Strecken Sie das linke Bein auf die Seite auf 9 Uhr und ziehen Sie den Fuß wieder zur Mitte.
7. Strecken Sie nun den linken Fuß nach vorn auf 12 Uhr und setzen Sie ihn wieder in der Mitte ab. In gleicher Weise wird dann von 6 Uhr bis 12 Uhr eine Zahl nach der anderen im Wechsel mit der Mitte angesteuert.

**Hinweis:** Führen Sie 2–3 Wiederholungen durch.

## VARIATION

- Wenn Sie mit 12 Post-it's arbeiten, dann gehen Sie die ganze Uhr durch und schieben beide Füße jeweils auf eine volle Stunde: 12 Uhr, 1 Uhr, 2 Uhr, 3 Uhr, 4 Uhr, 5 Uhr, 6 Uhr mit dem rechten Fuß, dann Beinwechsel und mit dem linken Fuß auf 6 Uhr, 7 Uhr, 8 Uhr, 9 Uhr, 10 Uhr, 11 Uhr und 12 Uhr.
- Für eine leichtere Ausführung können Sie jeweils am Bewegungsende den Fuß kurz abstellen.

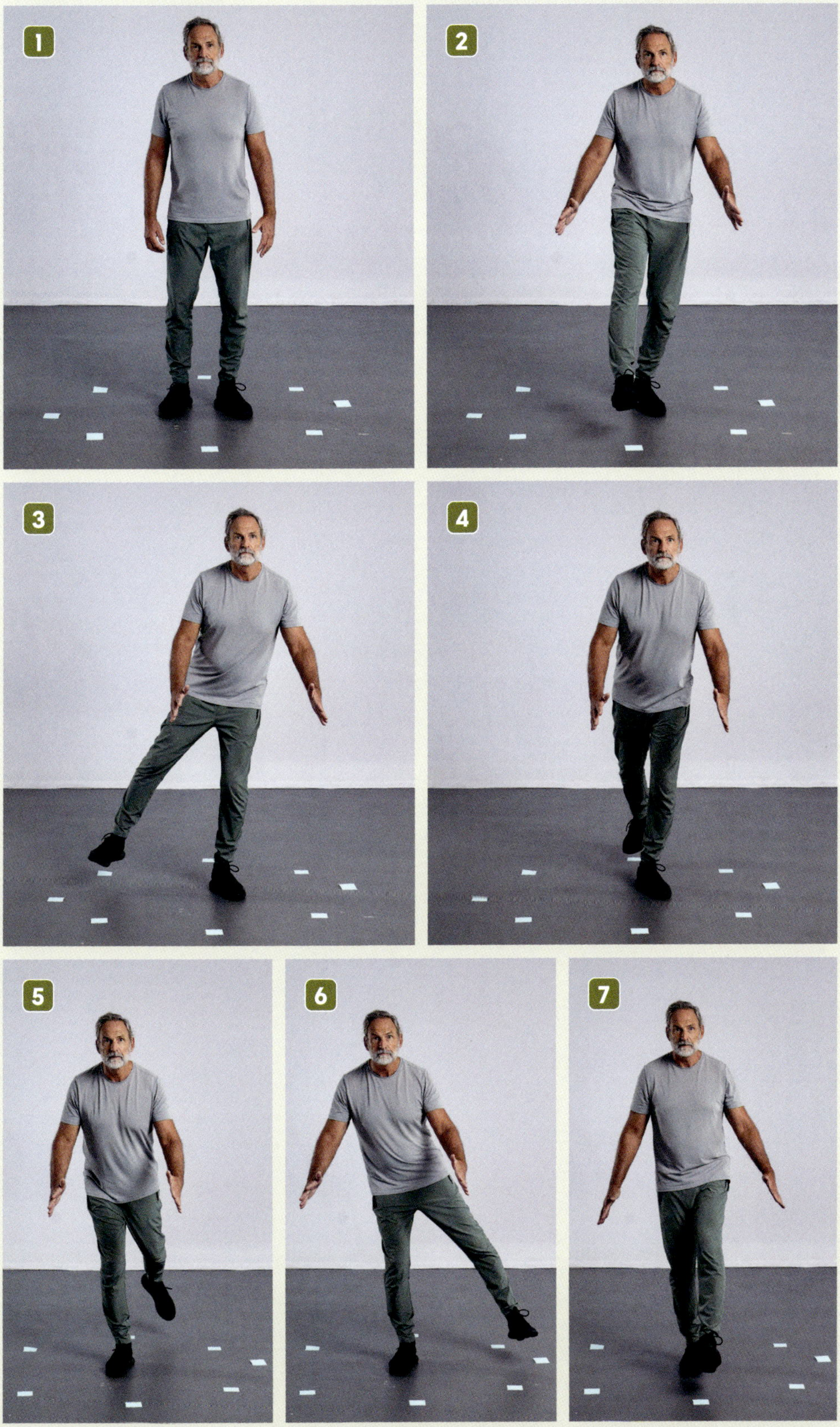
1
2
3
4
5
6
7

## Einbeinstand

Stellen Sie sich aufrecht hin und blicken Sie geradeaus. Heben Sie ein Bein leicht vom Boden ab. Balancieren Sie sich aus, strecken Sie dafür beide Arme auf die Seite.

**Hinweise**

- Es kann helfen, während der Übung einen festen Punkt zu fixieren.
- Zur Stabilisation können Sie sich auch an einem Stuhl festhalten. Mit der Steigerung Ihrer Fähigkeiten können Sie die Unterstützung nach und nach abbauen.
- Steigern Sie die Haltedauer mit der Zeit auf 20 Sekunden.
- Führen Sie 2–3 Wiederholungen pro Seite durch.

### VARIATION

Wenn Sie eine neue Herausforderung suchen, nehmen Sie sich zusätzlich zum Einbeinstand noch eine zweite Aufgabe dazu (siehe *Dual-Task*-Training ab Seite 39).

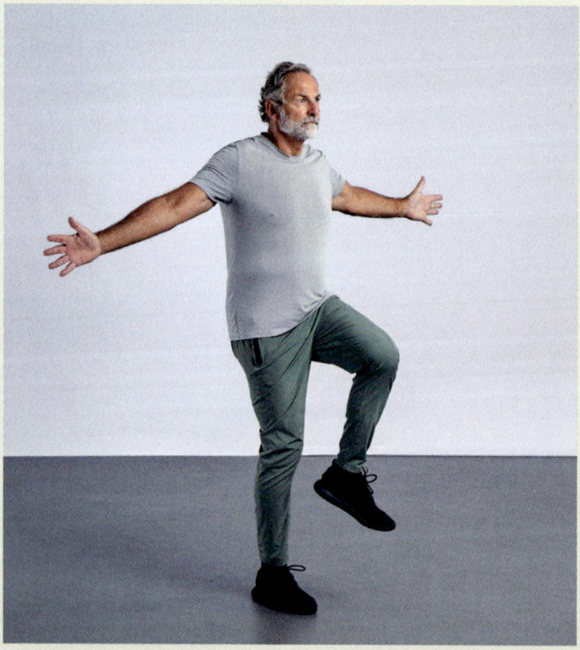

# Standwaage

**Hilfsmittel:** Stuhl

1 Stellen Sie sich aufrecht hinter einen Stuhl. Verlagern Sie das Gewicht auf ein Bein und heben Sie das Knie des unbelasteten Beins an. Blicken Sie geradeaus.
2 Beugen Sie den Oberkörper nach vorn unten und strecken Sie gleichzeitig das freie Bein nach hinten oben in die Horizontale. Halten Sie sich zur Stabilisation an der Stuhllehne fest. Balancieren Sie sich aus.

### Hinweise

- Achten Sie darauf, dass das Becken gerade, parallel zum Boden, bleibt.
- Halten Sie die Position einen Moment und kommen Sie wieder in die Ausgangsstellung. Steigern Sie die Haltedauer mit der Zeit auf 20 Sekunden.
- Führen Sie 2–3 Wiederholungen pro Seite durch.

### VARIATION

Wenn Sie eine neue Herausforderung suchen, können Sie kurzzeitig je eine Hand vom Stuhl lösen oder mit der Zeit ganz auf den Stuhl verzichten.

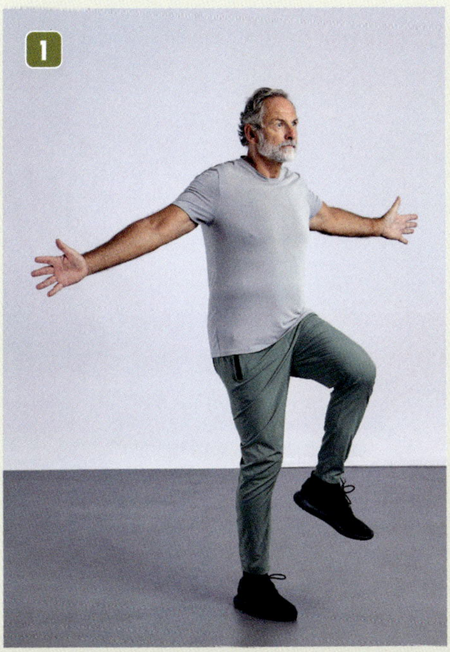


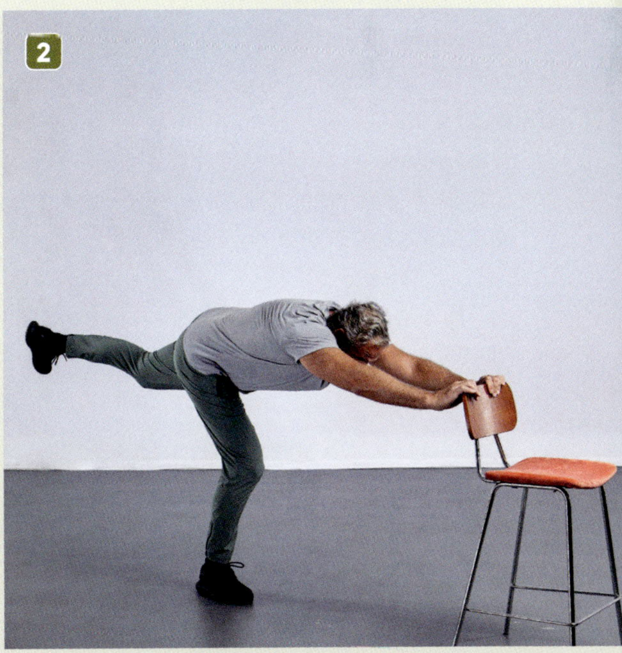

## Gewichtsverlagerung im Kreis

1 Stellen Sie sich aufrecht hin, blicken Sie geradeaus. Strecken Sie die Arme rechts und links zu beiden Seiten aus.
2 Schieben Sie Ihr Becken zur rechten Seite.
3 Schieben Sie das Becken weit nach vorn.
4 Schieben Sie das Becken weiter zur linken Seite.
5 Schieben Sie das Becken schließlich nach hinten. Kreisen Sie auf diese Weise 10-mal mit dem Becken in eine Richtung, dann wechseln Sie die Richtung und kreisen 10-mal andersherum. Spüren Sie in sich hinein.
6 Als Nächstes führen Sie die Bewegungen durch eine Gewichtsverlagerung in den Knien aus. Schieben Sie die Knie nach rechts.
7 Schieben Sie nun die Knie nach vorn.
8 Schieben Sie die Knie weiter zur linken Seite.
9 Schieben Sie die Knie nach hinten, dabei strecken sich die Knie mehr. Kommen Sie mit den Knie schließlich wieder am Ausgangspunkt an. Führen Sie gleichmäßige Kreise aus, 10-mal in die eine Richtung, dann 10-mal in die andere Richtung. Spüren Sie in sich hinein.
10 Zum Schluss initiieren Sie die Bewegung durch eine Gewichtsverlagerung an den Sprunggelenken. Verlagern Sie das Gewicht auf dem Fuß zur rechten Seite.
11 Verlagern Sie das Gewicht nach vorn und weiter zur linken Seite.
12 Verlagern Sie das Gewicht nach hinten und kehren Sie zur Ausgangsposition zurück. Führen Sie gleichmäßige Kreise aus, 10-mal in die eine Richtung, dann 10-mal in die andere Richtung. Spüren Sie in sich hinein.

### Hinweise

- Wiederholen Sie jede Teilübung 10-mal in die eine und anschließend in die andere Richtung. Das heißt die Schritte 1–5, dann die Schritte 6–9, sowie die Schritte 10–12.
- Führen Sie die Bewegung in alle Richtungen möglichst gleichmäßig aus.
- Kontrollieren Sie Ihre Haltung gerne auch vor einem Spiegel. Falls nötig, können Sie sich an einem Stuhl festhalten. Versuchen Sie dann, die Unterstützung nach und nach abzubauen.

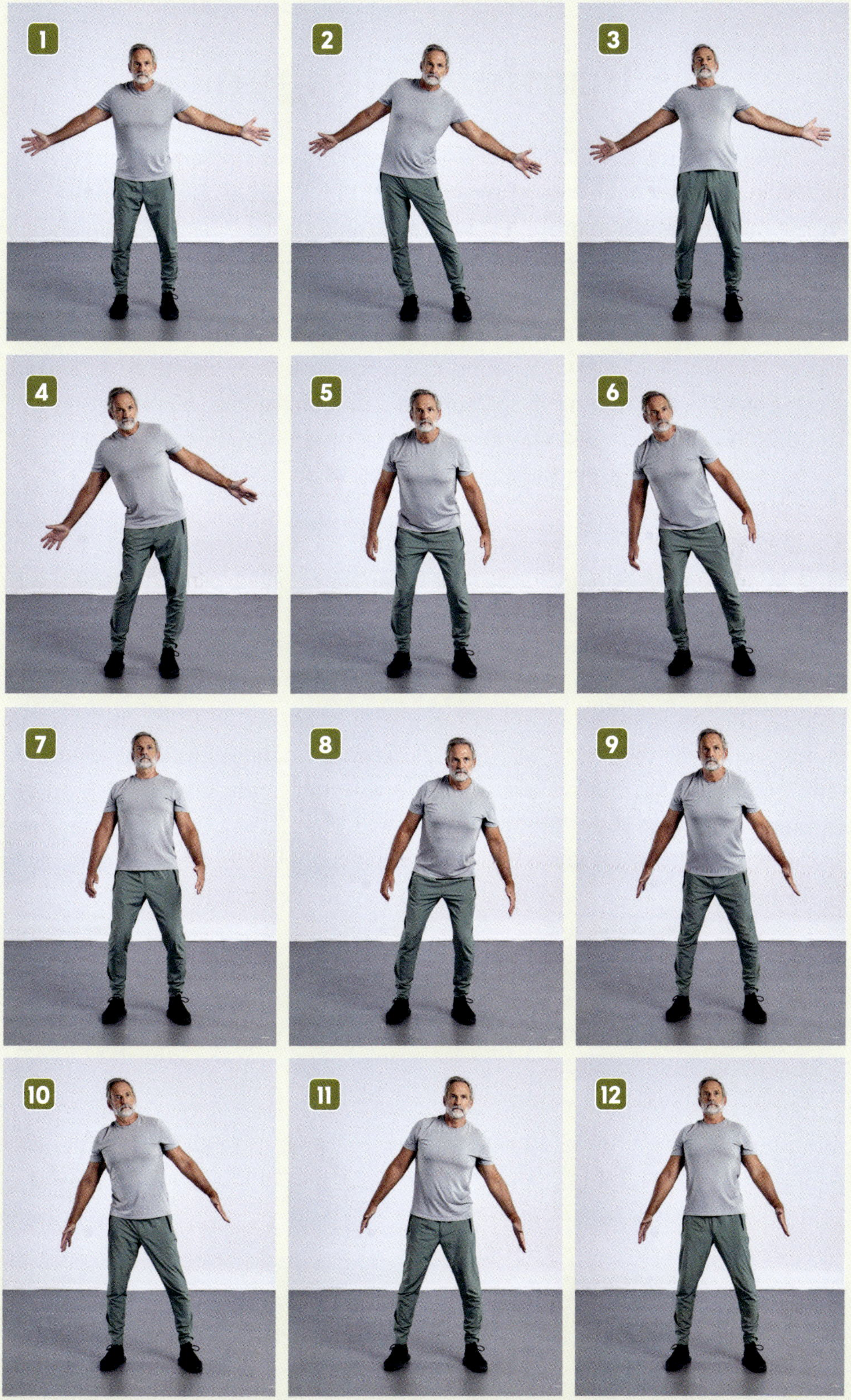
1
2
3
4
5
6
7
8
9
10
11
12

# Transferleistungen

Das Üben des Aufstehens und Hinsetzens ist in der physiotherapeutischen Behandlung der Parkinson-Krankheit weitverbreitet. Wie Sie auf den Boden und wieder nach oben kommen, wie Sie sich im Bett von einer Seite auf die andere rollen und ohne Bettaufrichter aus dem Bett aufstehen können, sollte aber auch nicht vergessen werden. Diese Bewegungsabläufe begleiten Sie von morgens bis abends und nach einem Sturz sollten Sie wissen, wie Sie wieder sicher aufstehen können. Auch für Angehörige, die oft auch schon älter sind, ist es eine große Erleichterung, wenn Sie selbstständig oder mit wenig Unterstützung aufstehen können. Nicht zuletzt trainieren Sie mit diesen Übungen Ihren gesamten Körper und können gezielt Parkinson-Symptome angehen.

Zählen Sie einmal nach, wie viele Schritte Sie für eine Kehrtwende brauchen. Viele Parkinson-Patienten verlieren die Balance, wenn sie sich umdrehen, weil ihre Schritte zu klein oder zu eng sind und die Füße überkreuz geraten. Einschränkungen in der Balance und der Rotation der Wirbelsäule tun ihr Übriges, um die Sturzgefahr zu erhöhen.

Es lohnt sich, die folgenden Übungen zum Umrollen miteinander zu kombinieren. Am besten funktioniert das auf einer weichen Matte mit genug Platz für mehrere Wiederholungen. Sie können aber auch auf dem Bett anfangen und später auf den Boden wechseln, wenn Sie sich bereit dafür fühlen.

Grundsätzlich gibt es viele Möglichkeiten, sich zu rollen. Sie können die Arme oberhalb des Kopfes ausstrecken, oder Sie leiten die Bewegung aus der Seitlage über den oberen Arm und das obere Bein in die passende Richtung ein. Probieren Sie verschiedene Varianten aus und testen Sie, welche für Sie infrage kommen. Werden Sie kreativ.

## Von der Rückenlage in die Seitlage

1 Legen Sie sich auf einer Matte auf den Rücken. Strecken Sie den Arm, über den Sie sich rollen möchten, über Kopf und den anderen Arm in der Rollrichtung aus. Das Bein, über das Sie sich rollen möchten, ist gestreckt, das andere gebeugt.
2 Nun rollen Sie sich über das gestreckte Bein zur Seite. Mit dem gebeugten Bein können Sie sich abstoßen. Der vordere Arm hilft Ihnen, das Körpergewicht in die richtige Richtung zu verlagern.
3 Legen Sie nun das gebeugte Bein vor sich ab.

**Hinweis:** Üben Sie das Umrollen alternativ im Bett und zu beiden Seiten.

### Parkinson-Kniff

Die Seitlage ist eine sehr gute Dauerdehnung für die verkürzte seitliche Rumpfwand. Bei einem Pisa-Syndrom kann die verkürzte Seite aufgedehnt werden, wenn Sie auf ihr liegen (die verkürzte Seite also auf dem Boden aufliegt).

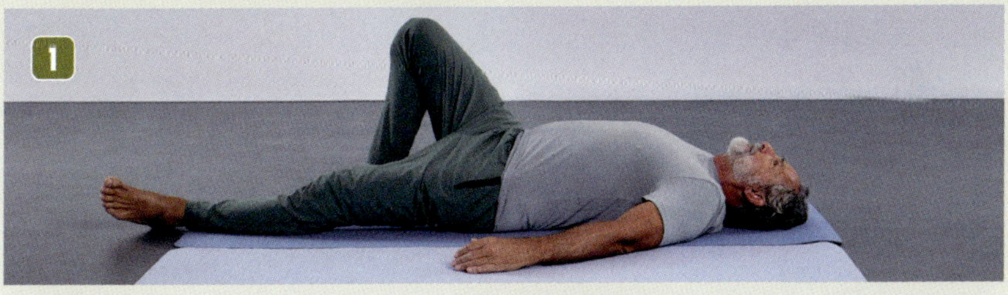


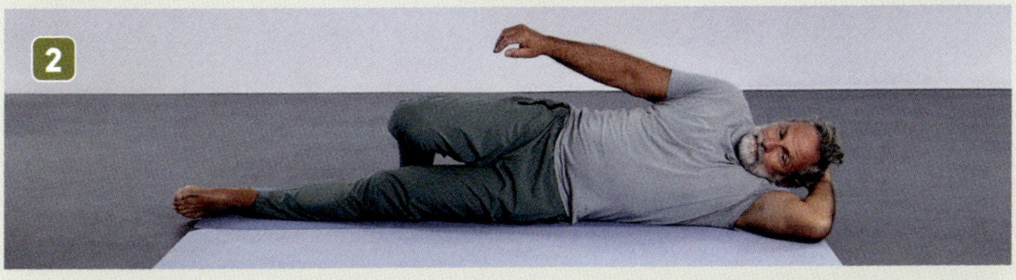


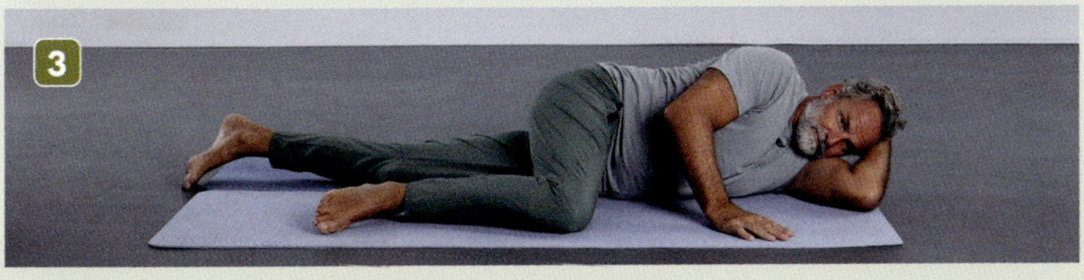

## Von der Seitlage in die Bauchlage

1 Starten Sie in der Seitlage auf der Matte.
2 Strecken Sie den unteren Arm kopfwärts aus. Strecken Sie das obere Bein auf der Matte aus. Es hilft Ihnen in Bauchlage zu rollen. Sie können den Kopf auf Ihren Unterarmen ablegen.
3 Rollen Sie sich durch die Streckung des unteren Arms und des oberen Beins in die Bauchlage.

### Parkinson-Kniff

Die Bauchlage ist eine sehr gute Dauerdehnung für die Beugemuskulatur des Rumpfes, des Nackens und der Hüfte. Sie ist damit sehr wertvoll in der Behandlung der Kamptokormie und des Antecollis. Gleichzeitig ist sie die Ausgangsstellung, um vom Boden aufzustehen. Schon aus diesem Grund sollten Sie sie immer wieder trainieren.

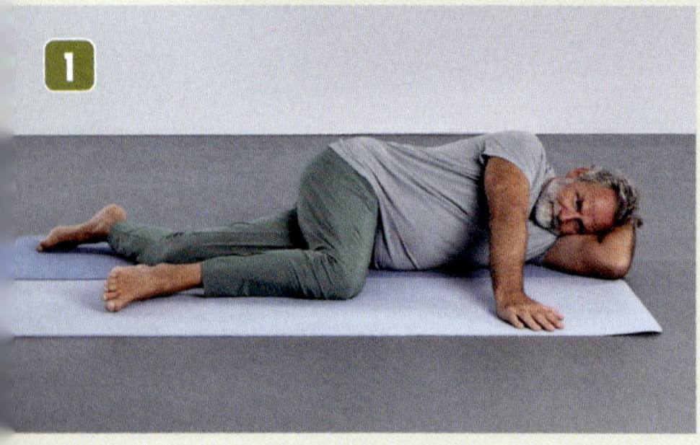


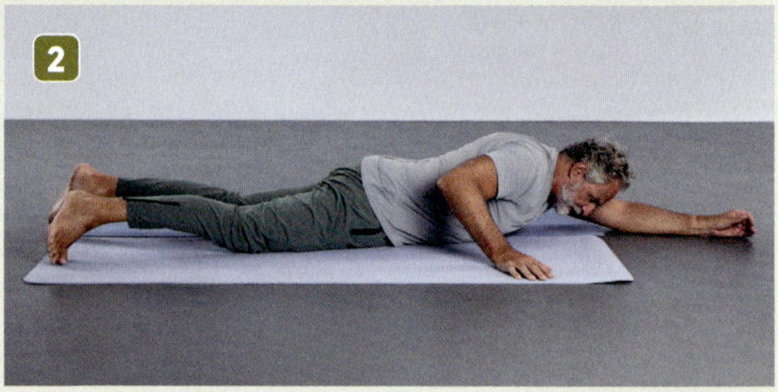


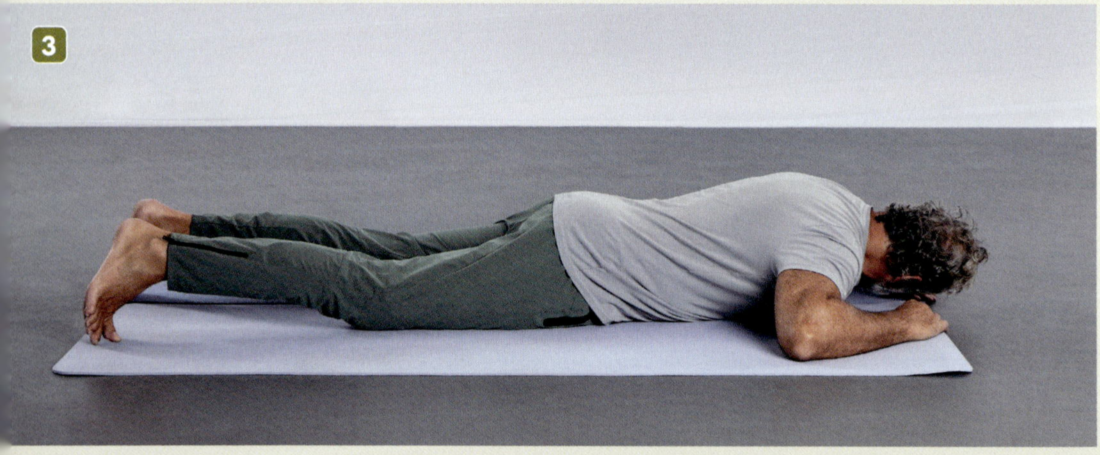

# Von der Bauchlage in den Vierfüßlerstand

1 Legen Sie sich auf den Bauch. Legen Sie die Hände neben dem Kopf ab.
2 Heben Sie die Ellenbogen und setzen Sie die Hände unterhalb der Schultern auf.
3 Stützen Sie sich auf die Hände und heben Sie das Becken ab. Alternativ können Sie sich auch zuerst auf die Unterarme stützen. Drücken Sie sich nach oben auf Hände und Knie.
4 Verringern Sie schrittweise den Abstand zwischen Händen und Knien.
5 Wenn sich die Hände unter den Schultern und die Knie unter den Hüften befinden, sind Sie im Vierfüßlerstand angekommen.

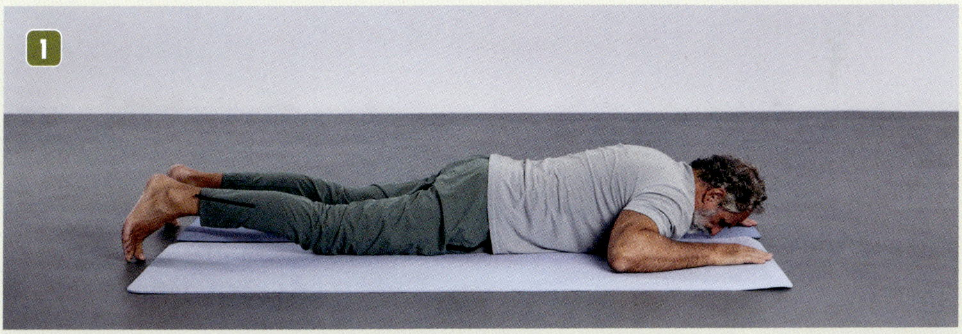


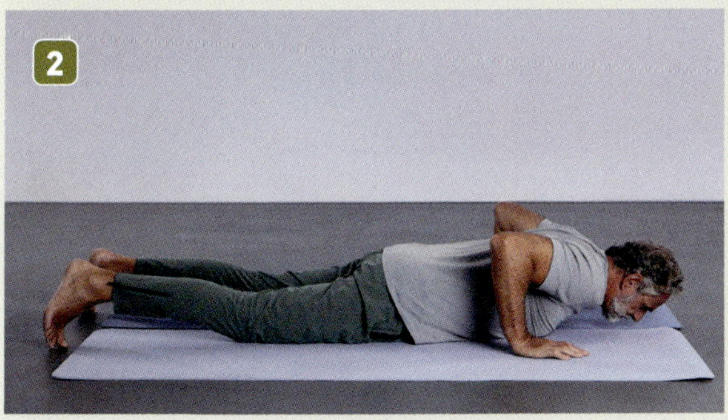


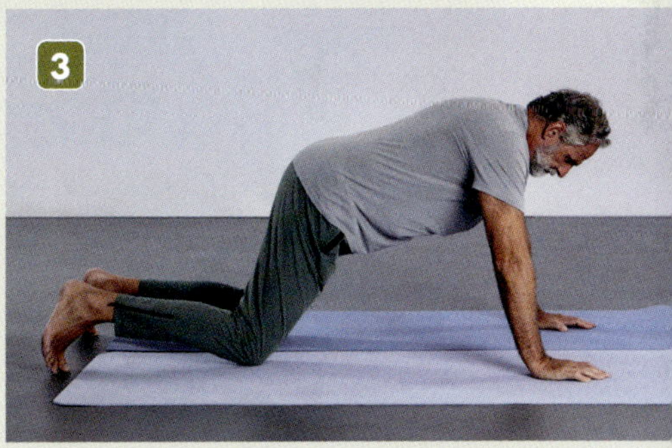


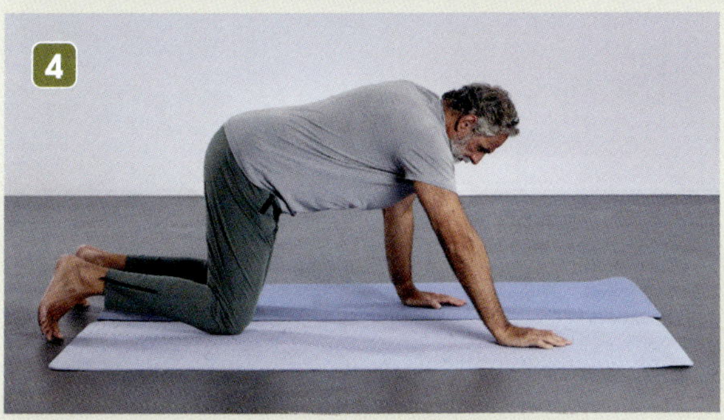


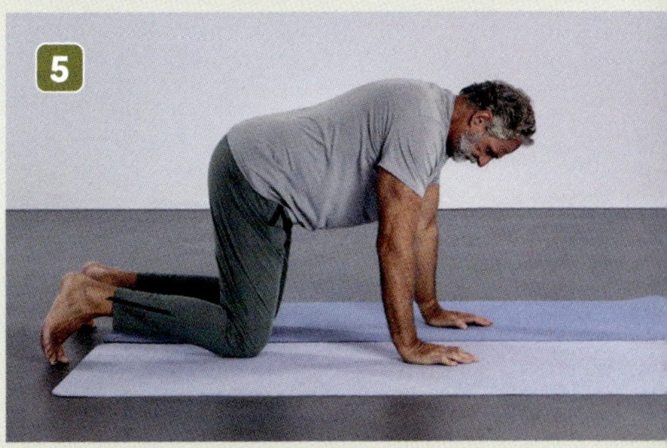

# Vom Vierfüßlerstand in den Stand

**Hilfsmittel:** Stuhl

1 Beginnen Sie im Vierfüßlerstand. Knien Sie sich dafür auf die Matte.
2 Wandern Sie mit den Händen Richtung Knie, schieben Sie sich vom Boden weg und richten das Becken auf.
3 Stellen Sie ein Bein angewinkelt vor sich auf und stützen Sie sich mit den Händen an dem aufgestellten Knie ab.
4 Verlagern Sie das Gewicht nach vorn, drücken Sie sich vom vorn aufgestellten Fuß ab und stellen Sie das zweite Bein hüftbreit neben das erste.
5 Richten Sie sich in den Stand auf.

## VARIATION

**Variante 1 mit Stuhl**

1. Beginnen Sie im Vierfüßlerstand vor einem Stuhl.
2. Stützen Sie sich mit beiden Händen am Sitz des Stuhls ab.
3. Setzen Sie ein Bein nach vorne.
4. Drücken Sie sich vom Fuß des aufgestellten Beins kräftig ab und stellen Sie das zweite Bein neben dem ersten ab.
5. Richten Sie sich in den Stand auf.

**Variante 2**

1. Beginnen Sie im Vierfüßlerstand auf der Matte. Stellen Sie die Zehen auf.
2. Wandern Sie mit den Händen Richtung Knie und verlagern Sie das Gewicht nach hinten auf die Füße. Stabilisieren Sie sich gleichzeitig mit den Händen.
3. Stützen Sie die Hände auf die Knie und schieben Sie sich kraftvoll vom Boden weg, sodass Sie nach oben in die Hocke kommen. Stabilisieren Sie sich die ganze Zeit mit den Händen auf den Knien.
4. Richten Sie sich in den Stand auf.

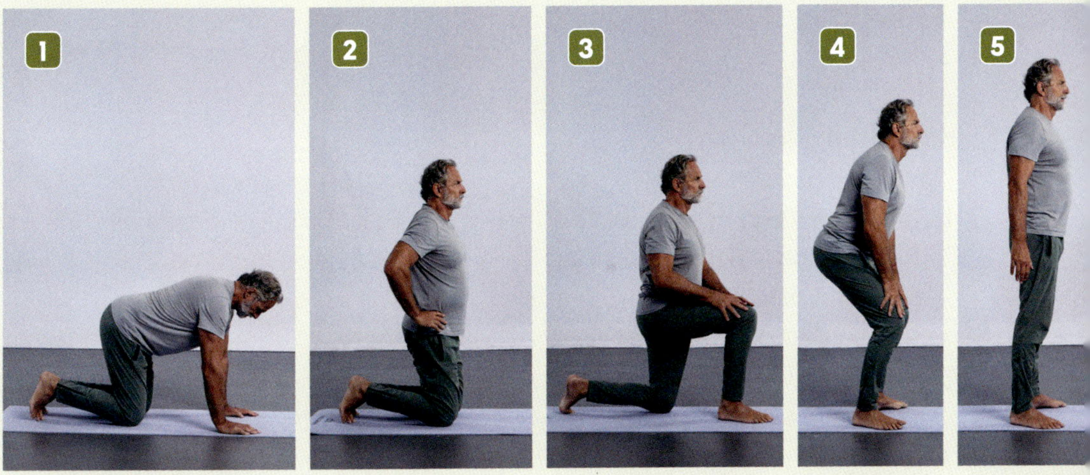


VARIANTE 1

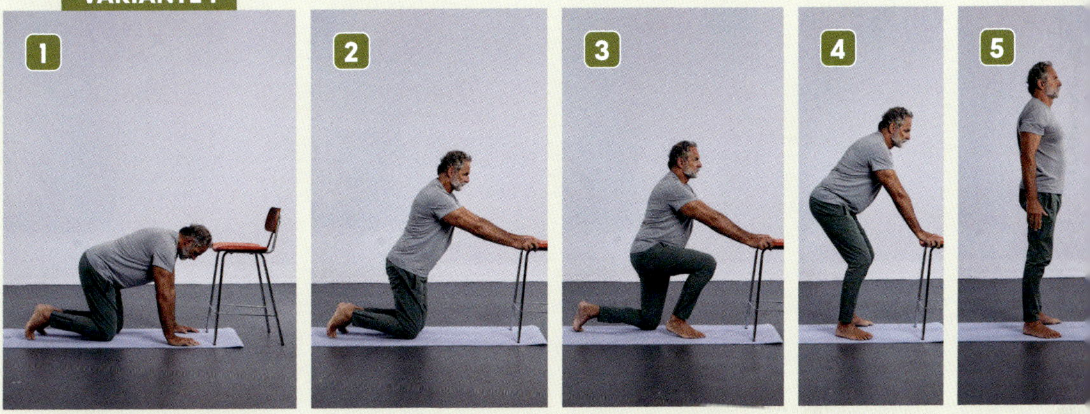


VARIANTE 2

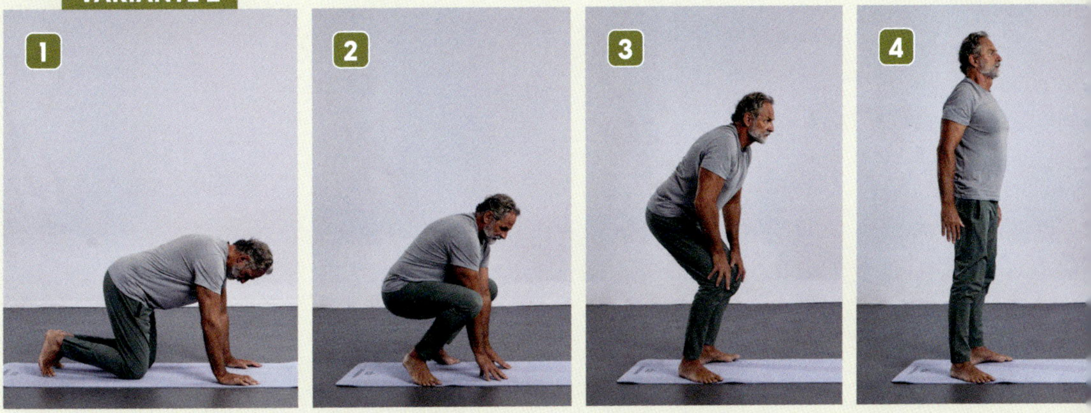

# Vom Sitz in den Stand

**Hilfsmittel:** 2 Stühle

1 Setzen Sie sich an den vorderen Bereich auf die Sitzfläche des Stuhls. Stellen Sie die Füße unter den Knien ab. Strecken Sie die Arme nach vorne aus, um den Körperschwerpunkt nach vorne zu verlagern. Verwenden Sie gerne einen weiteren Stuhl als Stütze.
2 Verlagern Sie Ihr Gewicht auf die Knie und Füße. Heben Sie das Gesäß ab und drücken Sie sich mit der Kraft der Beine nach oben.
3 Stellen Sie sich gerade hin und strecken Sie die Arme neben dem Körper aus.

## Parkinson-Kniff

Wenn Ihr Stuhl Armlehnen hat, nutzen Sie sie nur in der ersten Phase des Aufstehens zum Abstützen. Für die zweite und dritte Phase ist es unerlässlich, das Körpergewicht weiter nach vorn zu verlagern. Dazu müssen Sie die Armlehnen loslassen.

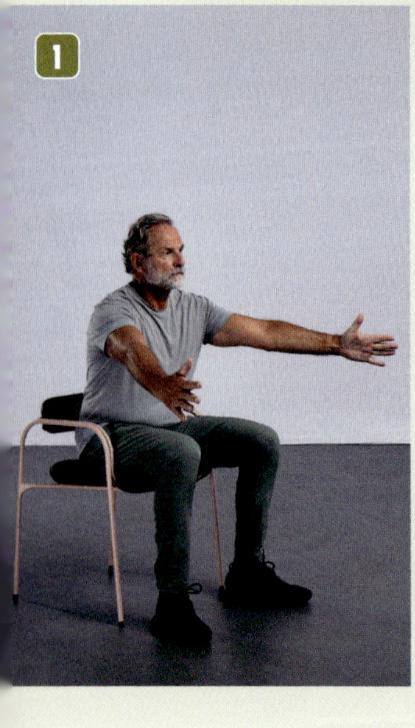

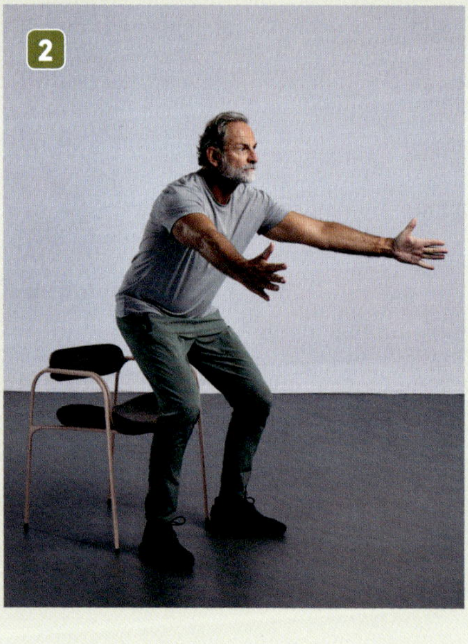

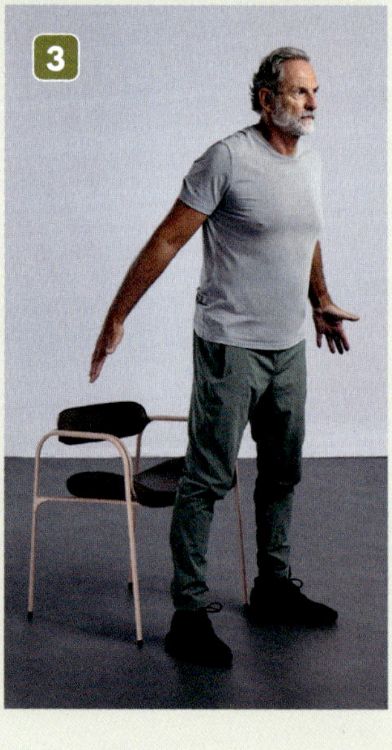

## Großer Start

Stellen Sie sich aufrecht hin und atmen Sie tief ein und aus. Nehmen Sie sich einen Moment Zeit, sich zu sammeln. Ziehen Sie dann abwechselnd die Knie an und stampfen Sie hart mit den Füßen auf den Boden. Laufen Sie nun mit einem extragroßen Schritt los.

### Parkinson-Kniff

Wenn das Freezing zu Ihren Symptomen gehört, dann ist diese Übung besonders wichtig für Sie. Nehmen Sie gerne noch einen *Cue* dazu, um die Übung besser umsetzen zu können.

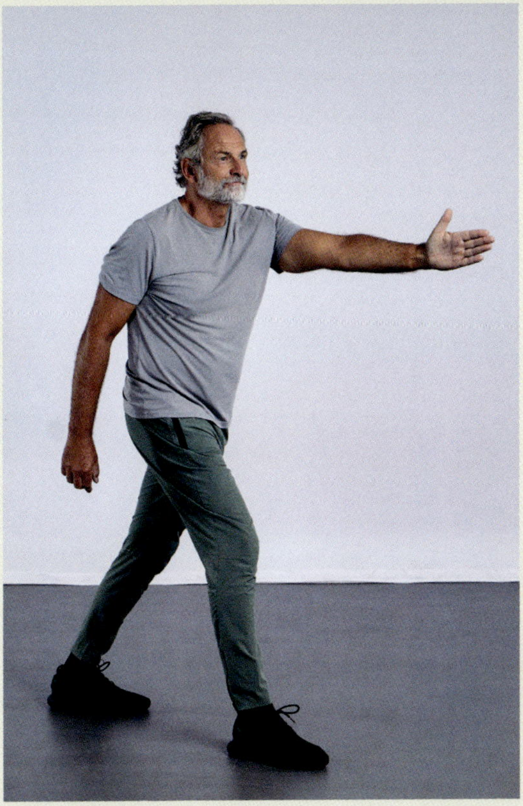

## Umwendbewegungen

1 Stellen Sie sich aufrecht mit etwa schulterbreit geöffneten Füßen hin.
2 Setzen Sie das rechte Bein in Laufrichtung. Drehen Sie den Fuß dabei gern schon etwas nach links. Verlagern Sie das Gewicht auf das rechte Bein.
3 Setzen Sie den linken Fuß am gleichen Platz gegen die Laufrichtung auf. Sie drehen den Fuß also auswärts. Verlagern Sie das Gewicht aufs linke Bein.
4 Machen Sie nun einen Schritt mit rechts in die neue Laufrichtung und gehen dann weiter.

### Hinweise

- Achten Sie bei jedem Schritt darauf, dass Sie die Füße gut anheben und die Schritte groß und breit genug ausführen.
- Versuchen Sie die Kehrtwendung auch zur anderen Seite.

### VARIATION

- Sie müssen nicht sofort auf drei Wendeschritte kommen, wie es auf den Bildern gezeigt wird. Wenn Sie mehr Schritte brauchen, ist das in Ordnung. Versuchen Sie, mit der Zeit weniger Schritte zu benötigen.
- Wenn Sie eine neue Herausforderung suchen, starten Sie die Übung nicht aus dem Stand, sondern während des Gehens.

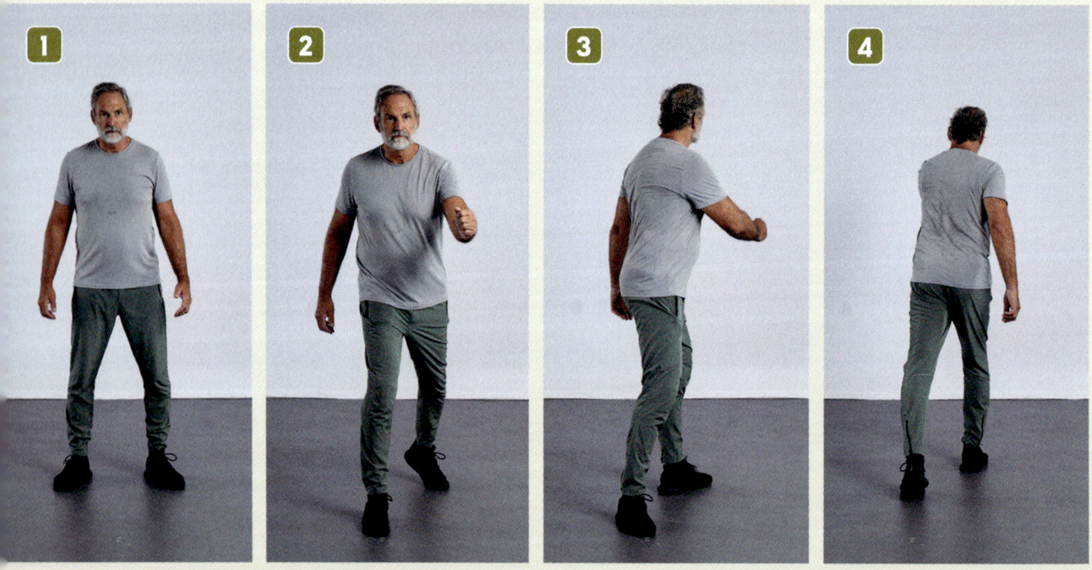

# Fingerübungen

Auch die Hände vieler Parkinson-Patienten sind von einer Hypo- und Bradykinese betroffen. Die Bewegungen der Finger werden kleiner und schwächer, Gläser werden oft nur noch im vorderen Bereich festgehalten und auch andere Alltagsaktivitäten, wie das Schließen von Knöpfen oder das Drehen eines Schlüssels im Schloss, gelingen nur mit größerer Anstrengung.

Wenn Sie unter Tremor leiden, werden Sie die betroffene Hand wahrscheinlich weniger nutzen, und das kann Ihre Feinmotorik weiter beeinträchtigen. Die meisten Menschen mit einer Parkinson-Krankheit leiden unter einem Ruhetremor, das heißt, während der Bewegung lässt er nach und setzt in der Zielposition – wenn die Hand wieder ruht – wieder ein.

Nutzen Sie die Übungen, egal ob Sie unter einem Tremor leiden oder nicht, zum Üben gezielter Bewegungen und für die Kräftigung und Dehnung der Finger-, Hand- und Armmuskulatur. Lassen Sie sich außerdem funktionelle Übungen, wie das Auftun von Speisen auf Ihren Teller, das Ausräumen des Geschirrspülers, das Wäscheaufhängen, -zusammenfalten oder Abtrocknen von Geschirr, nicht nehmen, um sich Ihre Fähigkeiten zu erhalten. Für weitere Informationen blättern Sie zum Abschnitt über Tremor (ab Seite 30) zurück.

# Finger tappen

1 Halten Sie Ihren Handteller wie ein Tablett horizontal zum Boden vor sich. Spreizen Sie Ihre Finger weit auseinander.
2 Bringen Sie den Zeigefinger und den Daumen zusammen. Strecken Sie die Finger dann wieder.
3 Bringen Sie nun den Mittelfinger und den Daumen zusammen. Wieder strecken.
4 Bringen Sie nun den Ringfinger und den Daumen zusammen. Wieder strecken.
5 Bringen Sie schließlich den kleinen Finger und den Daumen zusammen. Strecken Sie alle Finger wieder aus. Wiederholen Sie den Ablauf mit der anderen Hand.

### Hinweise

- Wiederholen Sie die Übung in verschiedenen Tempi für 20 Sekunden. Sie können sich im Laufe der Zeit auf 60 Sekunden steigern.
- Führen Sie 3 Sätze aus.

### VARIATION

- Wenn Sie sich einer neuen Herausforderung stellen möchten, versuchen Sie es mit beiden Händen gleichzeitig. Vielleicht ist es sogar zeitgleich in entgegengesetzter Reihenfolge möglich: Mit der einen Hand berühren sich Daumen und Zeigefinger und mit der anderen Hand starten Sie mit Daumen und kleinem Finger.
- Oder Sie führen die Übung mit einer Hand aus, während Sie mit der anderen Hand eine *Dual-Task*-Aufgabe ausführen. Denkbar sind beispielsweise das Öffnen und Schließen der anderen Hand, einen Ball auf einer Tischplatte zu rollen oder ein Glas Wasser zum Mund zu führen. Mehr zu *Dual-Task*-Training finden Sie ab Seite 39.

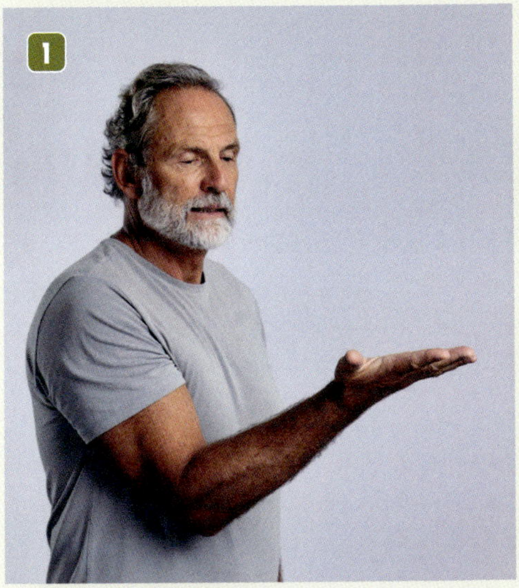


## Parkinson-Kniff

Gerade beim Tremor werden Hand und Unterarmmuskulatur oft vernachlässigt und schwach. Achten Sie also besonders auch auf die Streckung der Finger nach jeder Berührung – sie aktiviert die oft schwache Streckmuskulatur der Finger und Unterarme.

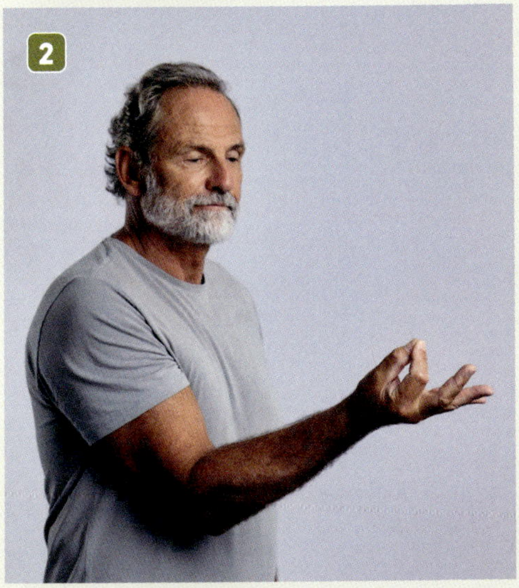


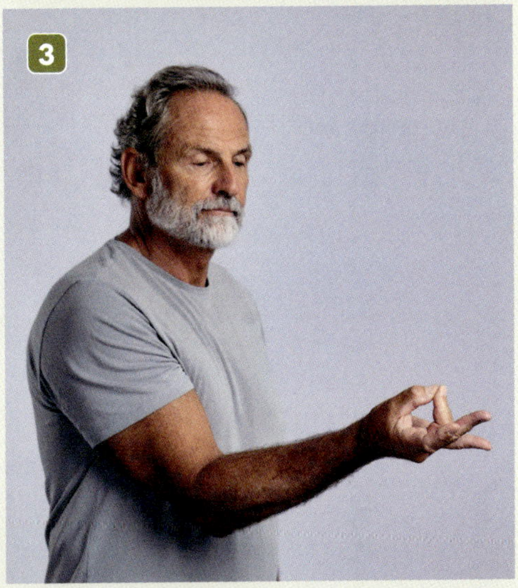


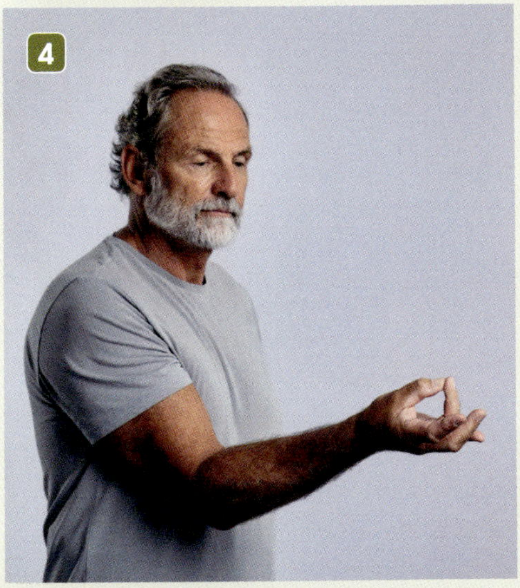


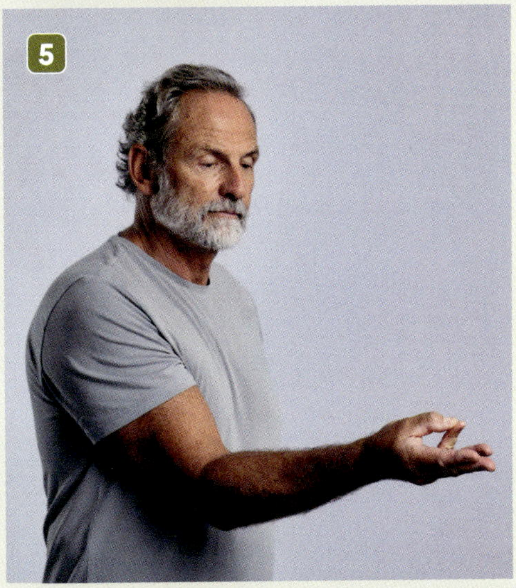

# Fingertreppe

1 Für diese Übung brauchen Sie beide Hände. Setzen Sie sich hin. Legen Sie jeweils den Daumen der einen mit dem Zeigefinger der anderen Hand aneinander.
2 Lösen Sie nun die untere Verbindung, während die obere bestehen bleibt. Drehen Sie den Daumen nun körpernah nach oben, während sich der Zeigefinger vom Körper weg nach oben bewegt.
3 Oben angekommen, schließen Sie die Verbindung der Finger wieder. Beginnen Sie die Übung erneut, indem sie die untere Verbindung lösen.

## Hinweise

- Wiederholen Sie die Übung in verschiedenen Tempi für 20 Sekunden. Sie können sich im Laufe der Zeit auf 60 Sekunden steigern.
- Führen Sie 3 Sätze aus.

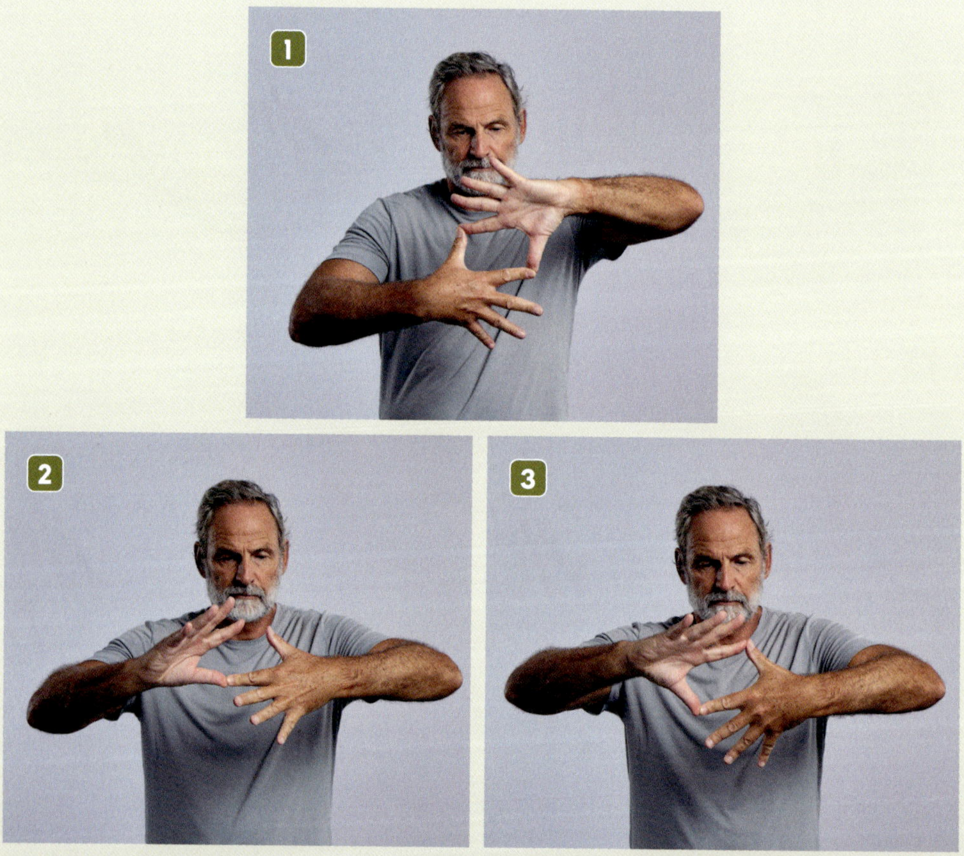

## Kräftigung der Finger

**Hilfsmittel:** Tisch

Stellen Sie Ihre Hände sanft von oben auf einer Tischplatte ab. Lediglich die Fingerbeeren berühren sanft den Tisch. Geben Sie dann intermittierend, also immer wieder drücken und wieder loslassen, Druck auf die Fingerbeeren. Halten Sie die Hand- und Fingergelenke währenddessen stabil.

### Hinweise

- Führen Sie die Übung für 20 Sekunden in verschiedenen Tempi aus. Sie können sich im Laufe der Zeit auf 60 Sekunden steigern.
- Führen Sie 3 Sätze aus.
- Für eine Intensivierung verlagern Sie den Körperschwerpunkt nach vorn, damit erhöhen Sie den Druck auf die Fingerbeeren.

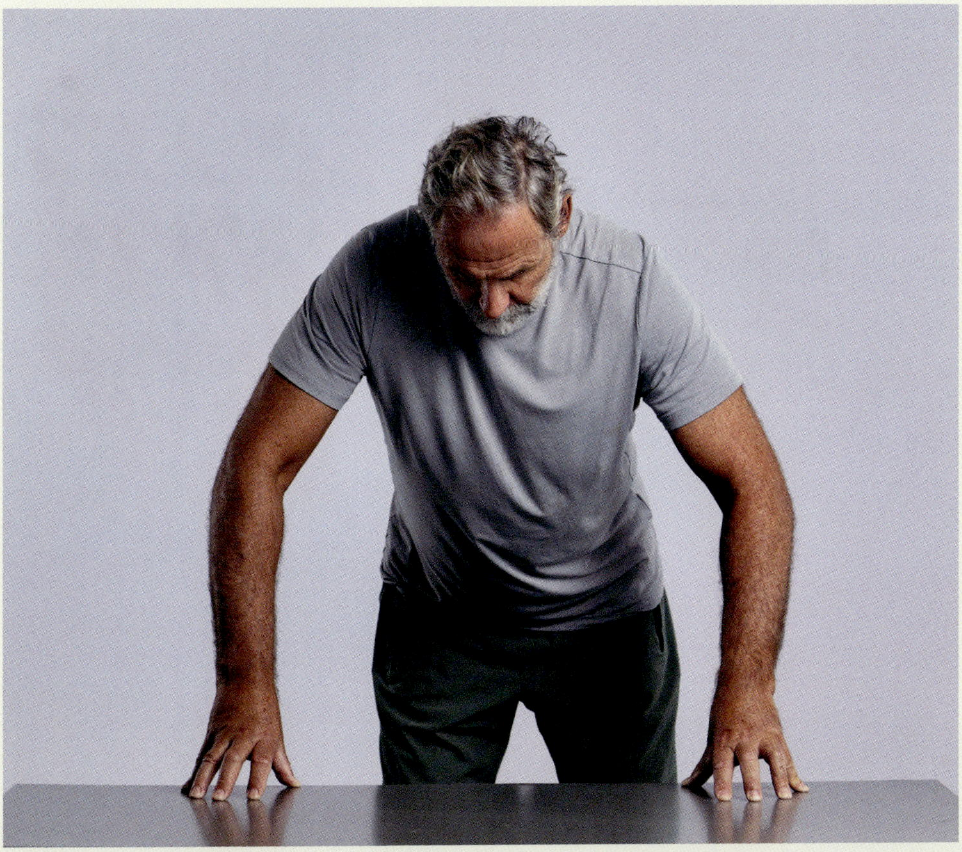

# Handtuch auswringen

**Hilfsmittel:** Handtuch

1 Falten Sie ein Handtuch so weit, dass Sie es mit den Fingern umgreifen können. Wringen Sie das Handtuch aus. Dabei beugt sich jeweils ein Handgelenk, während das andere gestreckt wird.
2 Wringen Sie das Handtuch dann auch in die andere Richtung aus.

**Hinweise**

- Führen Sie die Übung für 20 Sekunden in verschiedenen Tempi aus. Sie können sich im Laufe der Zeit auf 60 Sekunden steigern.
- Führen Sie 3 Sätze aus.

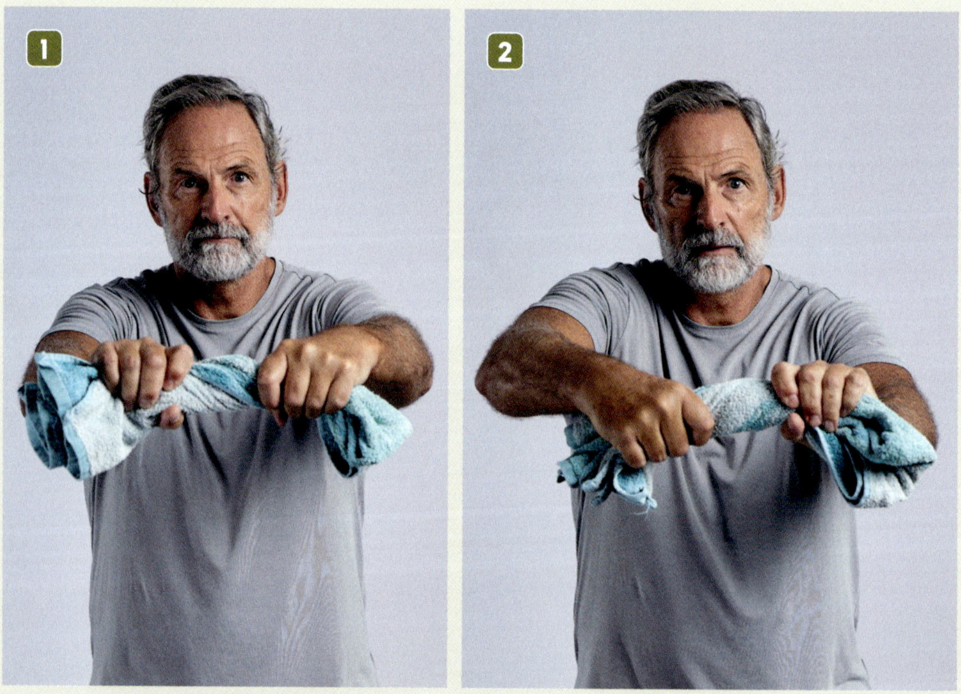

# Finger aktiv strecken

1 Schließen Sie eine Hand zu einer Faust.
2 Öffnen Sie die Hand und spreizen Sie die Finger so weit Sie können. Versuchen Sie, so viel Spannung wie möglich bis in alle Fingerspitzen zu erzeugen.
3 Überprüfen Sie die Spannung jeweils zwischen zwei nebeneinander liegenden Fingern mithilfe des Daumens und Zeigefingers der anderen Hand. Die Finger sollten sich nur schwer zusammendrücken lassen.

### Hinweise

- Halten Sie die Spannung für 10 Sekunden. Steigern Sie Ihre Haltedauer mit der Zeit auf 30 Sekunden.
- Führen Sie 3 Sätze pro Seite durch.

### VARIATION

Für einen neuen Trainingsreiz achten Sie bei anderen Übungen oder beim Laufen zusätzlich auf die hier geforderte große Handhaltung. Dies zählt dann auch bereits als *Dual-Task*-Übung.

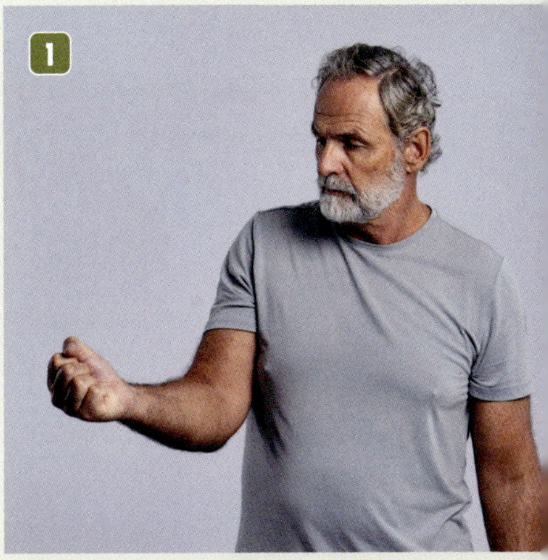


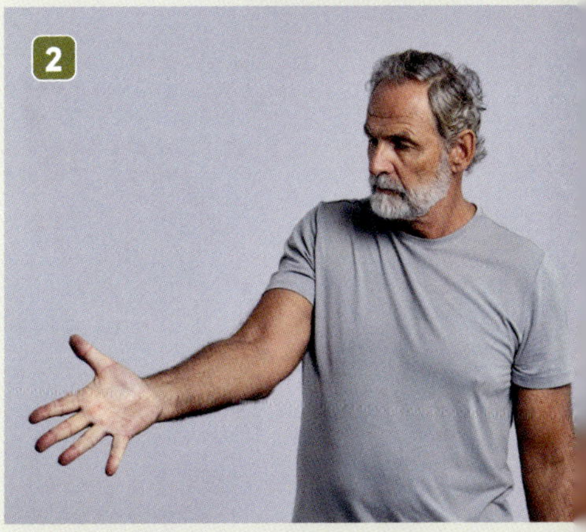


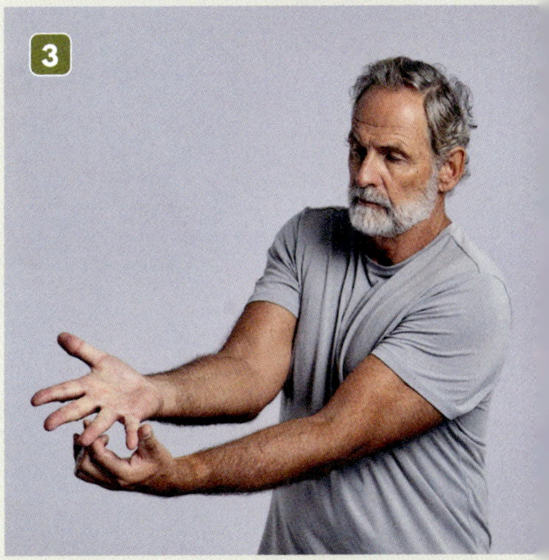

# Handgelenke kreisen

1 Greifen Sie mit den Händen locker ineinander.

2 Lassen Sie die Handgelenke kreisen. Ein Handgelenk wird dabei gebeugt und das andere gestreckt. Fangen Sie mit kleinen Kreisen an und lassen Sie sie immer größer werden. Wechseln Sie die Richtung.

## Hinweise

- Führen Sie die Übung für 20 Sekunden aus. Sie können sich im Laufe der Zeit auf 60 Sekunden steigern.
- Führen Sie 3 Sätze aus.

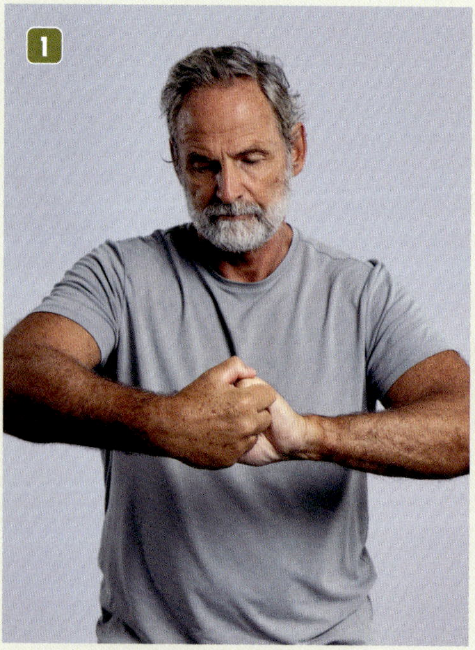


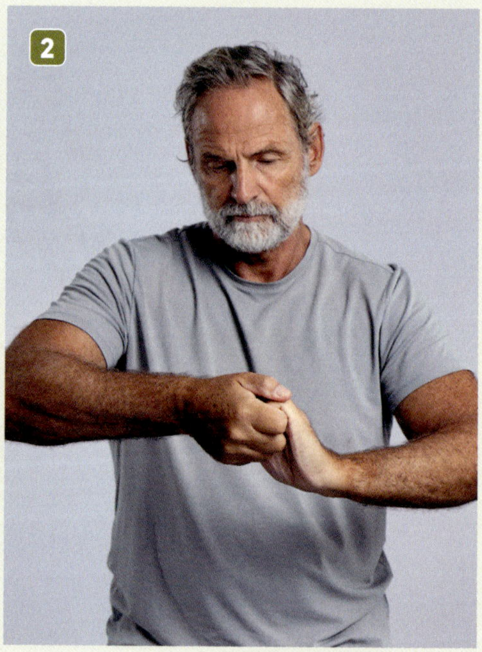

# Atemtherapie

Für uns alle ist eine tiefe Atmung wichtig. Während wir im frühen Kindesalter meist mühelos in den Bauch atmen, erlebe ich im Krankenhaus, dass viele Erwachsene nicht in der Lage sind, ihren Bauch während der Einatmung aufzublähen. Oft atmen sie sehr oberflächlich in die Brust und finden nur mit etwas Übung wieder zu einer gezielten Atmung in den Bauch, die Flanken, den Rücken oder die Brust zurück.

Was im Alltag oft unentdeckt bleibt, kann bei regelmäßigen Off-Phasen und bei eingeschränkter Mobilität unangenehme Folgen haben, ist doch die Atmung das im Leben, auf das wir am wenigsten verzichten können.

Wenn Sie durch die Nase einatmen, wird der Atem erwärmt. Staub und Krankheitserreger werden aus der Luft gefiltert und bleiben auf dem Weg durch die Nase hängen – eine willkommene Entlastung für den Körper.

Auch die Atemlänge spielt eine Rolle. Sie sollte in der Einatmung mindestens vier Sekunden und in der Ausatmung mindestens sechs Sekunden dauern. Ist dies momentan nicht der Fall, versuchen Sie, Ihre Atemphasen mit der Zeit zu verlängern.

## Benefits einer gezielten Atmung

- Vermeidung von Entzündungen
- Vermeidung von Rückenschmerzen
- Reduktion von schädlichem Stress und fördert die Entspannung
- Kräftigung und Dehnung der Muskulatur
- Kräftigung und Dehnung des Zwerchfells
- Kräftigung des Beckenbodens
- Erleichterung der Darmpassage
- Verbesserung des Stoffwechsels durch eine bessere Versorgung und Entsorgung der Zellen

# Zwerchfellatmung

1 Beobachten Sie Ihre Atmung und atmen Sie durch die Nase in den Bauch. Unterstützen Sie Ihre Atmung locker mit den Händen, legen Sie sie am Bauch an. Bei jeder Einatmung wölbt sich Ihr Bauch nach außen. Bei jeder Einatmung füllen sich Ihre Lungen, das Zwerchfell senkt sich ab und schiebt die Bauchorgane nach vorne – der Bauch wölbt sich, die Organe werden massiert.

2 Bei der Ausatmung zieht der Bauchnabel wieder Richtung Wirbelsäule. Bei der Ausatmung ziehen sich die Organe wieder zurück.

## Hinweise

- Spüren Sie Ihren Atembewegungen nach.
- Atmen Sie ruhig und gleichmäßig für mehrere Atemzüge.
- Steigern Sie die Dauer der Atemübung mit der Zeit.
- Wenn Sie die Bauchatmung beherrschen, dann verlängern Sie als Nächstes Ihre Atemphasen.
- Die Ausatmung sollte etwas länger dauern als die Einatmung. Arbeiten Sie sich an eine Mindestzeit von 4 Sekunden für die Einatmung und 6 Sekunden für die Ausatmung heran.

1
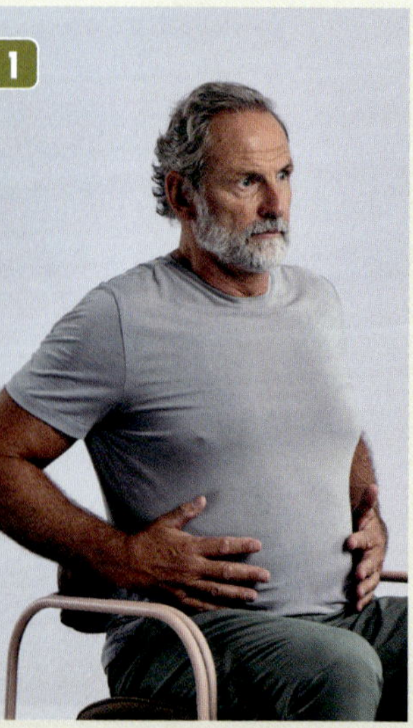

2
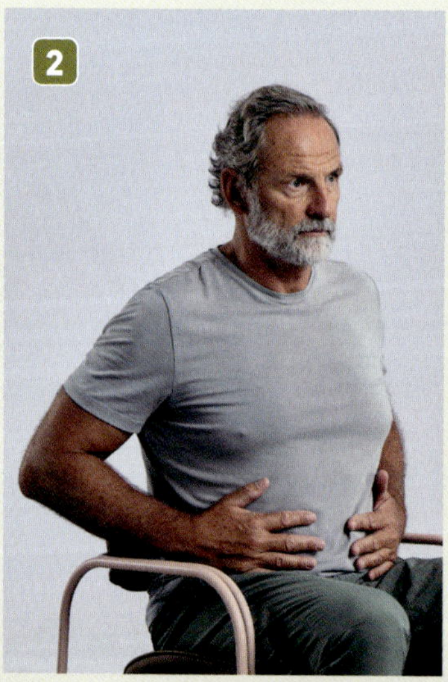

### Parkinson-Kniff

Durch die tiefe Bauchatmung massieren Sie Ihre Organe und können sanft Ihren Darm anregen. Das hilft vor allem bei Verdauungsproblemen.

# Flankenatmung

1 Setzen Sie sich hin und legen Ihre Hände seitlich auf die unteren Rippen. Atmen Sie durch die Nase in die Hände hinein ein. Die Rippen weiten sich zur Seite.
2 Atmen Sie aus und üben Sie dabei einen sanften Druck auf die Rippen aus.

### Hinweise

- Spüren Sie nach, wie die Rippenbögen sich mit der Einatmung ausdehnen und mit der Ausatmung wieder zusammenziehen.
- Atmen Sie ruhig und gleichmäßig für mehrere Atemzüge.
- Steigern Sie die Dauer der Atemübung mit der Zeit.
- Wenn Sie die Flankenatmung beherrschen, dann verlängern Sie als Nächstes Ihre Atemphasen.
- Die Ausatmung sollte etwas länger dauern als die Einatmung. Arbeiten Sie sich an eine Mindestzeit von 4 Sekunden für die Einatmung und 6 Sekunden für die Ausatmung heran.

**Parkinson-Kniff**

Diese Atemtechnik mobilisiert die Rippen und stärkt die Zwischenrippenmuskulatur.

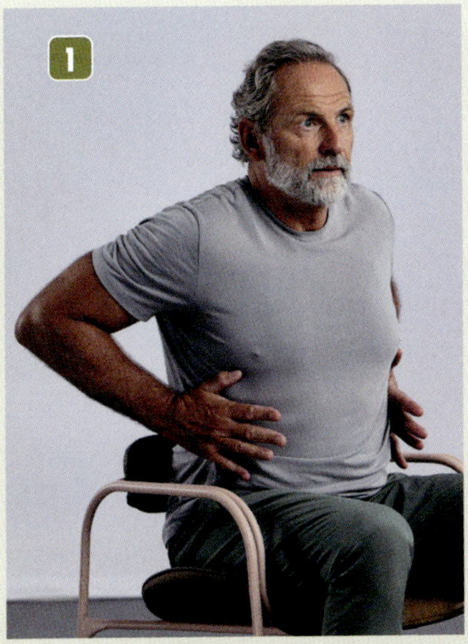


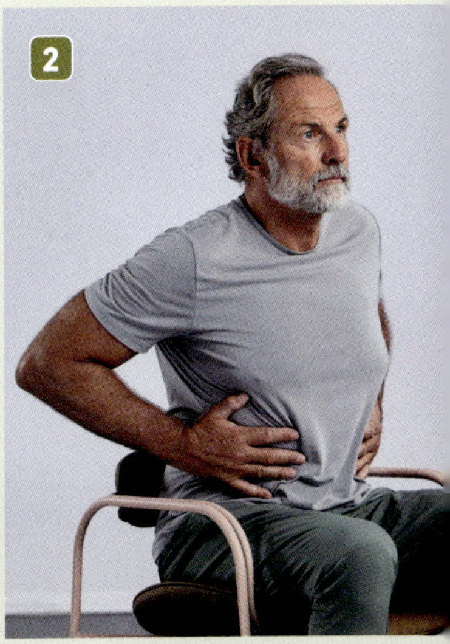

## Brustatmung

1 Setzen Sie sich hin und legen Ihre Hand locker auf die Brust. Atmen Sie durch die Nase in die Brust ein. Die Brust hebt sich. Lösen Sie die Hand ein paar wenige Zentimeter vom Brustraum weg.

2 Atmen Sie aus. Üben Sie gern sanften Druck auf die Brust aus. Die Brust senkt sich wieder.

### Hinweise

- Spüren Sie nach, wie sich die Brust mit der Einatmung hebt und mit der Ausatmung wieder senkt.
- Atmen Sie ruhig und gleichmäßig für mehrere Atemzüge.
- Steigern Sie die Dauer der Atemübung mit der Zeit.
- Wenn Sie die Brustatmung beherrschen, dann verlängern Sie als Nächstes Ihre Atemphasen.
- Die Ausatmung sollte etwas länger dauern als die Einatmung. Arbeiten Sie sich an eine Mindestzeit von 4 Sekunden für die Einatmung und 6 Sekunden für die Ausatmung heran.

## Parkinson-Kniff

Diese Atemtechnik mobilisiert Rippen und Brustwirbelsäule.

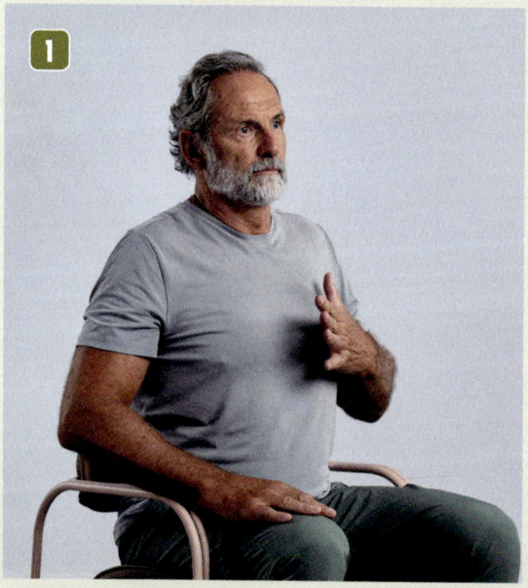


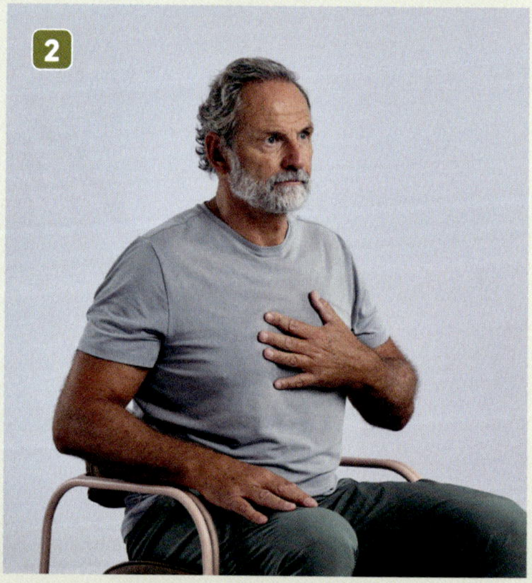

## Rückenatmung

1 Setzen Sie sich hin und legen Sie die Hände, wenn möglich, locker in den Rücken. Lenken Sie Ihren Atem beim Einatmen sanft durch die Nase in den unteren Rücken. Spüren Sie, wie die Hände sanft auseinanderbewegt werden.
2 Atmen Sie aus. Die Hände nähern sich wieder an.

### Hinweise

- Spüren Sie nach, wie sich der untere Rücken mit der Einatmung sanft weitet und mit der Ausatmung wieder zusammenzieht.
- Atmen Sie ruhig und gleichmäßig für mehrere Atemzüge.
- Steigern Sie die Dauer der Atemübung mit der Zeit.
- Wenn Sie die Rückenatmung beherrschen, dann verlängern Sie als nächstes Ihre Atemphasen.
- Die Ausatmung sollte etwas länger dauern als die Einatmung. Arbeiten Sie sich an eine Mindestzeit von 4 Sekunden für die Einatmung und 6 Sekunden für die Ausatmung heran.

### Parkinson-Kniff

Diese Atemtechnik löst Verspannungen und reduziert somit Rückenschmerzen.

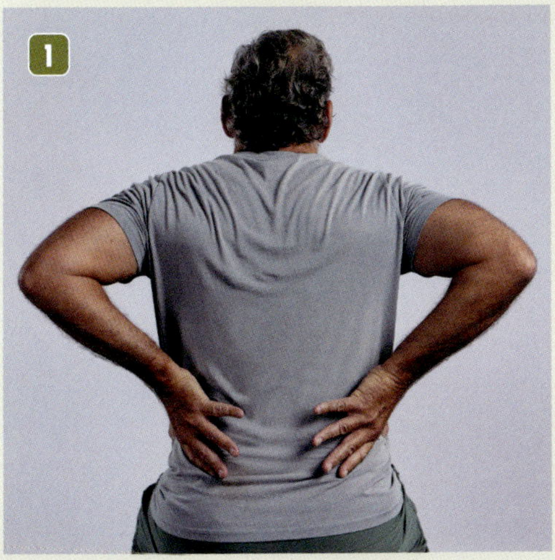


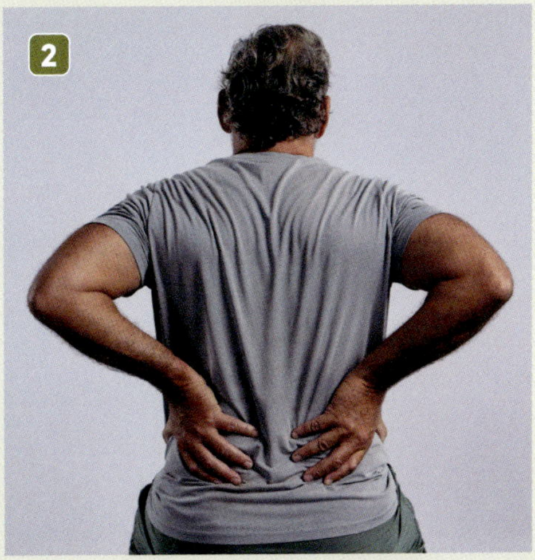

## Lippenbremse

1 Legen Sie Ihre Lippen locker aufeinander. Atmen Sie ruhig durch die Nase ein.
2 Atmen Sie aus. Lassen Sie dabei die Lippen locker, sodass sie sich minimal öffnen. Der Atem gleitet sanft durch die entspannten Lippen. Diese werden durch die Atmung leicht nach außen gedrückt.

### Hinweise

- Wenn Ihnen die Übung nicht auf Anhieb gelingt, kann es daran liegen, dass die Muskulatur um den Mund zu angespannt ist. Entspannen Sie sie sanft durch eine Eigenmassage oder atmen Sie mehrmals kräftig durch die aufeinandergelegten Lippen aus. Dabei sollten sie laut flattern.
- Atmen Sie ruhig und gleichmäßig für mehrere Atemzüge.
- Steigern Sie die Dauer der Atemübung mit der Zeit.
- Wenn Sie die Lippenbremse beherrschen, dann verlängern Sie als nächstes Ihre Atemphasen.
- Die Ausatmung dauert bei dieser Technik sehr viel länger als die Einatmung. Diese sollte jedoch weiterhin mindestens 4 Sekunden dauern.

## Parkinson-Kniff

Diese Atemtechnik dient der Verlängerung der Ausatmung und fördert die Entspannung.

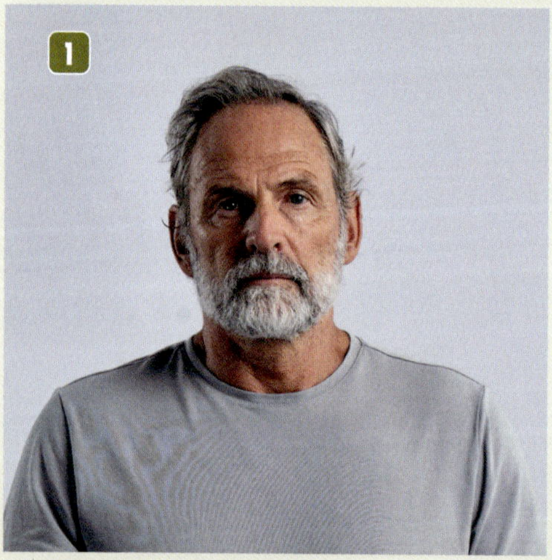


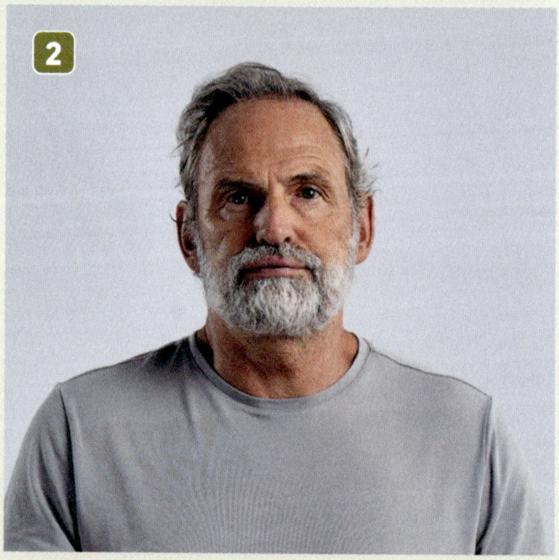

## Tiefe 4-7-8 Atmung

1 Legen Sie die Hände locker auf den Bauch. Atmen Sie vier Sekunden lang durch die Nase in den Bauch ein. Der Bauch wölbt sich dabei nach außen.
2 Halten Sie den Atem für 7 Sekunden an.
3 Atmen Sie acht Sekunden lang aus. Der Bauch zieht zur Wirbelsäule.

**Hinweise**

- Unterstützen Sie Ihre Atmung locker mit den Händen.
- Spüren Sie Ihren Atembewegungen nach.
- Atmen Sie ruhig und gleichmäßig für mehrere Atemzüge.
- Steigern Sie die Dauer der Atemübung mit der Zeit.

### Parkinson-Kniff

Das Anhalten der Atmung gibt dem Körper mehr Zeit für den Stoffaustausch und hilft bei der Stressreduktion.

1
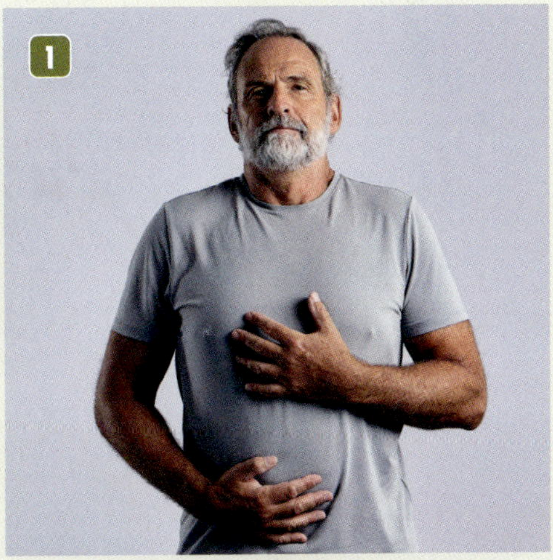

2
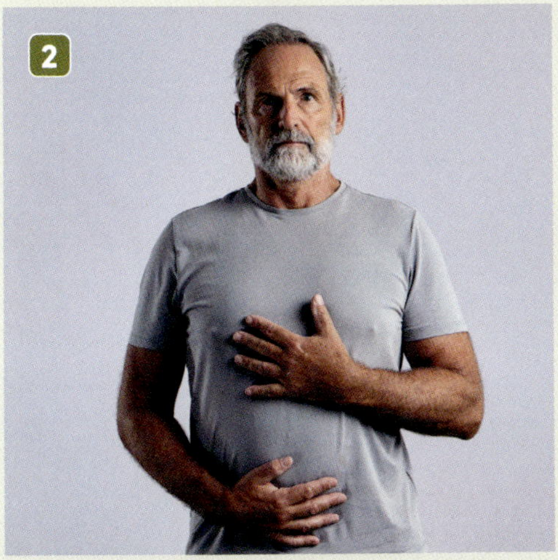

3
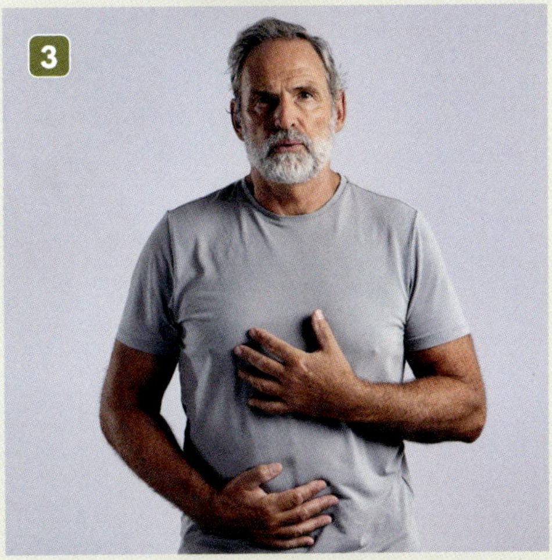

## Summatmung

Atmen Sie durch die Nase in den Bauch. Der Bauch wölbt sich nach außen. Atmen Sie aus und erzeugen Sie dabei ein Summen in der Kehle. Spüren Sie mit den Händen der Vibration nach, indem Sie die Hände sanft an den Hals legen.

### Hinweise

- Atmen Sie ruhig und gleichmäßig für mehrere Atemzüge.
- Steigern Sie die Dauer der Atemübung mit der Zeit.
- Wenn Sie die Summatmung beherrschen, dann verlängern Sie als Nächstes Ihre Atemphasen.
- Die Ausatmung sollte etwas länger dauern als die Einatmung. Arbeiten Sie sich an eine Mindestzeit von 4 Sekunden für die Einatmung und 6 Sekunden für die Ausatmung heran.

### Parkinson-Kniff

Die Summatmung hilft, die Atemwege zu befreien und den Kehlkopf zu stimulieren.

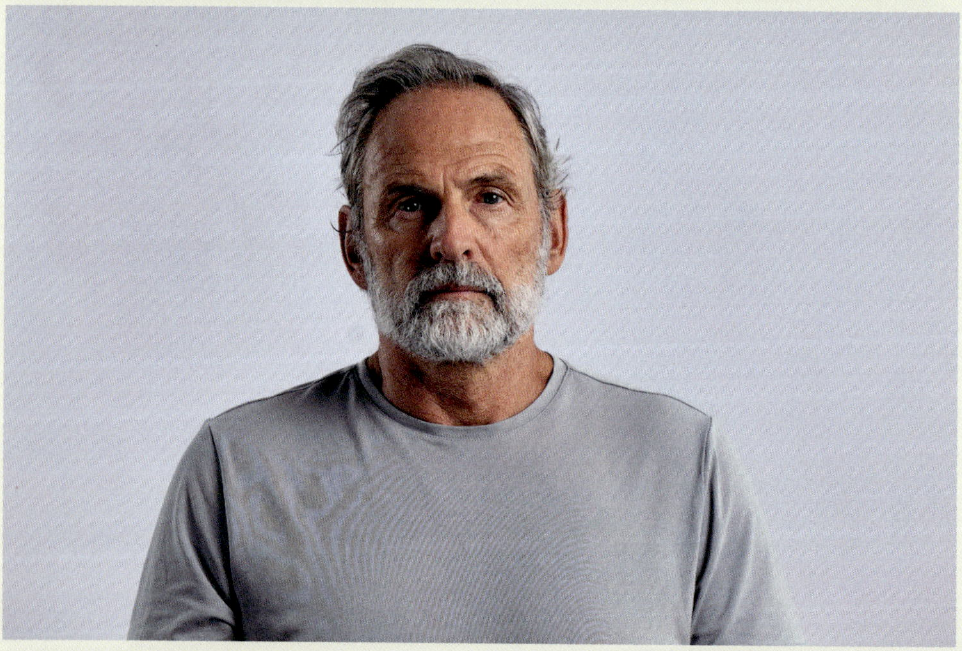

# Facialistraining

Bei der Parkinson-Krankheit kann es mit der Zeit dazu kommen, dass neben der Extremitätenmotorik und der Rumpfmuskulatur auch die Gesichtsmuskulatur weniger stark aktiviert wird. Neben Beeinträchtigungen des Mundschlusses und der Sprache hat eine reduzierte Mimik auch Auswirkungen auf das Sozialleben.

Die Darstellung von Emotionen durch die motorische Aktivierung der Gesichtsmuskulatur steht im engen Zusammenhang mit der Erkennung und dem Empfinden von Emotionen, und zwar in alle Richtungen – es gilt für Ihre eigene Fähigkeit, Emotionen zu empfinden und sie bei anderen zu erkennen, als auch für andere Menschen, die Ihre Emotionen besser lesen können, wenn Ihre Ausdrucksfähigkeit stark ist, wodurch wiederum deren Empfinden beeinflusst wird. Näheres zu diesem Thema finden Sie im Abschnitt »Hypomimie und Glücksempfinden« (ab Seite 85) sowie »Die Wirkung der Imagination auf das Gehirn« (ab Seite 70). Menschen, die eine fehlende Mimik nicht einordnen können, interpretieren sie womöglich als Desinteresse, und dies steht den sozialen Kontakten genauso im Weg wie ein fehlendes Feedback zu einem Witz.

## Augen abwechselnd zukneifen

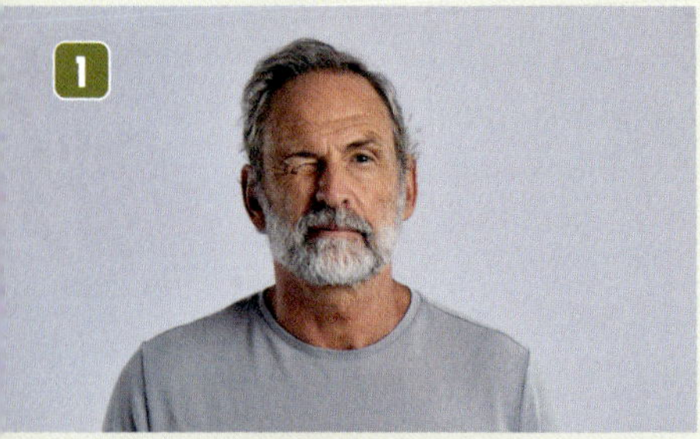


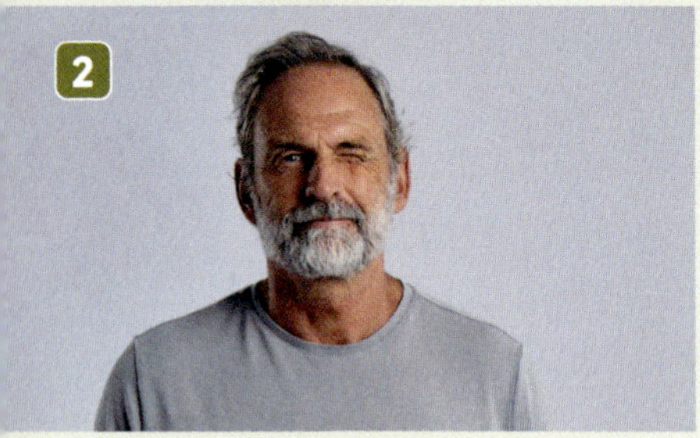


1 Setzen oder stellen Sie sich bequem hin. Kneifen Sie ein Auge zu, das zweite bleibt geöffnet.
2 Öffnen Sie dieses Auge wieder und kneifen Sie nun das andere Auge zu.

### Hinweise

- Kontrollieren Sie sich im Spiegel.
- Führen Sie pro Auge 10 Wiederholungen aus.

## Unterkiefer nach rechts und links schieben

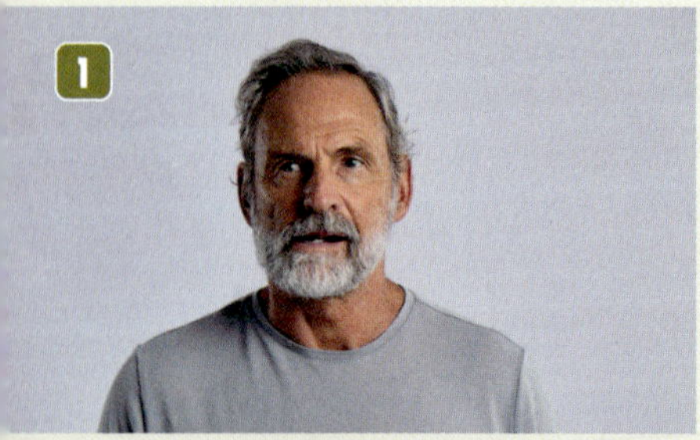


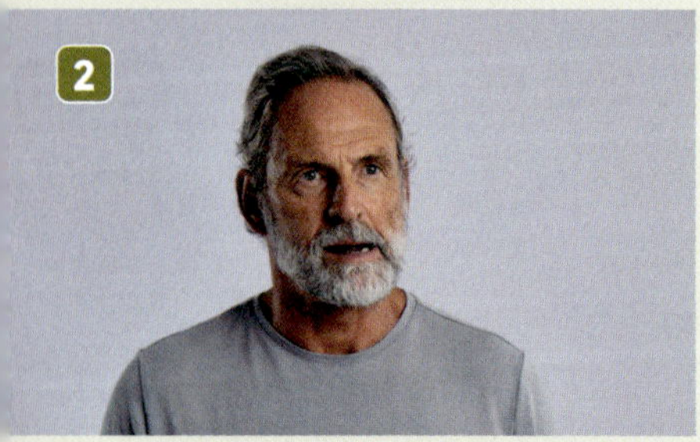


1 Setzen oder stellen Sie sich bequem hin. Schieben Sie den Unterkiefer zu einer Seite.
2 Schieben Sie den Unterkiefer direkt zur anderen Seite.

### Hinweise

- Kontrollieren Sie sich im Spiegel.
- Führen Sie 10 Wiederholungen aus.

## Abwechselnd die rechte und linke Wange aufblasen

1 Setzen oder stellen Sie sich bequem hin. Drücken Sie Luft in eine Wange.
2 Drücken Sie die Luft direkt zur anderen Seite.

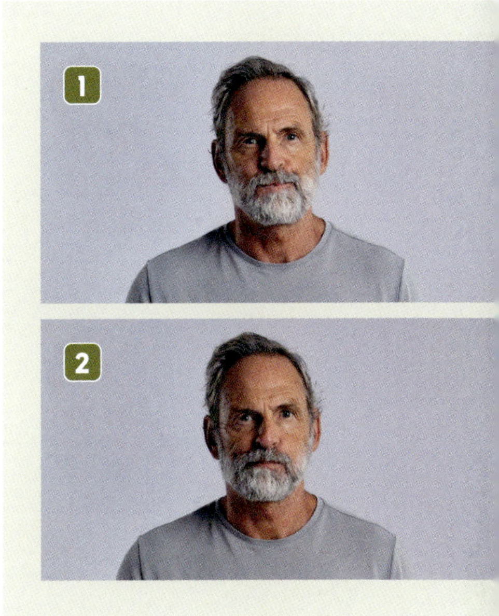


### Hinweise

- Kontrollieren Sie sich im Spiegel.
- Führen Sie 10 Wiederholungen aus.

## Zunge nach oben und unten herausstrecken

1 Setzen oder stellen Sie sich bequem hin. Strecken Sie die Zunge in Richtung Nase heraus.
2 Strecken Sie die Zunge in Richtung Kinn heraus.

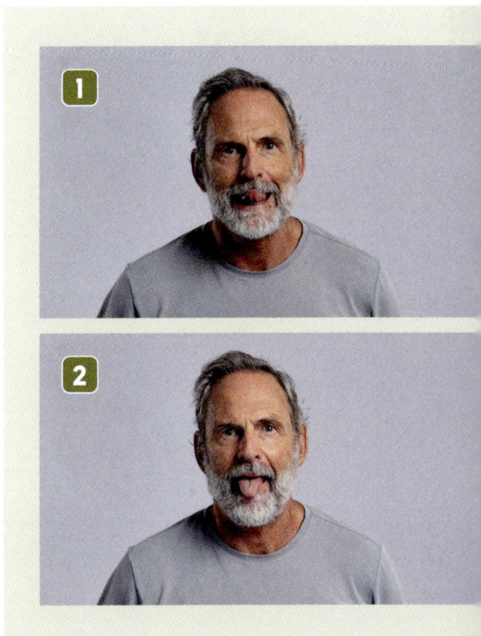


### Hinweise

- Kontrollieren Sie sich im Spiegel.
- Führen Sie 10 Wiederholungen aus.

## Abwechselnd die Zunge nach rechts und links herausstrecken

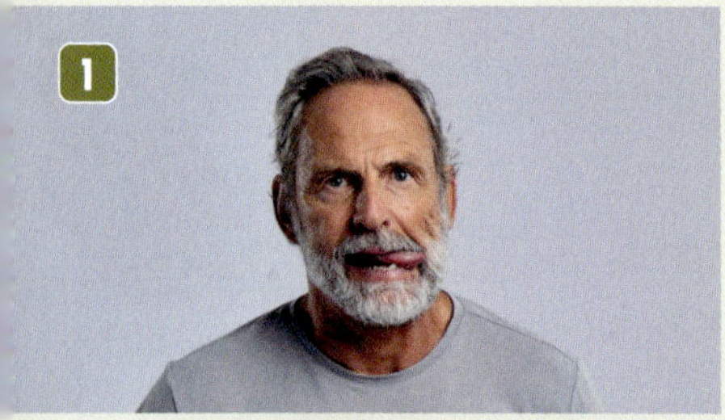


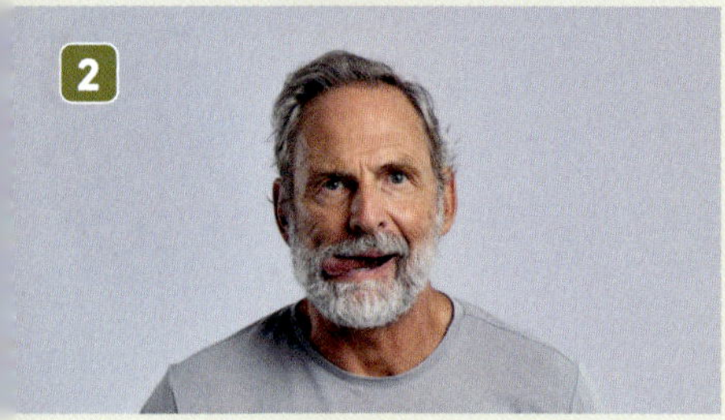


1 Setzen oder stellen Sie sich bequem hin. Strecken Sie Ihre Zunge in Richtung einer Wange seitlich heraus.
2 Strecken Sie die Zunge dann Richtung der anderen Wange seitlich raus.

**Hinweise**

- Kontrollieren Sie sich im Spiegel.
- Führen Sie 10 Wiederholungen aus.

## Nase rümpfen

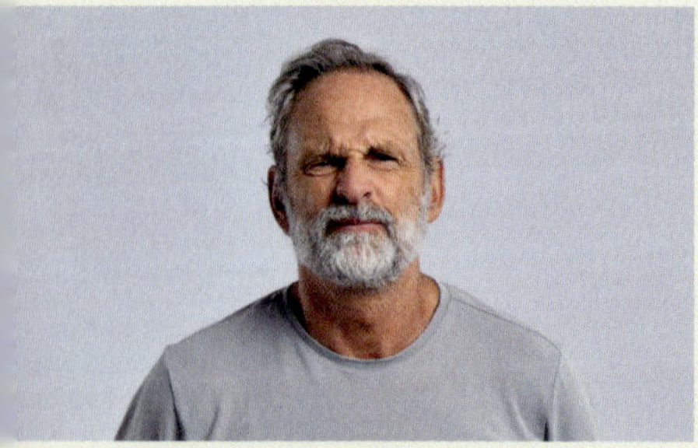

Ziehen Sie die Nase kraus.

**Hinweise**

- Kontrollieren Sie sich im Spiegel.
- Führen Sie 10 Wiederholungen aus.

## Stirn runzeln

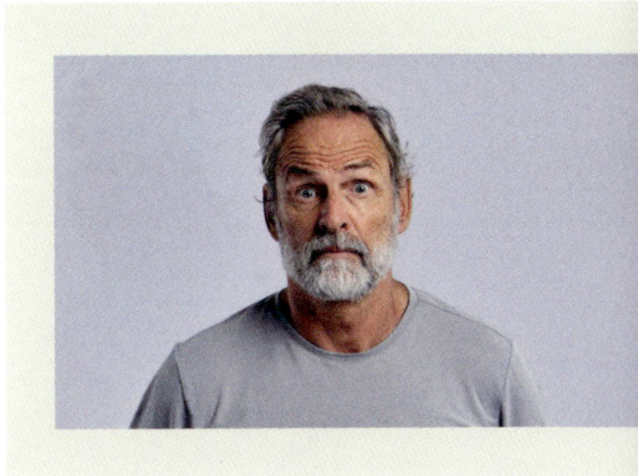

Legen Sie die Stirn in Falten. Die Augenbrauen ziehen sich dabei nach oben, die Augen öffnen sich mehr.

### Hinweise

- Kontrollieren Sie sich im Spiegel.
- Führen Sie 10 Wiederholungen aus.

## Lippen spitzen

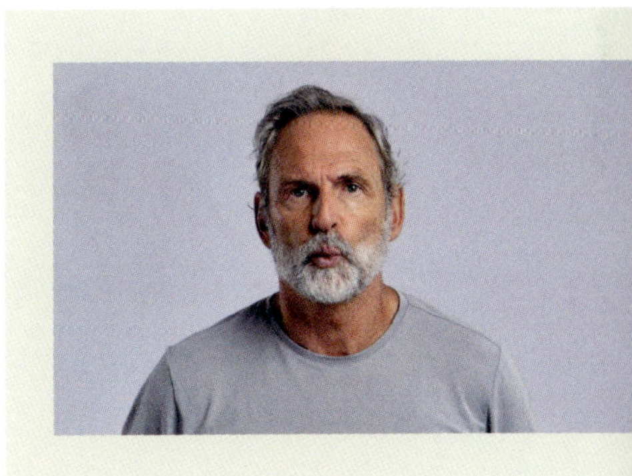

Ziehen Sie die Lippen zu einem Kussmund.

### Hinweise

- Kontrollieren Sie sich im Spiegel.
- Führen Sie 10 Wiederholungen aus.

## Zähne zeigen

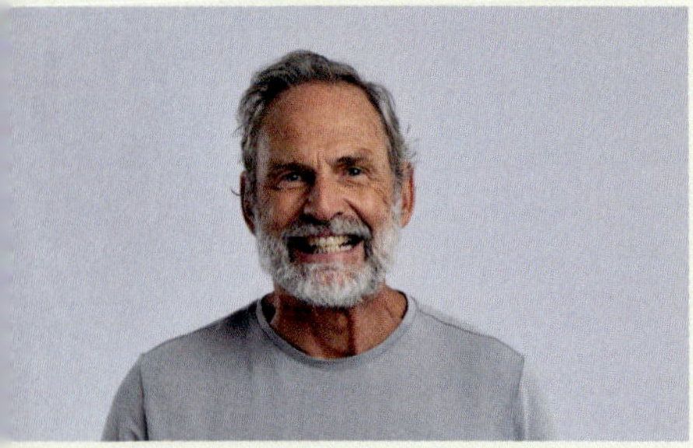

Ziehen Sie die Mundwinkel weit nach außen und zeigen Sie beide Zahnreihen.

**Hinweise**

- Kontrollieren Sie sich im Spiegel.
- Führen Sie 10 Wiederholungen aus.

## Lachen

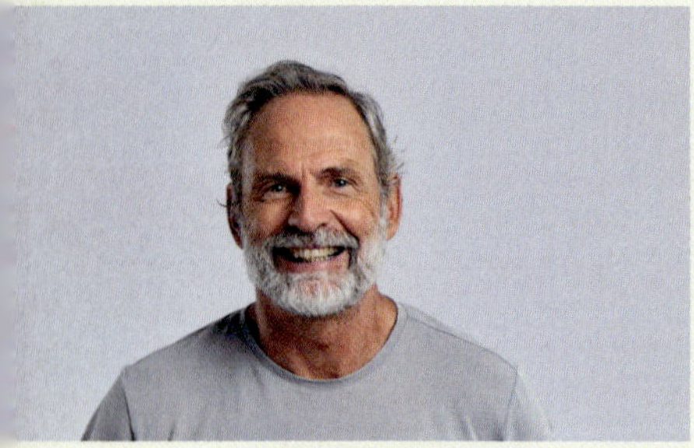

Lachen Sie Ihr Spiegelbild herzlich an.

**Hinweise**

- Kontrollieren Sie sich im Spiegel.
- Führen Sie 10 Wiederholungen aus.

# Übungspläne

Nun wird es Zeit, sich einen oder mehrere Übungspläne herauszusuchen, die zu Ihren Bedürfnissen passen. Starten Sie mit einem Trainingsplan. Nehmen Sie sich später noch einen zweiten dazu, der Ihren Symptomen entspricht. Trainieren Sie an verschiedenen Tagen mit unterschiedlichen Plänen, um an einer breiten Basis zu arbeiten und einzelnen Muskelgruppen Zeit für eine Erholungspause zu geben.

Sie können sich an den 180 Minuten Trainingszeit in der Woche orientieren, die von der Leitlinie vorgegeben wird. Gehen Sie einmal in der Woche für 30 Minuten zur Physiotherapie, stocken Sie das Training an den verbliebenen Tagen durch die Übungspläne auf drei Stunden auf. Die Trainingseinheiten dauern unterschiedlich lange. Sie finden bei jedem Übungsplan eine Angabe, wie lange das Training etwa dauert.

Zu jedem Übungsplan – mit Ausnahme der Pläne zu Hypomimie und Tremor – gehört ein Steh- und Gehtraining. Dieses und einige weitere Übungspläne sind in ein einfaches für stärker Betroffene (Parkinson-Profis) und in ein schwierigeres Training für leichter Betroffene (Parkinson-Newbies) unterteilt. Wenn Sie sich nicht sicher sind, ob Sie sich als Profi oder Newbie bezeichnen sollen, fangen Sie zunächst mit dem einfacheren Plan an – also dem für die Parkinson-Profis – und probieren Sie aus, wie Sie damit zurechtkommen. Wenn Ihnen dieses Training leichtfällt, können Sie gern zu einem Plan für Parkinson-Newbies wechseln, der Sie stärker fordern wird.

Die Übungsprogramme sind so zusammengestellt, dass sie einer großen Gruppe von Menschen mit einem Symptomkreis helfen können. Fühlen Sie sich jedoch eingeladen, in den Übungen zu stöbern, sie auszuprobieren und auszutauschen.

Bitte nehmen Sie sich die Zeit, sich mit den Steh- und Gehübungen gründlich aufzuwärmen. Zum einen ist es ein wichtiger Bestandteil des Trainings zum Schutz ihrer Gelenke, Sehnen, Bänder und Muskeln. Darüber hinaus regen Sie Ihren Kreislauf an und minimieren die Gefahr von Schwindelattacken und Stürzen. Und nicht zuletzt ist das Geh- und Stehtraining ein elementarer Teil jeder physiotherapeutischen Behandlung der Parkinson-Krankheit und sollte in keinem Training fehlen.

Achten Sie besonders auf eine saubere Ausführung der Übungen – Qualität vor Quantität! Wenn Sie anfangs nicht die geforderte Wiederholungszahl erreichen, dann steigern Sie sich mit der Zeit. Dasselbe gilt für den Umfang der Bewegung. Üben Sie gerne vor dem Spiegel oder bitten Sie Angehörige um eine Korrektur.

Zum Cool-down habe ich für jeden Trainingsplan, mit Ausnahme der Steh- und Gehtrainings und dem Übungsplan der Orthostase, die Yogaübung Savasana gewählt. Diese Übung eignet sich hervorragend, um nach einem anstrengenden Training zur Ruhe zu kommen und abzuschalten. Nehmen Sie sich dabei die Zeit, in Ihren Körper hineinzufühlen. Was hat sich verändert? Welche Bereiche des Körpers haben Sie heute besonders trainiert, gedehnt und mit frischer Energie versorgt? Wie hat sich Ihre Atmung verändert, die Ihnen diese Energie verschafft? Und zuletzt: Denken Sie nicht mehr nach. Genießen Sie einfach die körperliche Ruhe, die Ihnen auch zu einem ruhigen Geist verhelfen kann.

Brauchen Sie zwischendurch eine Pause, dann können Sie das Savasana ebenfalls zwischen einzelnen Übungen nutzen. Um nicht auszukühlen, sollte die Pause jedoch höchstens eine Minute dauern. Wenn bei Ihnen eine orthostatische Dysregulation vorliegt, kann es sinnvoll sein, anstatt des entspannten Savasana die Pause aktiv zu gestalten. Es eignen sich lockeres Auf-der-Stelle-Gehen und andere Übungen, bei denen Sie in Bewegung bleiben. Wenn Sie sitzen müssen, dann bewegen Sie weiterhin die Arme und Beine, um den Kreislauf in Schwung zu halten. Lesen Sie dazu auch noch mal den Abschnitt über die Wirkung von Savasana (Seite 41) nach.

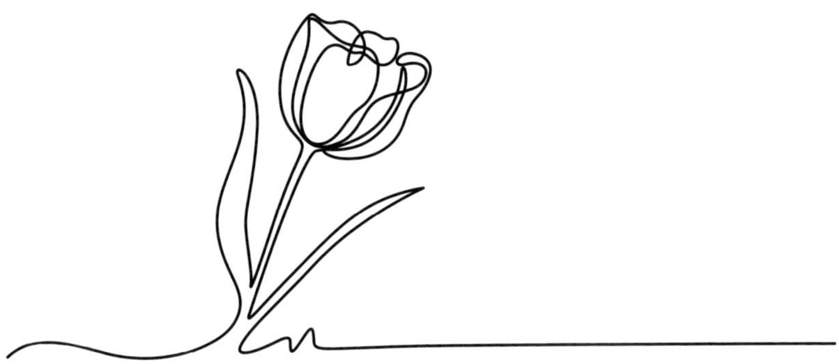

# Steh- und Gehtraining

Das Üben von Stand- und Gehvarianten bildet Ihr Aufwärmprogramm. Durch die Aufwärmübungen aktivieren Sie Ihre Muskelpumpe.

Zusätzlich schützen Sie Ihre Gelenke, Sehnen, Bänder und Muskeln vor Verletzungen.

Und schließlich sind es oft die Einschränkungen des Gehens und der damit verbundenen reduzierten Teilhabe, welche die Betroffenen stark belasten und die mit den Übungen trainiert werden.

## Steh- und Gehtraining für Parkinson-Profis

Das Steh- und Gehtraining für Parkinson-Profis richtet sich an stärker Betroffene. Es wärmt Sie sanft auf, trainiert das Gleichgewicht und einen sicheren Stand. Es kann mit oder ohne Step ausgeführt werden.

Wärmt Sie sanft auf, trainiert das Gleichgewicht und einen sicheren Stand.

**Trainingsdauer:** ca. 10 Minuten

| | Name der Übung | Dauer | Tempo | Seite |
|---|---|---|---|---|
| 1 | **Step-Aerobic-Grundschritt** | Jeweils 1–2 Min. | Langsam starten und steigern, bis zu einer Anstrengung von 15–17 Punkten auf der Borg-RPE-Skala | 130 |
| 2 | **V-Step** | | | 132 |
| 3 | **Skater** | | | 135 |
| 4 | **Seitneigung** | | | 124 |
| 5 | **Storchengang** | | | 127 |
| 6 | **Tauziehen** | | | 129 |

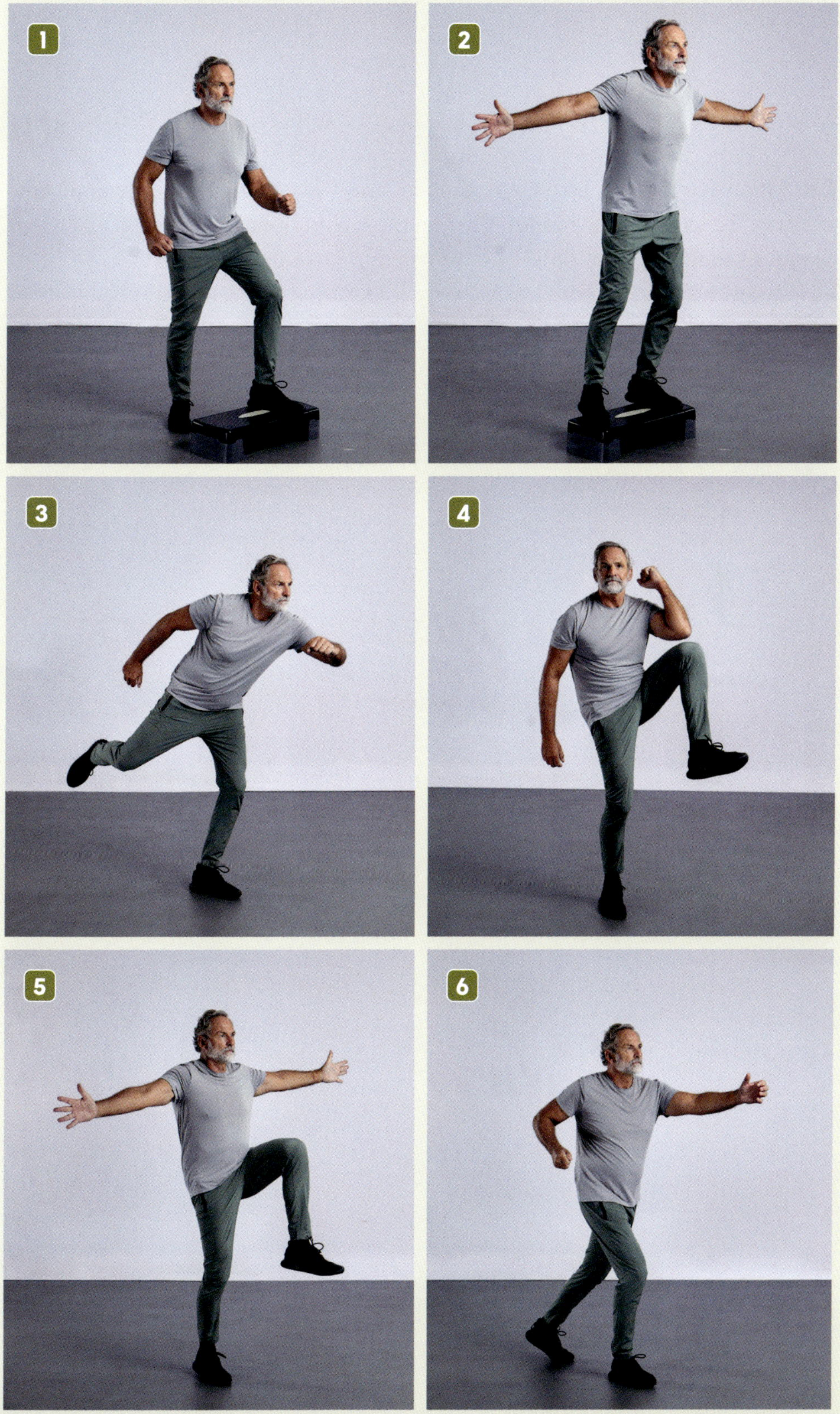
1
2
3
4
5
6

# Steh- und Gehtraining für Parkinson-Newbies

Das Steh- und Gehtraining für Parkinson-Newbies richtet sich an leichter Betroffene. Es wärmt Sie sanft auf, trainiert das Gleichgewicht und einen sicheren Stand. Es kann mit oder ohne Step ausgeführt werden.

Wärmt Sie gut auf, trainiert das Gleichgewicht und einen sicheren Stand.

**Trainingsdauer:** ca. 10 Minuten

| | Name der Übung | Dauer | Tempo | Seite |
|---|---|---|---|---|
| 1 | **Step-Aerobic-Grundschritt** | Jeweils 1–2 Min. | Langsam starten und steigern, bis zu einer Anstrengung von 15–17 Punkten auf der Borg-RPE-Skala | 130 |
| 2 | **Über Kreuz Laufen** | | | 123 |
| 3 | **Spitzenlauf** | | | 126 |
| 4 | **Tandemgang** | | | 128 |
| 5 | **Seit-Kreuz-Lauf** | | | 125 |
| 6 | **Superman** | | | 134 |

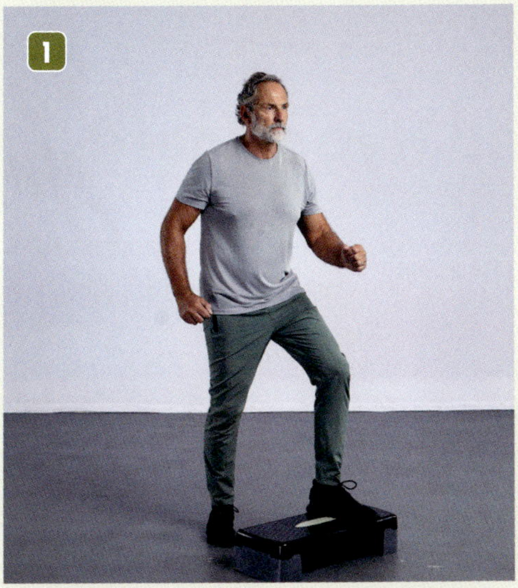
1

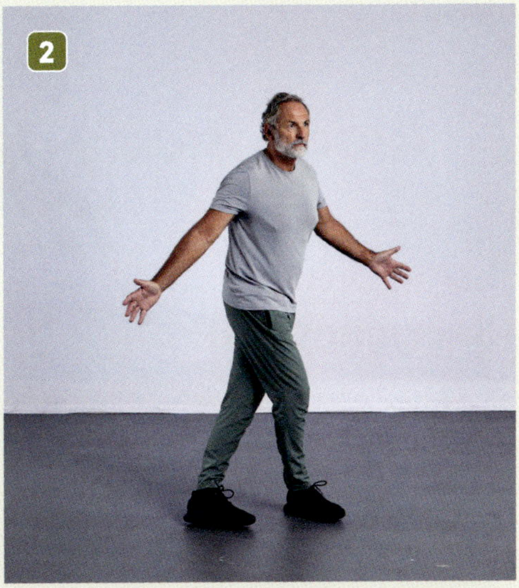
2

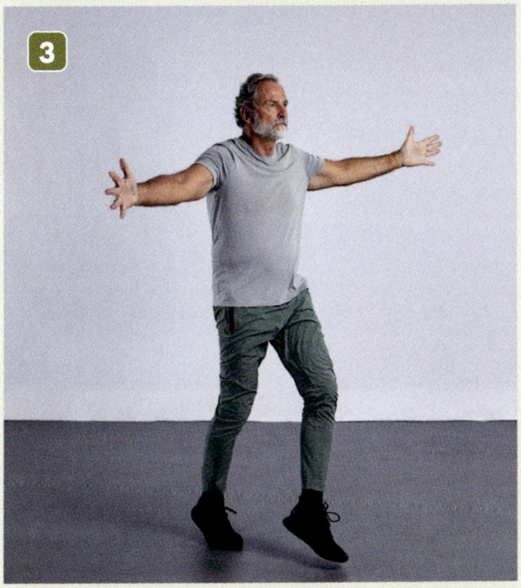
3

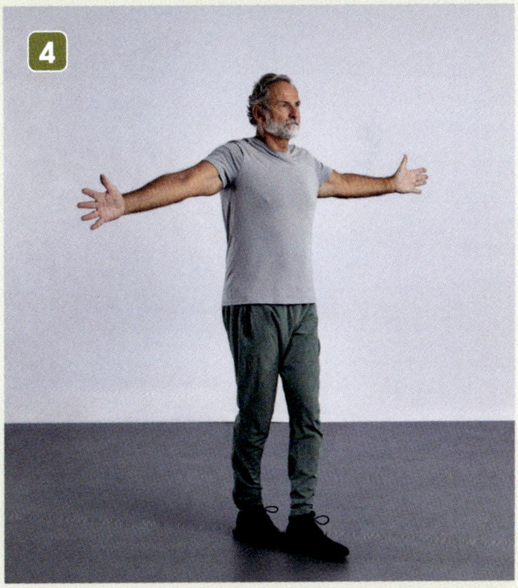
4

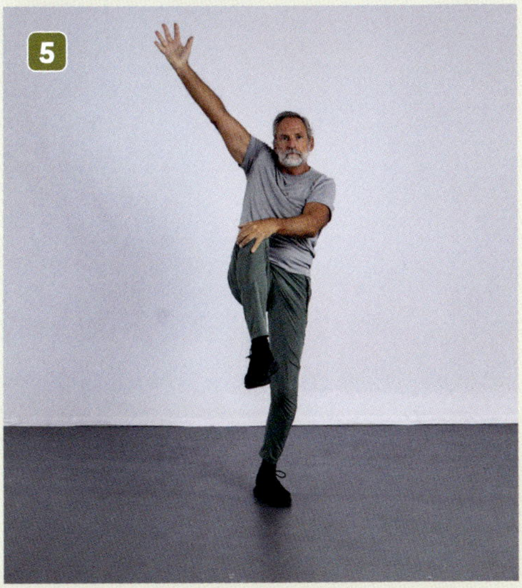
5

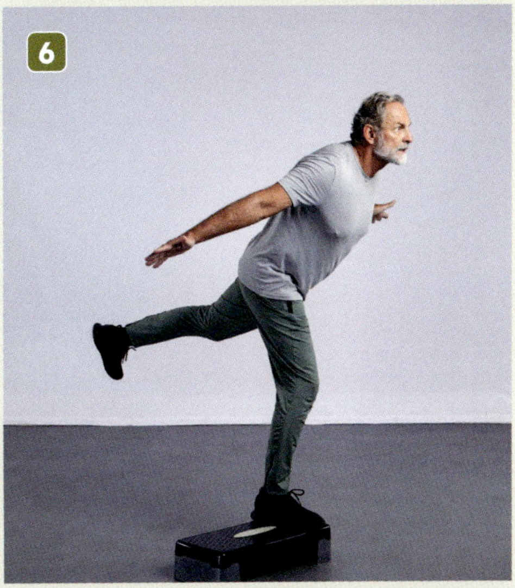
6

# Rigor, Brady- und Hypokinese

## Rigor, Brady- und Hypokinese für Parkinson-Profis

Trainiert sanft die Beweglichkeit und sorgt für die Vergrößerung des Bewegungsradius.

**Trainingsdauer:** ca. 25 Minuten

| | Name der Übung | Wiederholungen/ Dauer | Tempo | Seite |
|---|---|---|---|---|
| | **Steh- und Gehtraining für Parkinson-Profis** | **Insgesamt 10 Min., aufgeteilt auf alle Übungen** | **Starten Sie langsam und steigern Sie das Tempo, bis zu einer Anstrengung von 15–17 Punkten auf der Borg-RPE-Skala** | 232 |
| 1 | **Mountain Climber** | 10–15 Wdh. bei 2–3 Sätzen | 2–3 Sek. pro Bewegung | 158 |
| 2 | **Schmetterling** | 10–15 Wdh. bei 2–3 Sätzen | 2–3 Sek. pro Bewegung | 182 |
| 3 | **Halsmuskeldehnung im Stand** | 3–5 Wdh. pro Seite | Haltedauer: 20 Sek. | 175 |
| 4 | **Quadrizepsdehnung im Stand oder Sitz** | 3–5 Wdh. pro Seite | Haltedauer: 20–60 Sek. | 176 |
| 5 | **Seitliche Winkelhaltung im Sitz** | 3–5 Wdh. pro Seite | Haltedauer: 20–60 Sek. | 184 |
| 6 | **Ausschultern** | 10–15 Wdh. pro Übungsabschnitt | 2–3 Sek. pro Bewegung | 164 |
| 7 | **Von der Seitlage in Bauchlage** | 10–15 Wdh. | 2–3 Sek. | 200 |
| 8 | **Von der Bauchlage in den Vierfüßlerstand** | 3–5 Wdh. | Zügig, aber vor allem sicher | 201 |
| 9 | **Vom Vierfüßlerstand in den Stand** | 3–5 Wdh. | Zügig, aber vor allem sicher | 202 |
| 10 | **Savasana** | Mind. 1 Min. | ohne Zeitlimit | 185 |

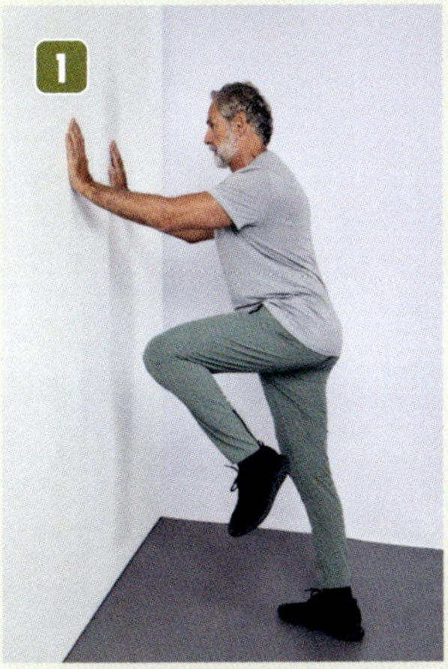
1

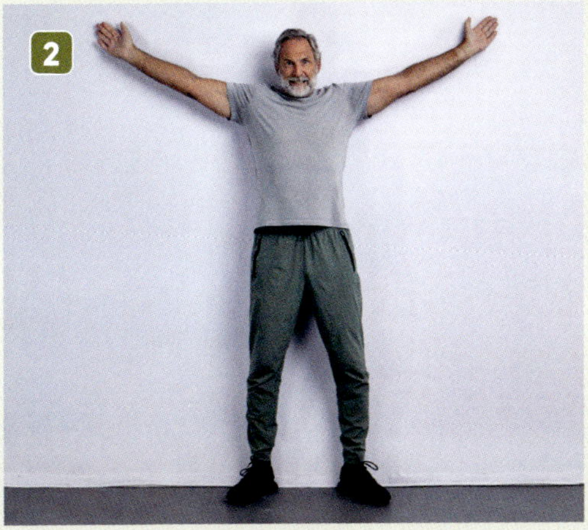
2

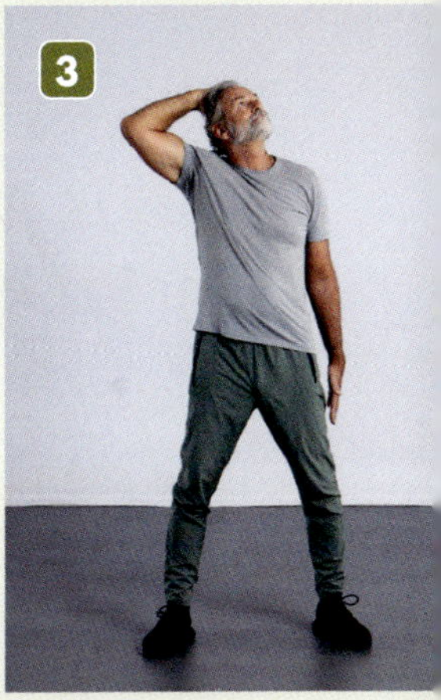
3

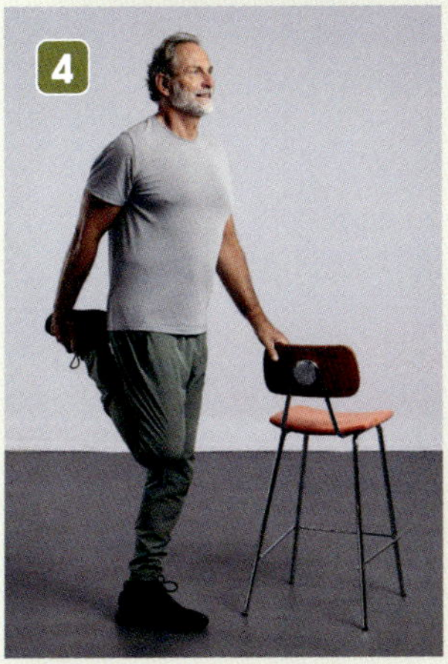
4

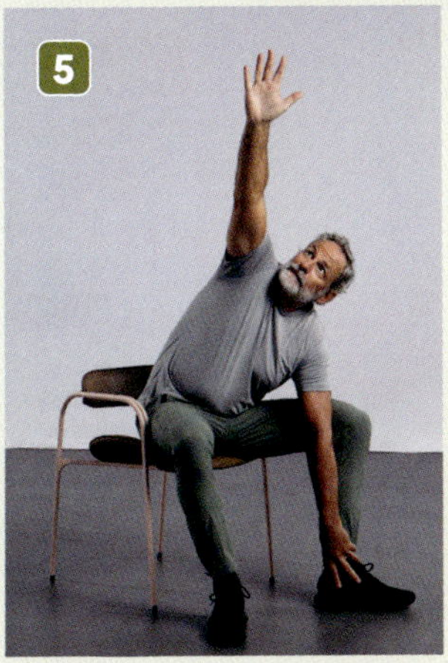
5

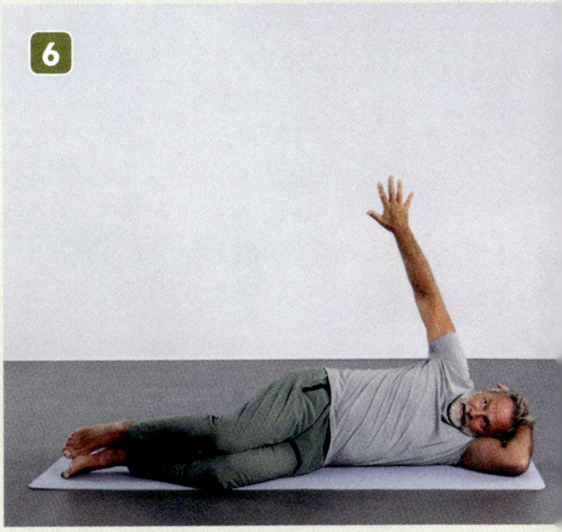
6

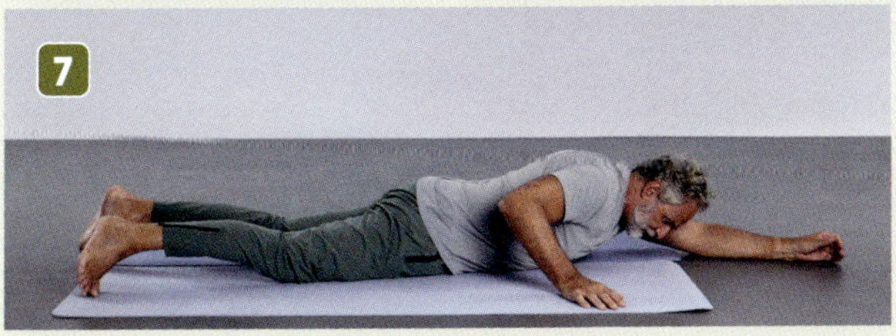
7

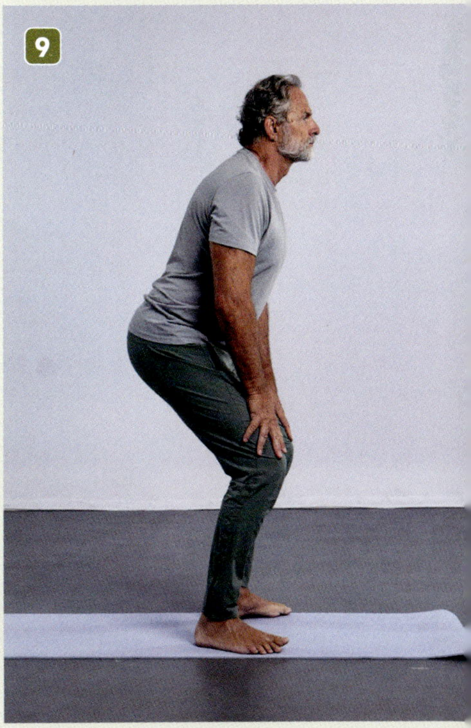
9

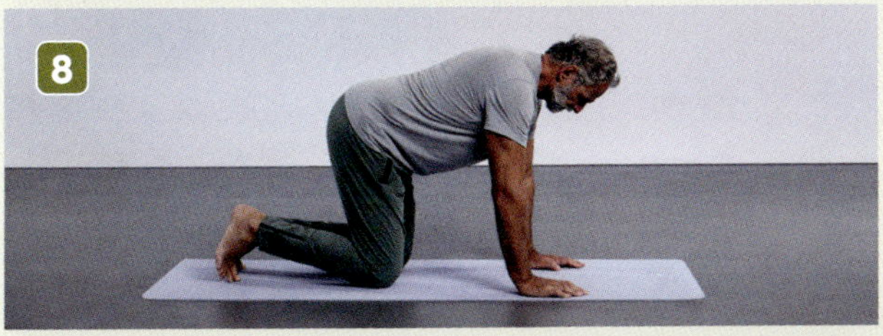
8

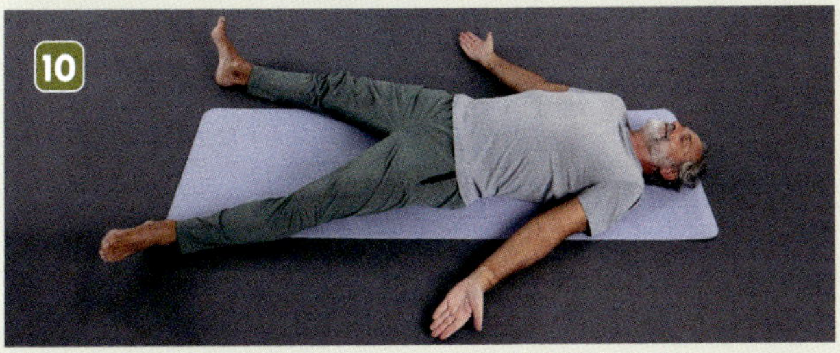
10

# Rigor, Brady- und Hypokinese für Parkinson-Newbies

Trainiert die Beweglichkeit und sorgt für die Vergrößerung des Bewegungsradius.

**Trainingsdauer:** ca. 25 Minuten

| | Name der Übung | Wiederholungen/ Dauer | Tempo | Seite |
|---|---|---|---|---|
| | **Steh- und Gehtraining für Parkinson-Newbies** | **Insgesamt 10 Min., aufgeteilt auf alle Übungen** | **Starten Sie langsam und steigern Sie das Tempo, bis zu einer Anstrengung von 15–17 Punkten auf der Borg-RPE-Skala** | 234 |
| 1 | **Vorbeuge mit Rotation** | 10–15 Wdh. bei 2–3 Sätzen | 2–3 Sek.pro Bewegung | 161 |
| 2 | **Iliopsoas** | 3–5 Wdh. pro Seite | Haltedauer: 20–60 Sek. | 172 |
| 3 | **Achillessehne** | 3–5 Wdh. pro Seite | Haltedauer: 20–60 Sek. | 173 |
| 4 | **Krabbeln** | 2–3 m; mit der Zeit steigern | 2–3 Sek. pro Bewegung | 154 |
| 5 | **Schwimmen** | 10–15 Wdh. bei 2–3 Sätzen | 2–3 Sek. pro Bewegung | 147 |
| 6 | **Savasana** | Mind. 1 Min. | ohne Zeitlimit | 185 |

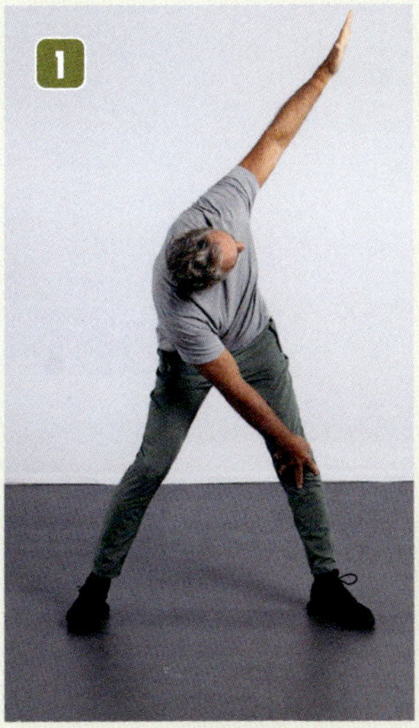
1

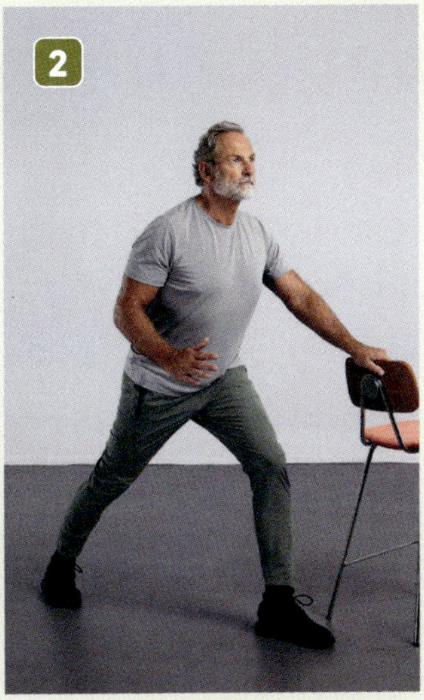
2

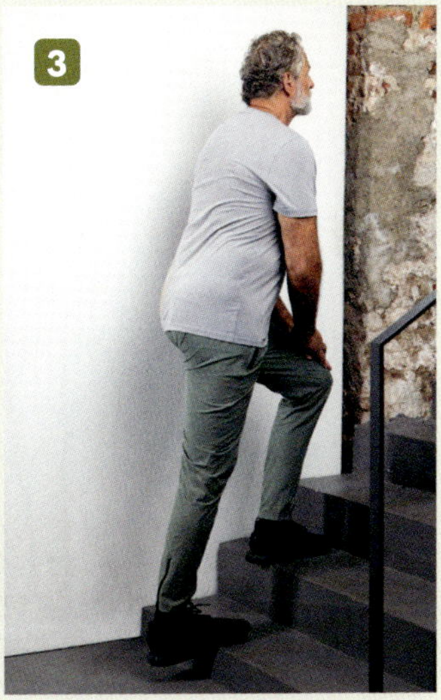
3

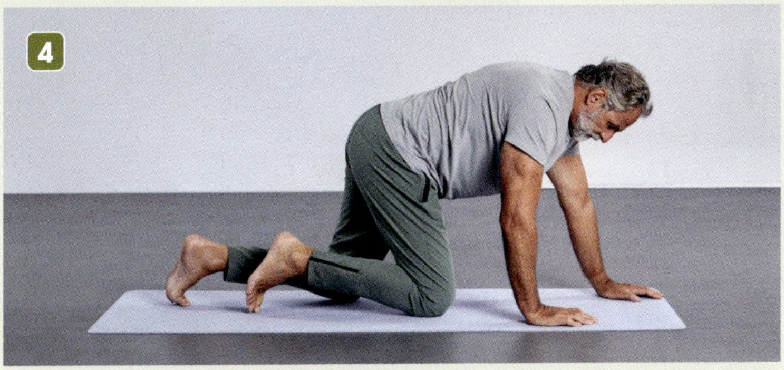
4

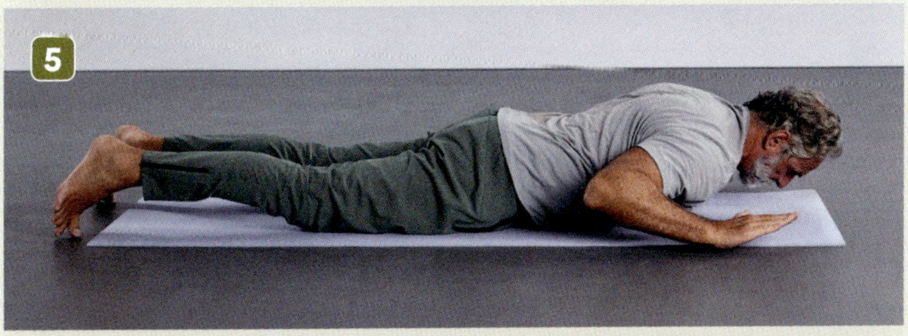
5

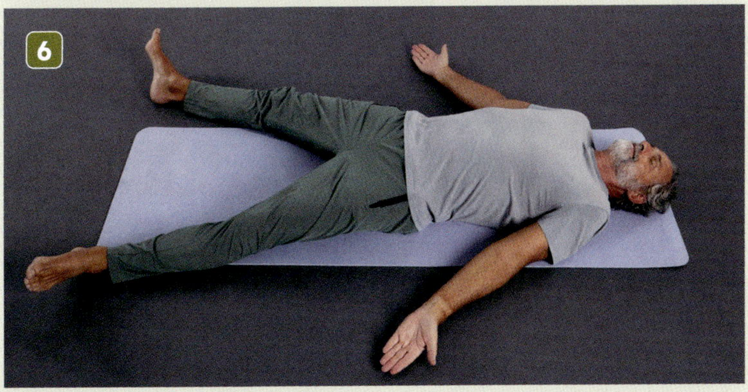
6

# Haltungsanomalien

## Haltungsanomalien für Parkinson-Profis

Sorgt für eine aufrechte Körperhaltung.

**Trainingsdauer:** ca. 25 Minuten

| | Name der Übung | Wiederholungen/ Dauer | Tempo | Seite |
|---|---|---|---|---|
| | **Steh- und Gehtraining für Parkinson-Profis** | **Insgesamt 10 Min., aufgeteilt auf alle Übungen** | **Starten Sie langsam und steigern Sie das Tempo, bis zu einer Anstrengung von 15–17 Punkten auf der Borg-RPE-Skala** | 232 |
| 1 | **Schulterkreise nach hinten** | 10–15 Wdh. bei 2–3 Sätzen | 2–3 Sek. pro Bewegung | 183 |
| 2 | **Halbmond im Stand** | 3 Wdh. pro Seite, einseitig bei Pisa-Syndrom | Haltedauer: 20–60 Sek. | 168 |
| 3 | **W-Arme im Stehen** | 10–15 Wdh. bei 2–3 Sätzen | 2–3 Sek.pro Bewegung | 139 |
| 4 | **T-Arme im Stehen** | 10–15 Wdh. bei 2–3 Sätzen | 2–3 Sek. pro Bewegung | 140 |
| 5 | **Nackendehnung im Stehen** | 3–5 Wdh. | Haltedauer: 20 Sek. | 181 |
| 6 | **Paddeln** | 10–15 Wdh. bei 2–3 Sätzen | 2–3 Sek. pro Bewegung | 180 |
| 7 | **Seitliche Winkelhaltung im Sitz** | 3–5 Wdh. pro Seite | Haltedauer: 20–60 Sek. | 184 |
| 8 | **Hacken in Bauchlage** | 10–15 Wdh. bei 2–3 Sätzen | 2–3 Sek. pro Bewegung | 146 |
| 9 | **Halbmondlagerung** | 1 Wdh. pro Seite, einseitig bei Pisa-Syndrom | Haltedauer: 20–60 Sek. | 171 |
| 10 | **Savasana** | Mind. 1 Min. | ohne Zeitlimit | 185 |

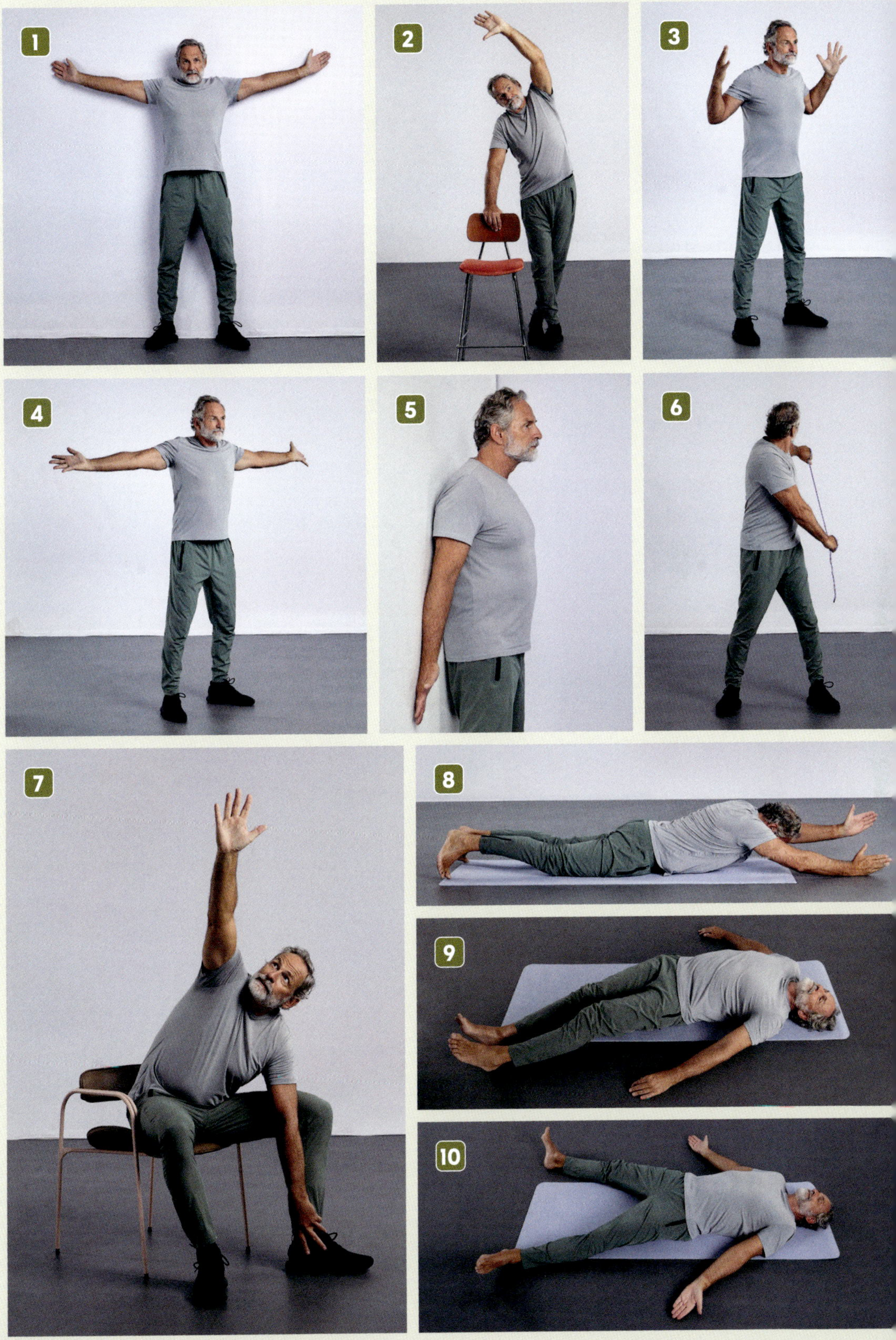
1
2
3
4
5
6
7
8
9
10

# Haltungsanomalien für Parkinson-Newbies

Sorgt für eine aufrechte Körperhaltung.

**Trainingsdauer:** ca. 25 Minuten

| | Name der Übung | Wiederholungen/ Dauer | Tempo | Seite |
|---|---|---|---|---|
| | **Steh- und Gehtraining für Parkinson-Newbies** | **Insgesamt 10 Min., aufgeteilt auf alle Übungen** | **Starten Sie langsam und steigern Sie das Tempo, bis zu einer Anstrengung von 15–17 Punkten auf der Borg-RPE-Skala** | 234 |
| 1 | **Dehnung der Brustmuskulatur** | 3–5 Wdh. | Haltedauer: 20–60 Sek. | 169 |
| 2 | **Seilschlagen** | 10–15 Wdh. bei 2–3 Sätzen | 2–3 Sek. pro Bewegung | 179 |
| 3 | **Seitstütz** | 10–15 Wdh. bei 2–3 Sätzen | 2–3 Sek.pro Bewegung | 148 |
| 4 | **Ausschultern** | 10–15 Wdh. pro Übungsabschnitt | 2–3 Sek. pro Bewegung | 164 |
| 5 | **W-Arme in Bauchlage** | 10–15 Wdh. bei 2–3 Sätzen | 2–3 Sek.pro Bewegung | 137 |
| 6 | **T-Arme in Bauchlage** | 10–15 Wdh. bei 2–3 Sätzen | 2–3 Sek. pro Bewegung | 138 |
| 7 | **Easy Kobra** | 3–5 Wdh. | Haltedauer: 5–20 Sek. | 162 |
| 8 | **Nackendehnung in Rückenlage** | 10–15 Wdh. bei 2–3 Sätzen | Durchführung im Atemrhythmus | 174 |
| 9 | **Savasana** | Mind. 1 Min. | ohne Zeitlimit | 185 |

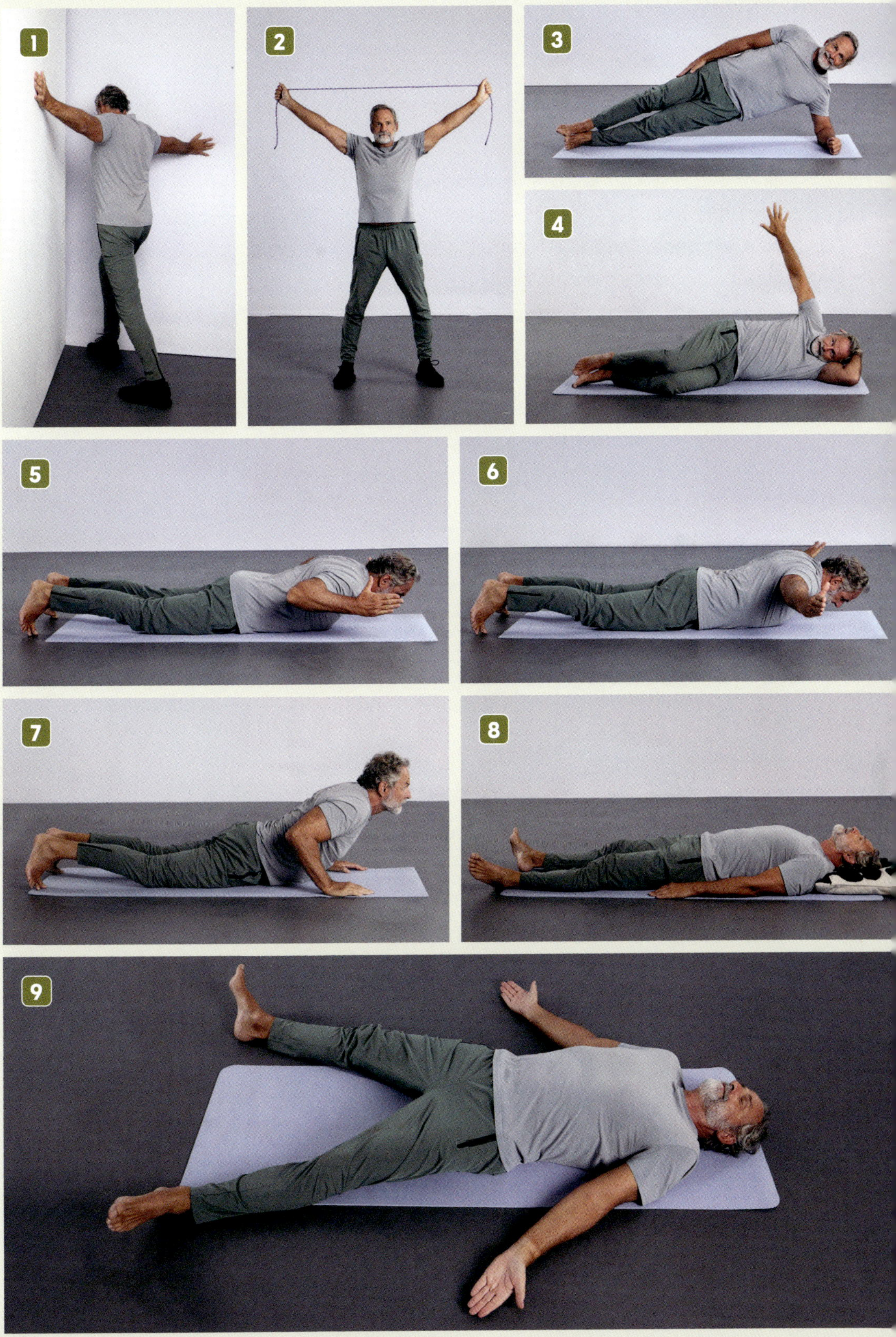
1
2
3
4
5
6
7
8
9

# Sturzprophylaxe

Stürze können zu schweren Verletzungen führen. Deshalb ist es wichtig, dass die Sturzursache erkannt wird. Nur dadurch kann das Problem gezielt adressiert werden. Eine erste Idee können Sie anhand der Ergebnisse der Selbsteinschätzungstests bekommen und sich neben dem folgenden Trainingsplan auch noch einen anderen aussuchen, der die Ursache der Stürze gezielt angeht.

## Sturzprophylaxe für Parkinson-Profis

Trainiert die Gangsicherheit, die Balance und Stabilität.

**Trainingsdauer:** ca. 25 Minuten

| | Name der Übung | Wiederholungen/ Dauer | Tempo | Seite |
|---|---|---|---|---|
| | **Steh- und Gehtraining für Parkinson-Profis** | **Insgesamt 10 Min., aufgeteilt auf alle Übungen** | **Starten Sie langsam und steigern Sie das Tempo, bis zu einer Anstrengung von 15–17 Punkten auf der Borg-RPE-Skala** | 232 |
| 1 | **Dreipunktestand** | 3–5 Wdh. der Gewichtsverlagerungen | 2–3 Sek. pro Bewegung | 187 |
| 2 | **Enger Fußstand** | 1 Wdh., gerne mit geschlossenen Augen | Haltedauer: 20–60 Sek. | 190 |
| 3 | **Around the Clock** | 5 Wdh. | 2–3 Sek. pro Bewegung | 192 |
| 4 | **Einbeinstand** | 5 Wdh. pro Seite | Steigern Sie die Haltedauer mit der Zeit auf 20 Sek. | 194 |
| 5 | **Sitz an der Wand** | 5 Wdh. | Haltedauer: 20–60 Sek. | 157 |
| 6 | **Plank** | 10–15 Wdh. bei 2–3 Sätzen | 2–3 Sek. pro Bewegung | 149 |
| 7 | **Sit-ups** | 10–15 Wdh. bei 2–3 Sätzen | 2–3 Sek. pro Bewegung | 143 |
| 8 | **Savasana** | Mind. 1 Min. | ohne Zeitlimit | 185 |

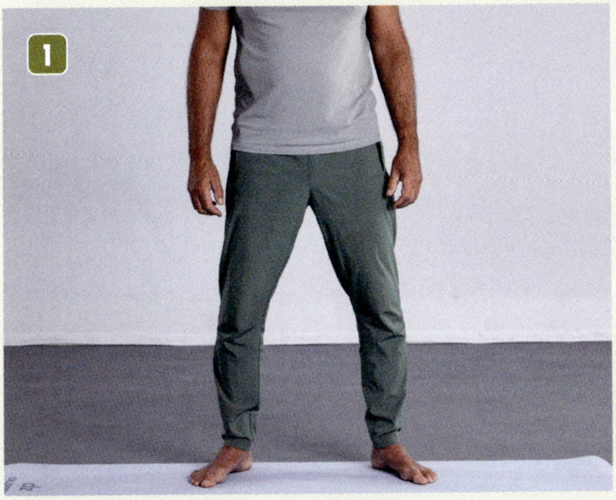
1

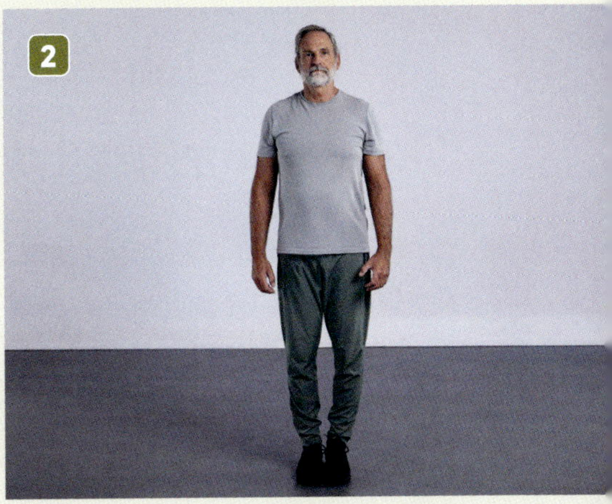
2

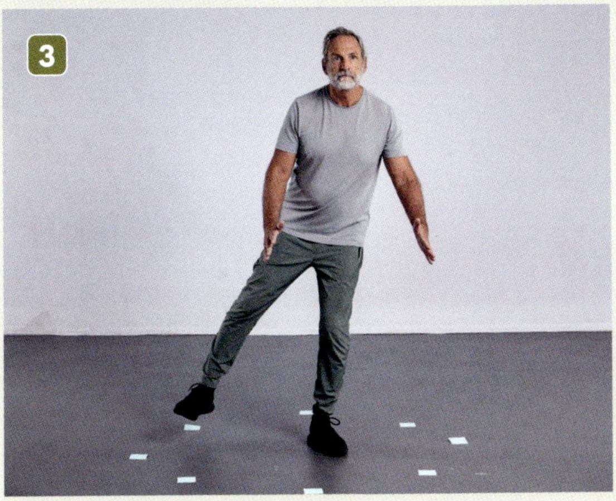
3

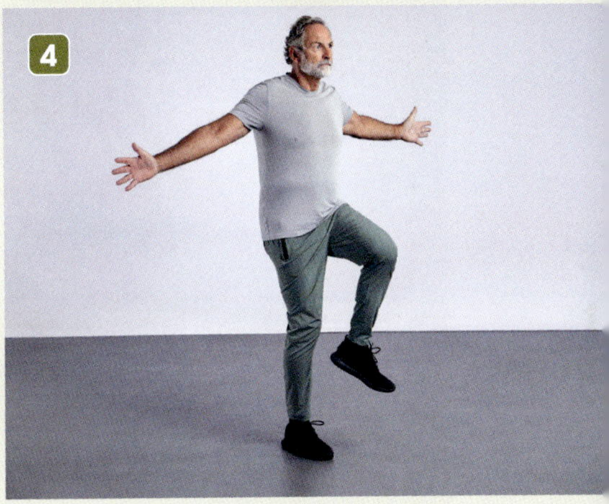
4

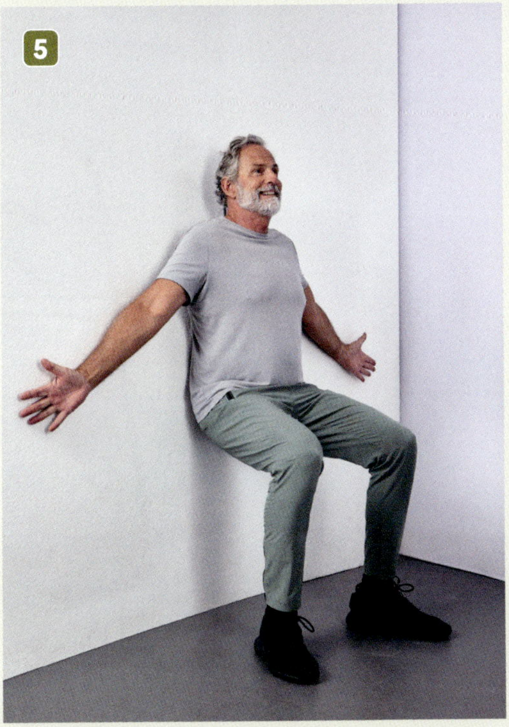
5

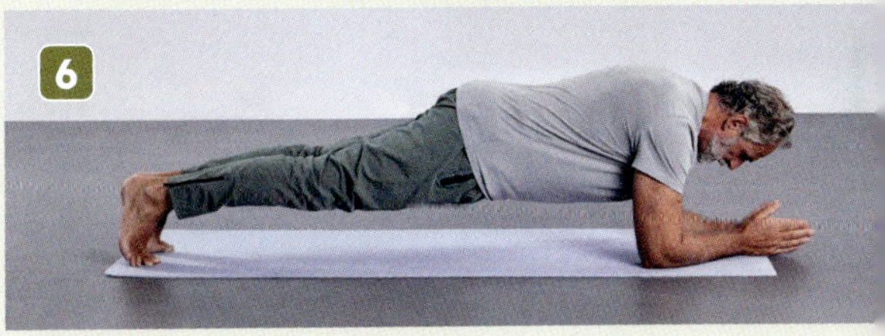
6

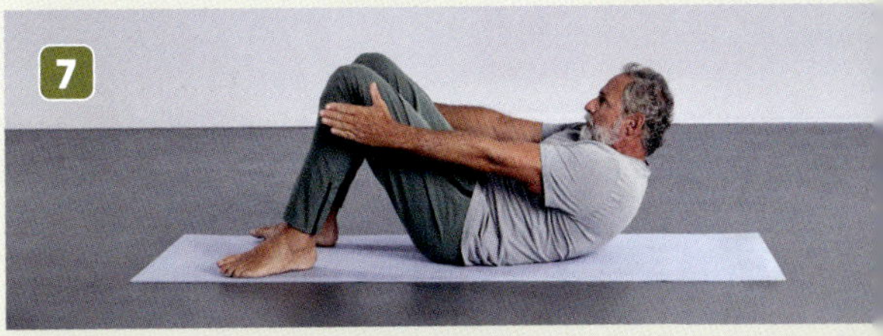
7

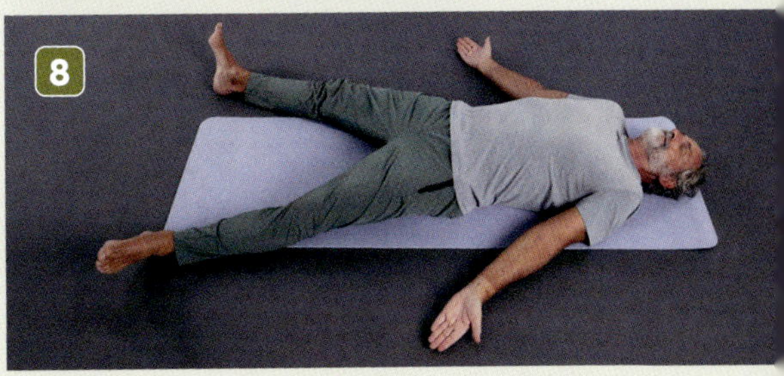
8

# Sturzprophylaxe für Parkinson-Newbies

Trainiert die Gangsicherheit, die Balance und Stabilität.

**Trainingsdauer:** ca. 25 Minuten

| | Name der Übung | Wiederholung | Tempo | Seite |
|---|---|---|---|---|
| | **Steh- und Gehtraining für Parkinson-Newbies** | **Insgesamt 10 Min., aufgeteilt auf alle Übungen** | **Starten Sie langsam und steigern Sie das Tempo, bis zu einer Anstrengung von 15–17 Punkten auf der Borg-RPE-Skala** | 234 |
| 1 | **Tandemstand** | 5 Wdh. | Haltedauer: 20–60 Sek. | 191 |
| 2 | **Standwaage** | 5 Wdh. pro Seite | Haltedauer: 20–60 Sek. | 195 |
| 3 | **Halbmond im Stand** | 5 Wdh. pro Seite | Haltedauer: 20–60 Sek. | 168 |
| 4 | **Arm- und Beinheben im Vierfüßlerstand** | 10–15 Wdh. bei 2–3 Sätzen | 2–3 Sek. pro Bewegung | 141 |
| 5 | **Seitliches Ausscheren im Vierfüßlerstand** | 10–15 Wdh. bei 2–3 Sätzen | 2–3 Sek. pro Bewegung | 142 |
| 6 | **Plank** | 10–15 Wdh. bei 2–3 Sätzen | 2–3 Sek. pro Bewegung | 149 |
| 7 | **Plank mit Armtap** | 10–15 Wdh. bei 2–3 Sätzen | 2–3 Sek. pro Bewegung | 151 |
| 8 | **Savasana** | Mind. 1 Min. | ohne Zeitlimit | 185 |

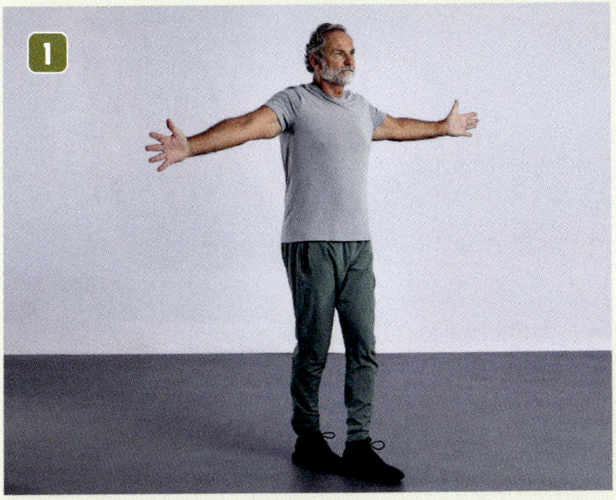
1

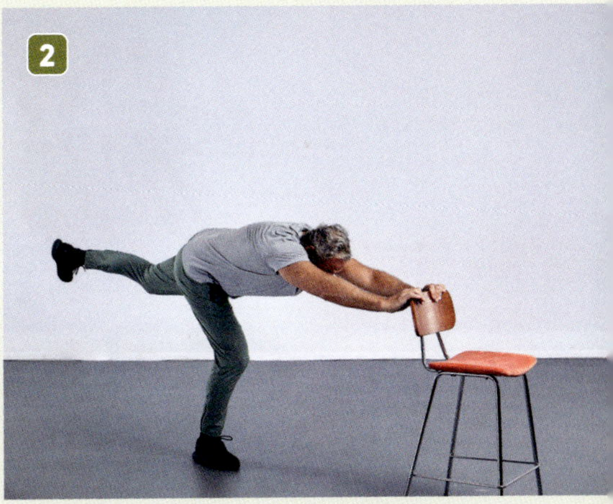
2

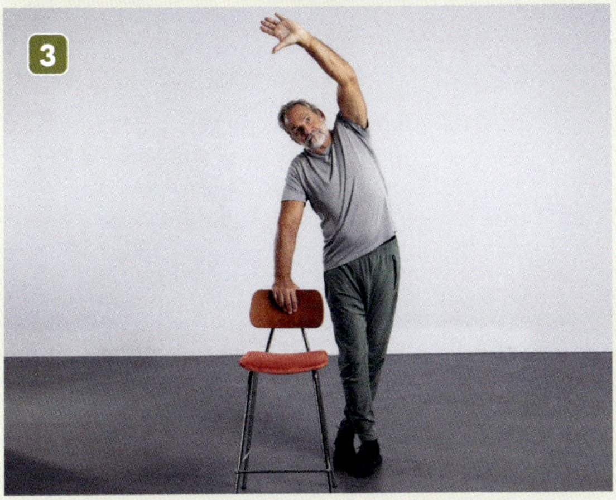
3

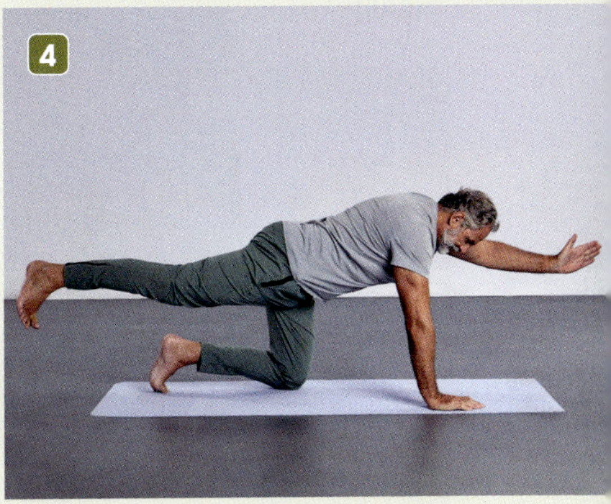
4

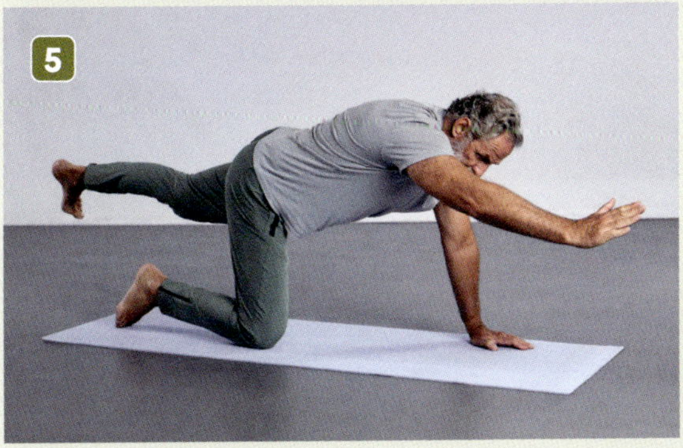
5

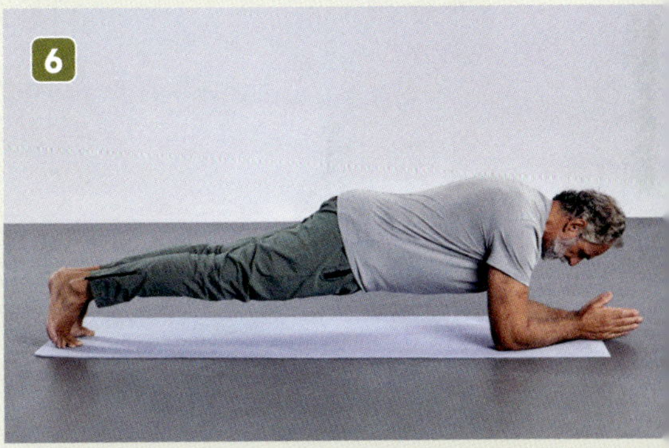
6

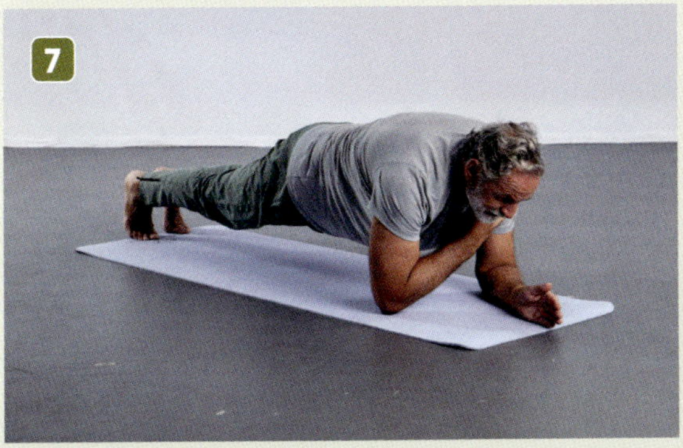
7

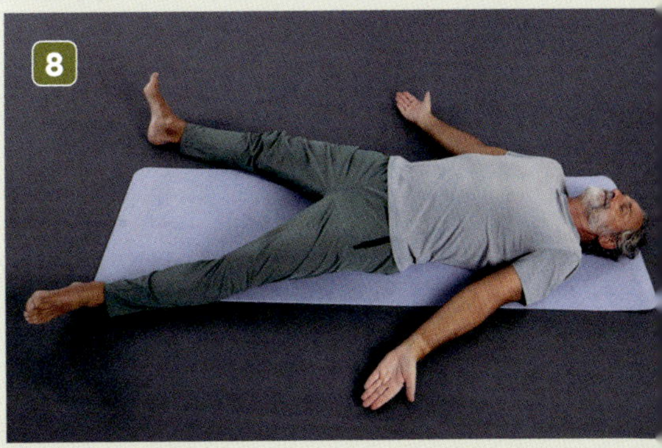
8

# Freezing

*Freezing of Gait* ist ein Symptom, das sich durch eine verbesserte Aufmerksamkeitslenkung ganz gezielt ansprechen lässt. Nach dem Aufwärmtraining arbeiten Sie hier deshalb mit funktionellen Übungen.

Trainiert die Überwindung von Gangblockaden.

**Trainingsdauer:** ca. 20 Minuten

| | Name der Übung | Wiederholung | Tempo | Seite |
|---|---|---|---|---|
| | **Steh- und Gehtraining für Parkinson-Newbies** | **Insgesamt 10 Min., aufgeteilt auf alle Übungen** | **Starten Sie langsam und steigern Sie das Tempo, bis zu einer Anstrengung von 15–17 Punkten auf der Borg-RPE-Skala** | 234 |
| 1 | **Vom Sitz in den Stand** | 10–15 Wdh. bei 2–3 Sätzen | Zügig, aber vor allem sicher | 204 |
| 2 | **Großer Start** | 10–15 Wdh. bei 2–3 Sätzen | Zügig, aber vor allem sicher | 205 |
| 3 | **Umwendbewegungen** | 10–15 Wdh. bei 2–3 Sätzen | Zügig, aber vor allem sicher | 206 |
| 4 | **Savasana** | Mind. 1 Min. | ohne Zeitlimit | 185 |

**Hinweis:** Alle Übungen in diesem Trainingsplan gerne auch im *Dual Task* und mit *Cueing* ausführen.

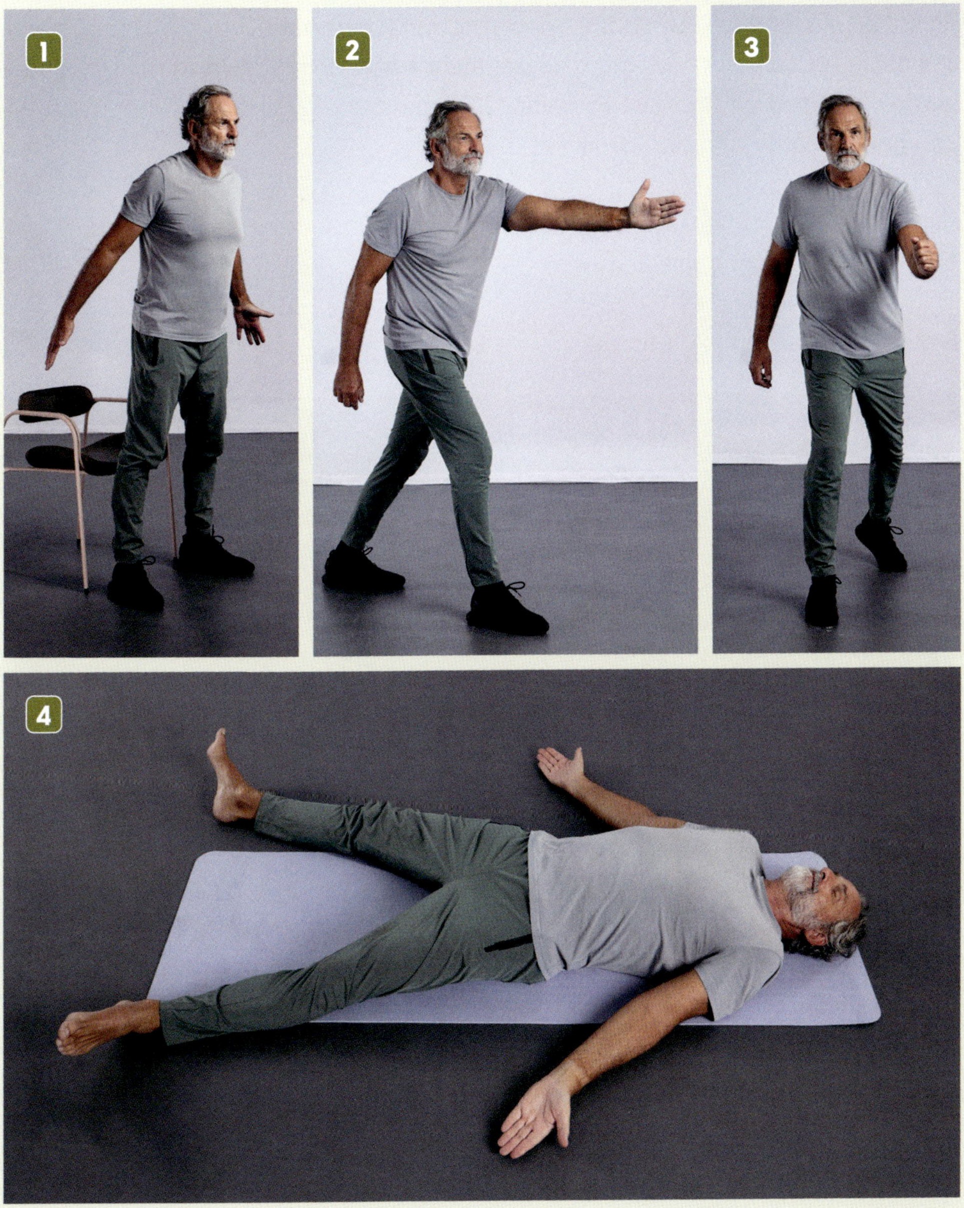
1
2
3
4

# Retropulsion

Wenn Sie feststellen, dass Ihr Körperschwerpunkt nach hinten verlagert ist, wenn Sie stehen, und Sie bei Stürzen nicht nach vorne, sondern auf den Rücken fallen, sollten Sie dies unbedingt Ihrem interdisziplinären Team mitteilen und gemeinsam nach den Ursachen suchen.

Hilft Ihnen bei der Verlagerung des Körperschwerpunktes nach vorn und verbessert Ihre Körperwahrnehmung.

**Trainingsdauer:** ca. 20 Minuten

| | Name der Übung | Wiederholungen/ Dauer | Tempo | Seite |
|---|---|---|---|---|
| | **Steh- und Gehtraining für Parkinson-Profis** | **Insgesamt 10 Min., aufgeteilt auf alle Übungen** | **Starten Sie langsam und steigern Sie das Tempo, bis zu einer Anstrengung von 15–17 Punkten auf der Borg-RPE-Skala** | 232 |
| 1 | **Liegestütz an der Wand** | 10–15 Wdh. bei 2–3 Sätzen | 2–3 Sek. pro Bewegung | 159 |
| 2 | **Zehenstand** | 5 Wdh. pro Seite | Haltedauer: 20–60 Sek. | 189 |
| 3 | **Gewichtsverlagerung im Kreis** | 10 Wdh. pro Übungsabschnitt | 2–3 Sek. pro Bewegung | 196 |
| 4 | **Vom Sitz in den Stand** | 10–15 Wdh. bei 2–3 Sätzen | Zügig, aber vor allem sicher | 204 |
| 5 | **Etwas mit den Zehen greifen** | 10–15 Wdh. | Zügig, aber vor allem sicher | 188 |
| 6 | **Seil ziehen** | 10–15 Wdh. bei 2–3 Sätzen | 2–3 Sek. pro Bewegung | 144 |
| 7 | **Savasana** | Mind. 1 Min. | ohne Zeitlimit | 185 |

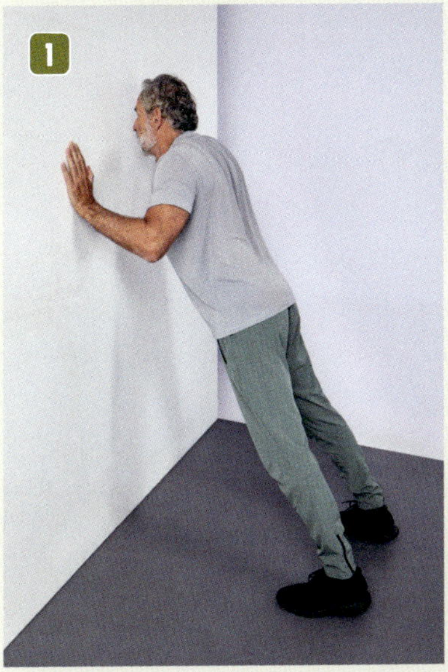
1

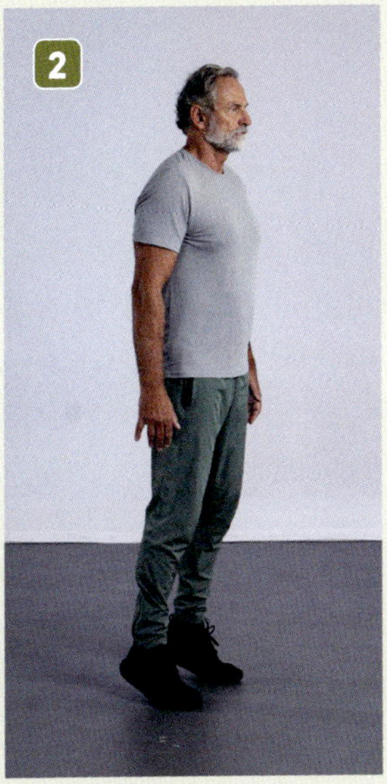
2

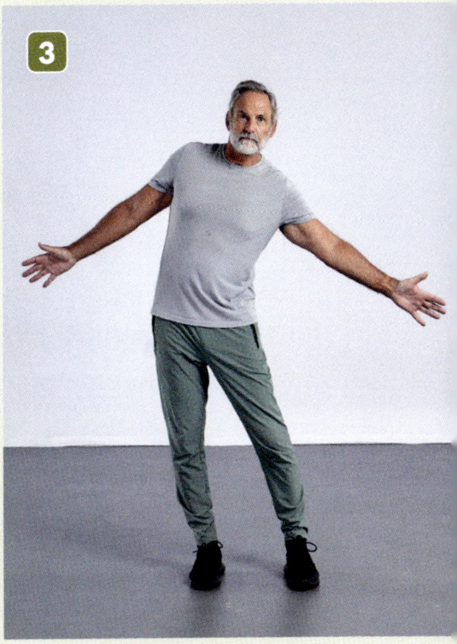
3

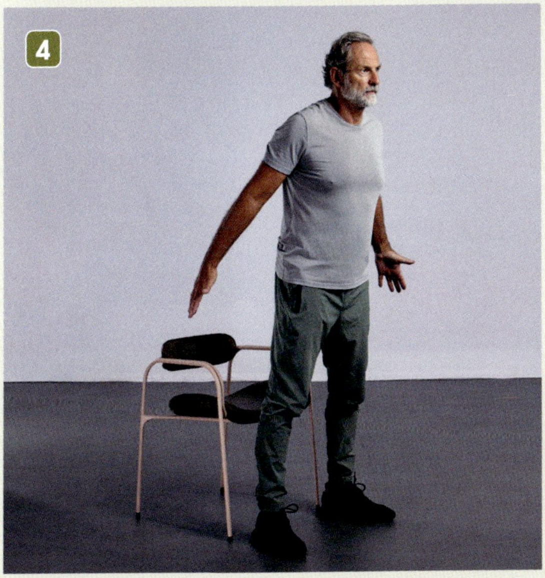
4

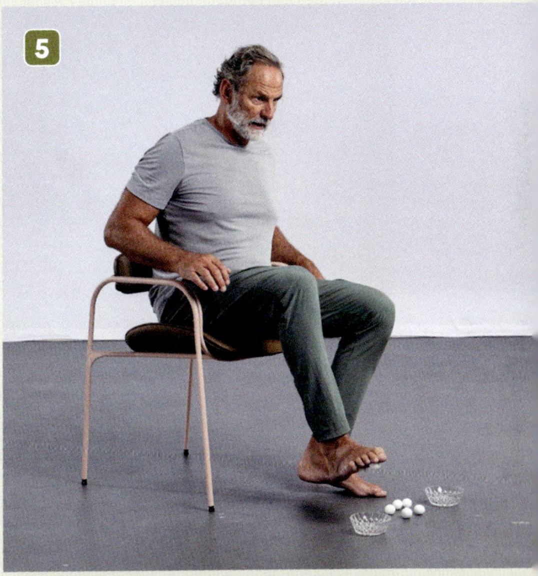
5

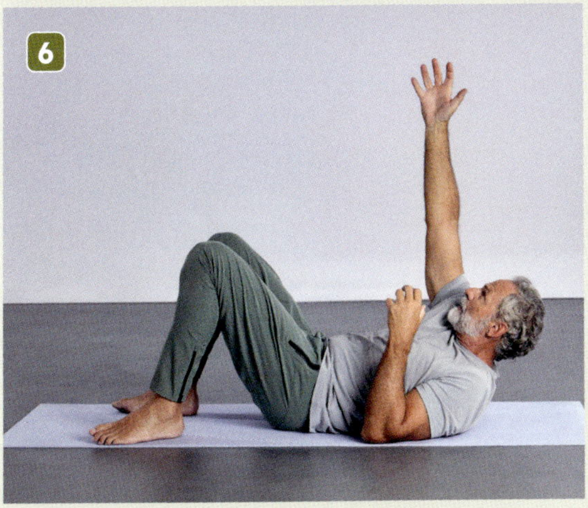
6

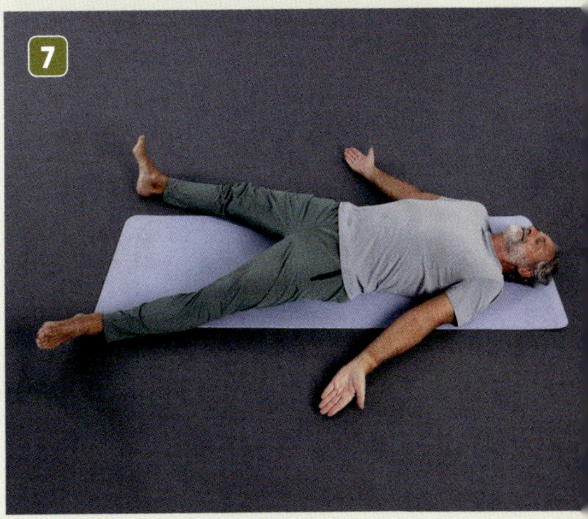
7

# Dyskinesien

Im späteren Verlauf der Parkinson-Krankheit kann es zu überschießenden, tänzelnden Bewegungen kommen. Diese Dyskinesien treten besonders häufig auf, wenn der Medikamentenspiegel im Blut ein bis zwei Stunden nach der Medikamenteneinnahme sehr hoch ist.

Trainiert das gezielte Greifen mit den Händen und Füßen und stärkt Ihre Rumpfmuskulatur.

**Trainingsdauer:** ca. 25 Minuten

| | Name der Übung | Wiederholungen/ Dauer | Tempo | Seite |
|---|---|---|---|---|
| | **Steh- und Gehtraining für Parkinson-Newbies** | **Insgesamt 10 Min., aufgeteilt auf alle Übungen** | **Starten Sie langsam und steigern Sie das Tempo, bis zu einer Anstrengung von 15–17 Punkten auf der Borg-RPE-Skala** | 234 |
| 1 | **Einen Baum umarmen** | 2–3 Wdh. | Haltedauer: 20–60 Sek. | 187 |
| 2 | **Around the Clock** | 5 Wdh. | 2–3 Sek. pro Bewegung | 192 |
| 3 | **Gewichtsverlagerung im Kreis** | 10 Wdh. pro Übungsabschnitt | 2–3 Sek. pro Bewegung | 196 |
| 4 | **Hand zum Knie** | 10–15 Wdh. bei 2–3 Sätzen | 2–3 Sek. pro Bewegung | 163 |
| 5 | **Etwas mit den Zehen greifen** | 10–15 Wdh. | Zügig, aber vor allem sicher | 188 |
| 6 | **Arm- und Beinheben im Vierfüßlerstand** | 10–15 Wdh. bei 2–3 Sätzen | 2–3 Sek. pro Bewegung | 141 |
| 7 | **Seitliches Ausscheren im Vierfüßlerstand** | 10–15 Wdh. bei 2–3 Sätzen | 2–3 Sek. pro Bewegung | 142 |
| 8 | **Auftippen in Rückenlage** | 10–15 Wdh. bei 2–3 Sätzen | 2–3 Sek. pro Bewegung | 145 |
| 9 | **Savasana** | Mind. 1 Min. | ohne Zeitlimit | 185 |

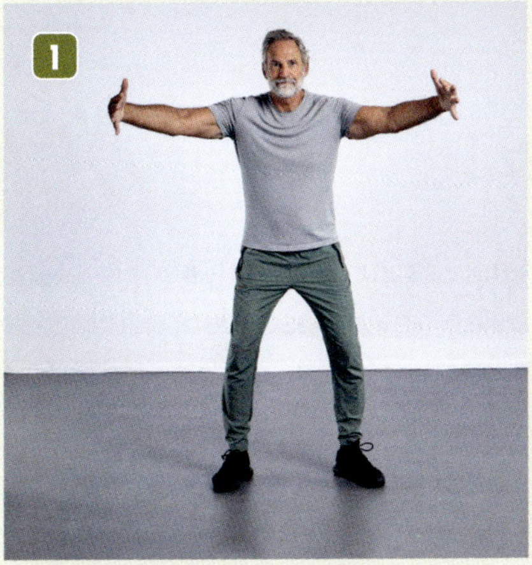
1

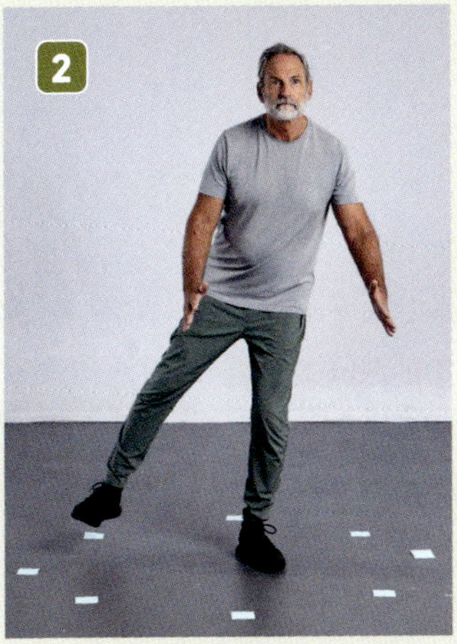
2

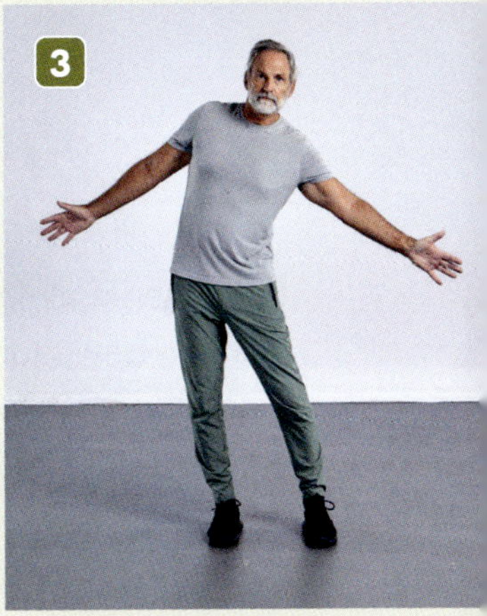
3

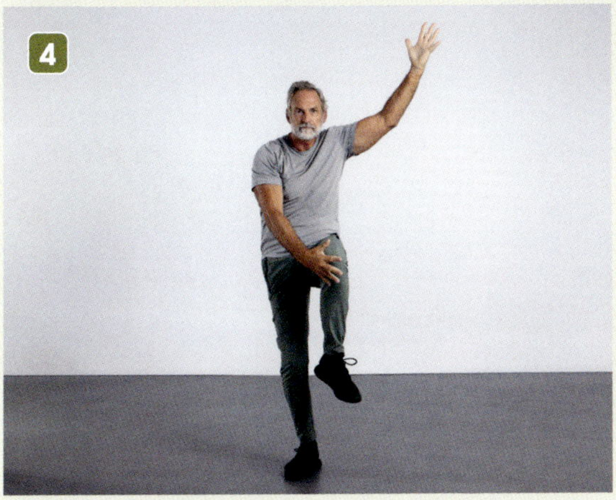
4

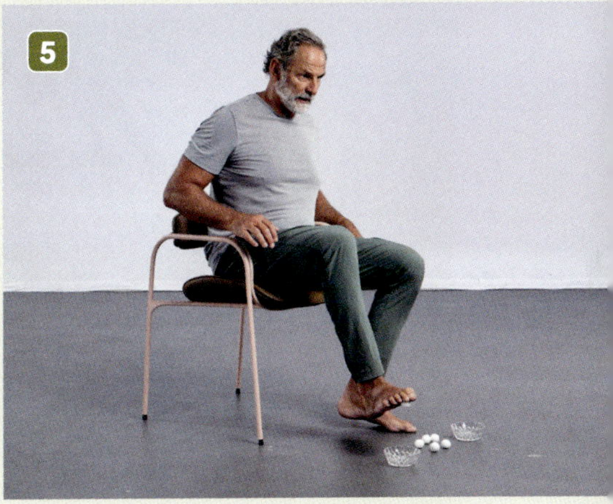
5

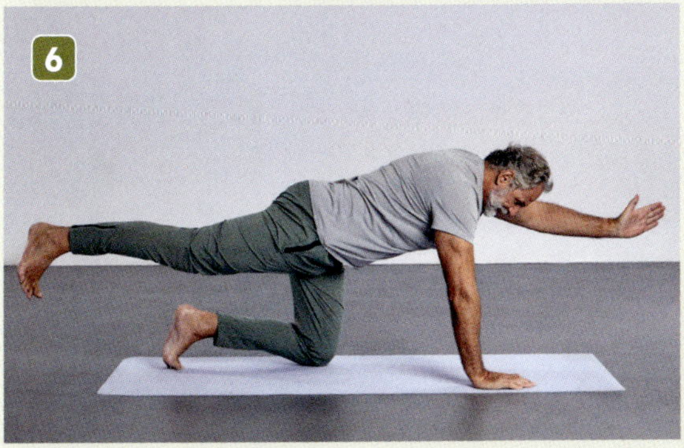
6

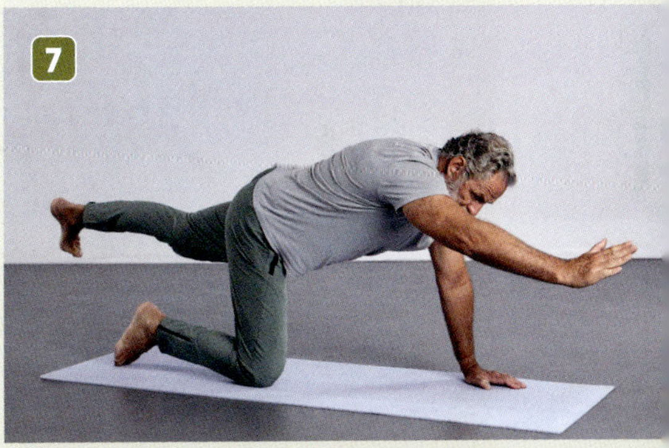
7

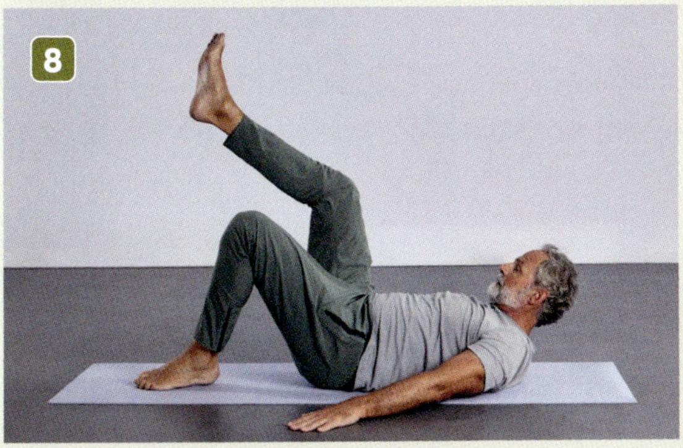
8

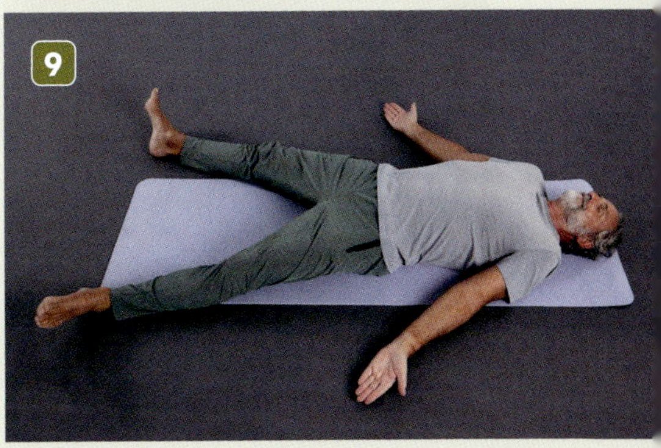
9

# Hypomimie

Eine reduzierte Mimik hat spürbare Auswirkungen auf die Darstellung, das Empfinden und auch die Erkennung von Emotionen.

Trainiert die Gesichtsmuskulatur und damit die Ausdrucksfähigkeit der Mimik.

**Trainingsdauer:** ca. 15 Minuten

| | Name der Übung | Wiederholungen/Dauer | Seite |
|---|---|---|---|
| | **Leichte Gesichtsmassage** | **2–3 Min. oder so, wie es Ihnen guttut** | |
| 1 | **Augen abwechselnd zukneifen** | 10 Wdh. | 224 |
| 2 | **Unterkiefer nach rechts und links schieben** | 10 Wdh. | 224 |
| 3 | **Abwechselnd die rechte und linke Wange aufblasen** | 10 Wdh. | 225 |
| 4 | **Zunge nach oben und unten herausstrecken** | 10 Wdh. | 225 |
| 5 | **Abwechselnd die Zunge nach rechts und links herausstrecken** | 10 Wdh. | 226 |
| 6 | **Nase rümpfen** | 10 Wdh. | 226 |
| 7 | **Stirn runzeln** | 10 Wdh. | 227 |
| 8 | **Lippen spitzen** | 10 Wdh. | 227 |
| 9 | **Zähne zeigen** | 10 Wdh. | 228 |
| 10 | **Lachen** | 10 Wdh. | 228 |
| 11 | **Savasana** | Mind. 1 Min., ohne Zeitlimit | 185 |

Für die leichte Gesichtsmassage platzieren Sie die Finger beider Hände auf Ihrem Gesicht und bewegen diese mit sanften Druck und kreisenden Bewegungen.

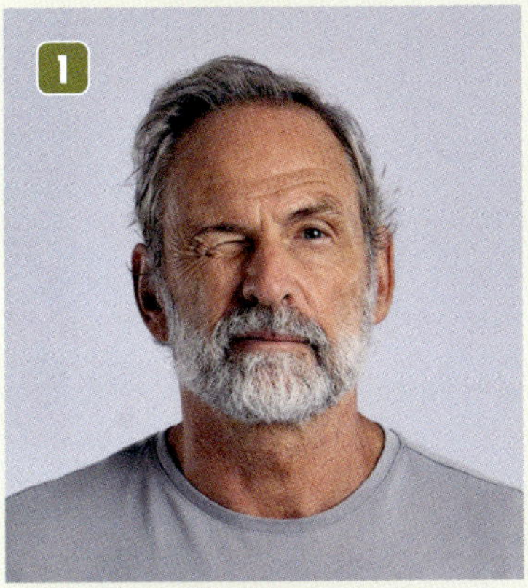
1

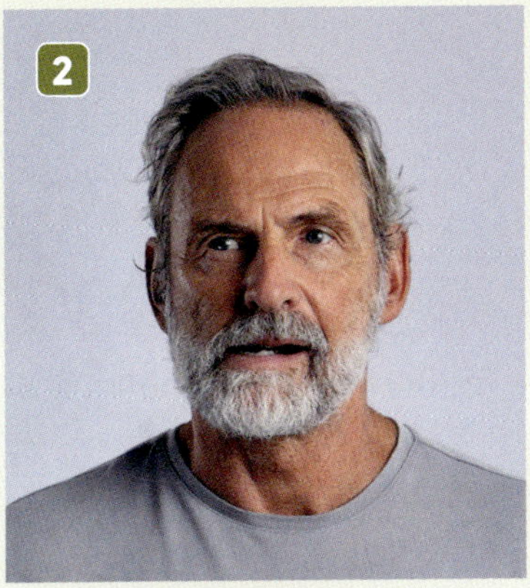
2

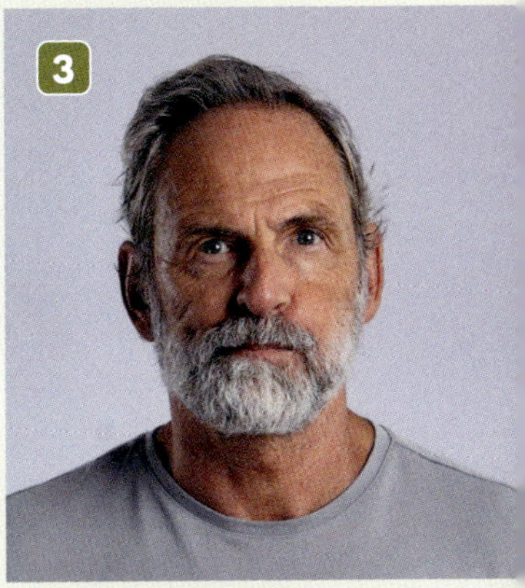
3

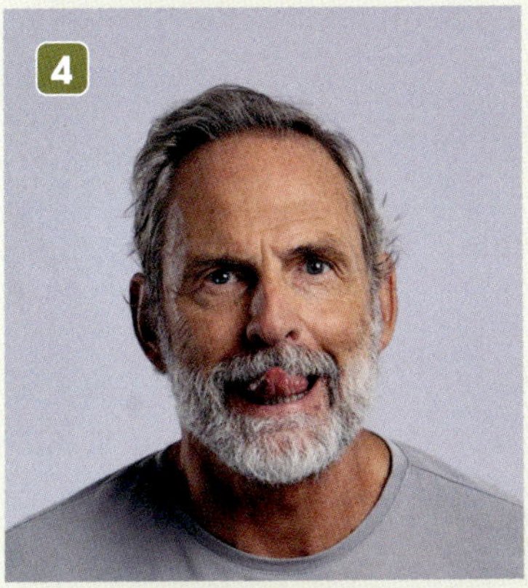
4

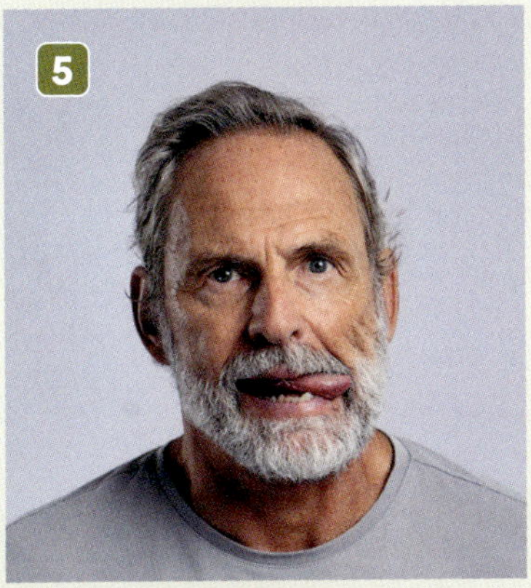
5

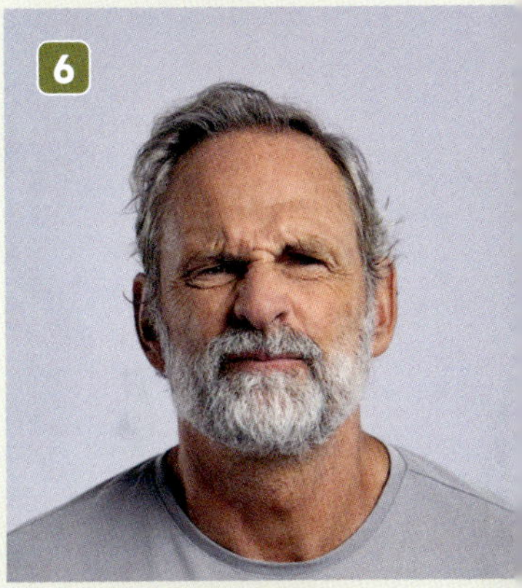
6

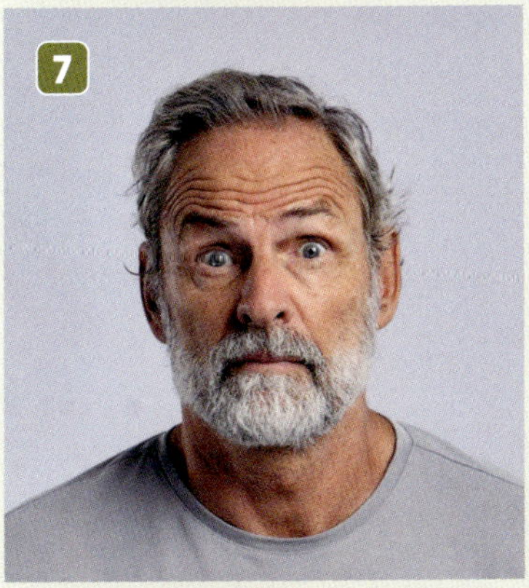
7

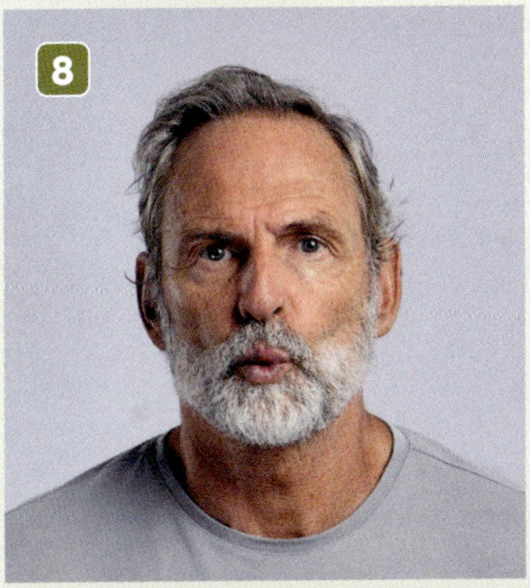
8

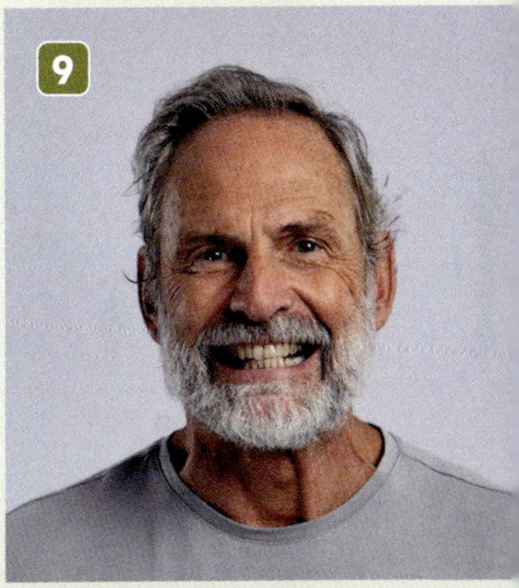
9

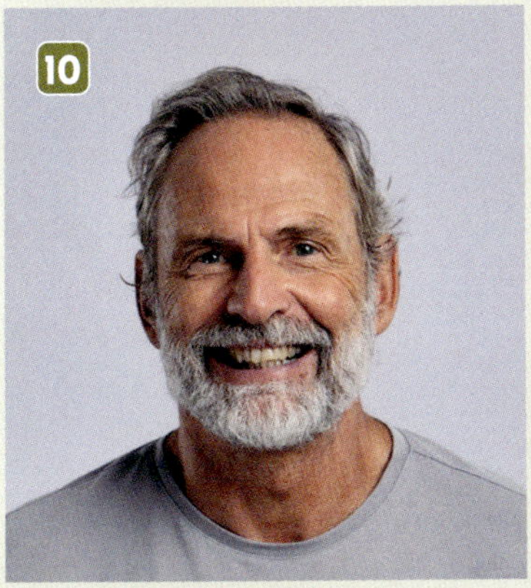
10

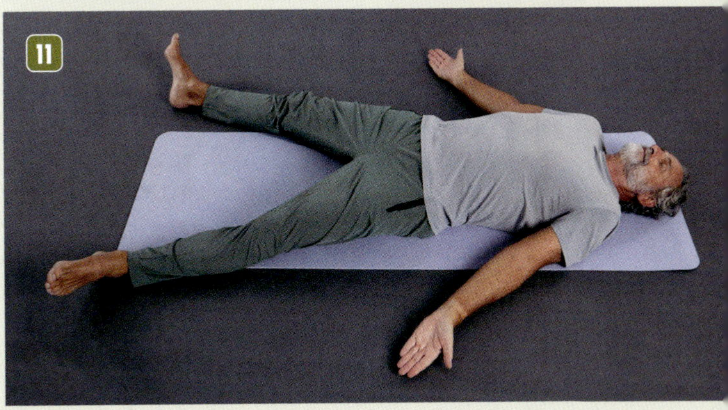
11

# Tremor

Obwohl diese rhythmische Bewegungsstörung der Hände, Füße oder des Kopfes kein Diagnosekriterium für die Parkinson-Krankheit darstellt, ist der Tremor vielleicht das Symptom, das in der Gesellschaft am meisten mit der Parkinson-Krankheit assoziiert ist.

Da der Tremor in der Regel einseitig beginnt, führt er gegebenenfalls zu einer Minderbenutzung der betroffenen Extremität. Nutzen Sie diesen Trainingsplan gerne zusätzlich zum funktionellen Training Ihrer Alltagsaktivitäten.

Trainiert die Feinmotorik und Bewegungseinschränkungen in den Händen und Armen.

**Trainingsdauer:** ca. 15 Minuten

| | Name der Übung | Wiederholungen/ Dauer | Tempo | Seite |
|---|---|---|---|---|
| 1 | **Handgelenke kreisen** | 2–3 Sätze | 20–30 Sek. pro Satz in verschiedenen Tempi | 214 |
| 2 | **Fingertreppe** | 10 Wdh. bei 2–3 Sätzen | 20–60 Sek. pro Satz in verschiedenen Tempi | 210 |
| 3 | **Kräftigung der Finger** | 5 Wdh. bei 2–3 Sätzen | 20–30 Sek. pro Satz | 211 |
| 4 | **Finger aktiv strecken** | 10 Wdh. bei 2–3 Sätzen | 20–60 Sek. | 213 |
| 5 | **Handtuch auswringen** | 10 Wdh. bei 2–3 Sätzen | 2–3 Sek.pro Bewegung | 212 |
| 6 | **Dehnung der Armbeuger** | 5 Wdh. bei 2–3 Sätzen | Haltedauer: 20–60 Sek. | 169 |
| 7 | **Savasana** | Mind. 1 Min. | ohne Zeitlimit | 185 |

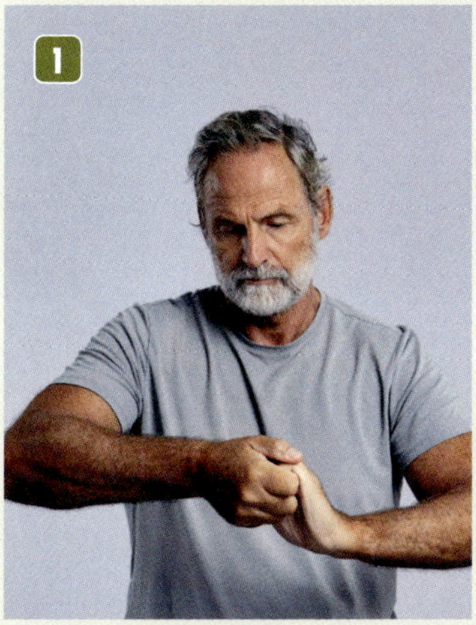
1

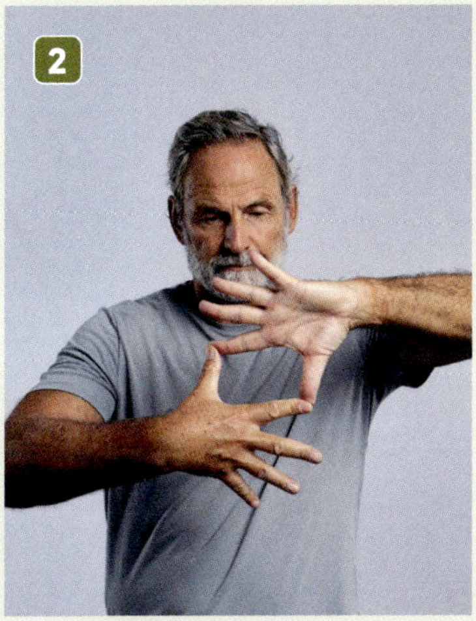
2

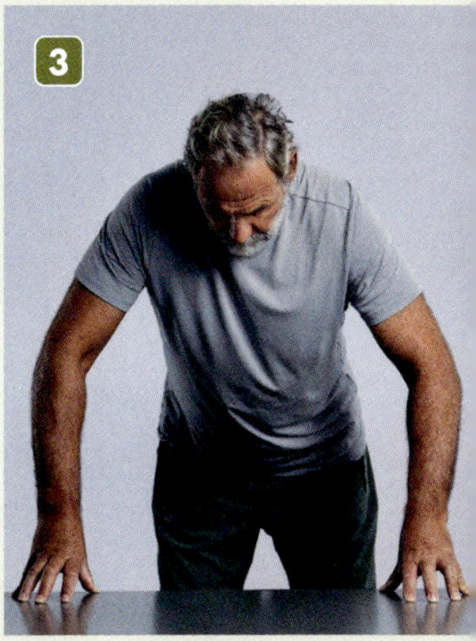
3

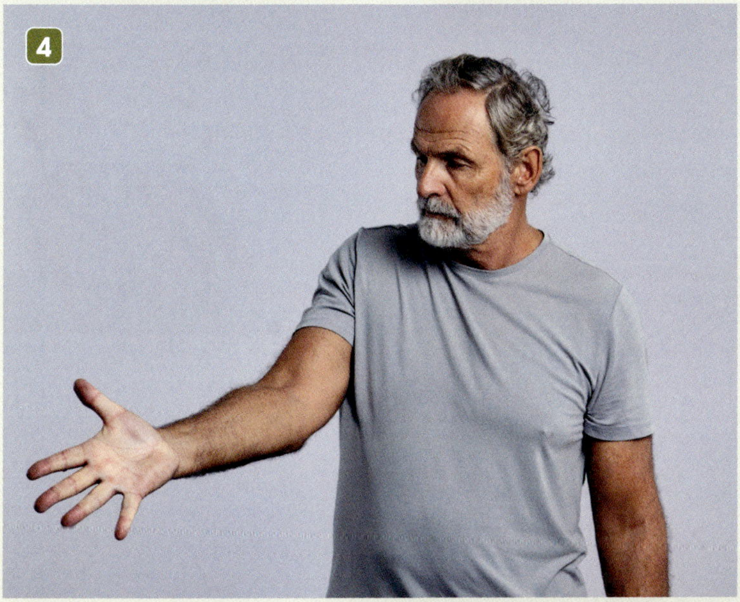
4

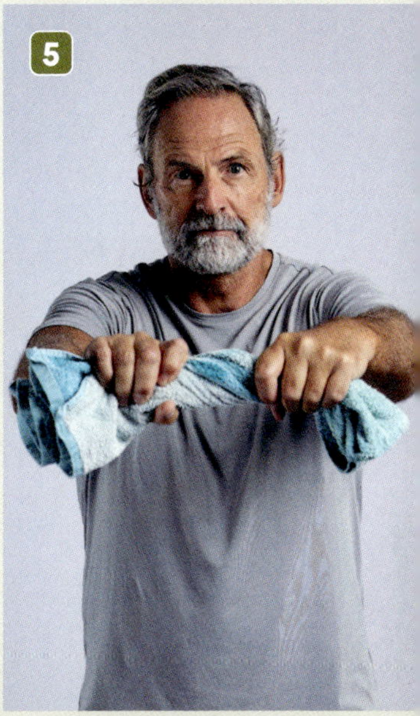
5

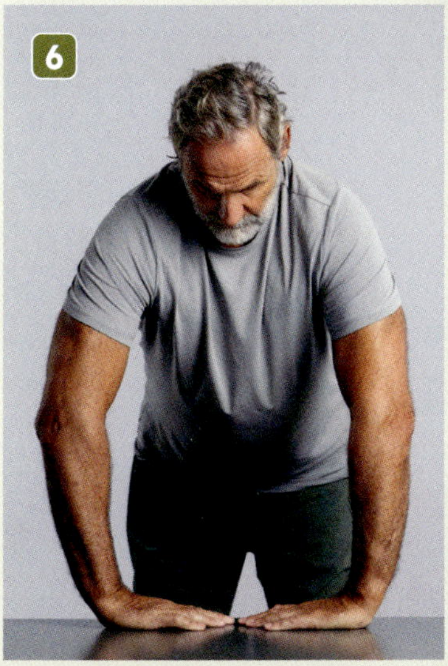
6

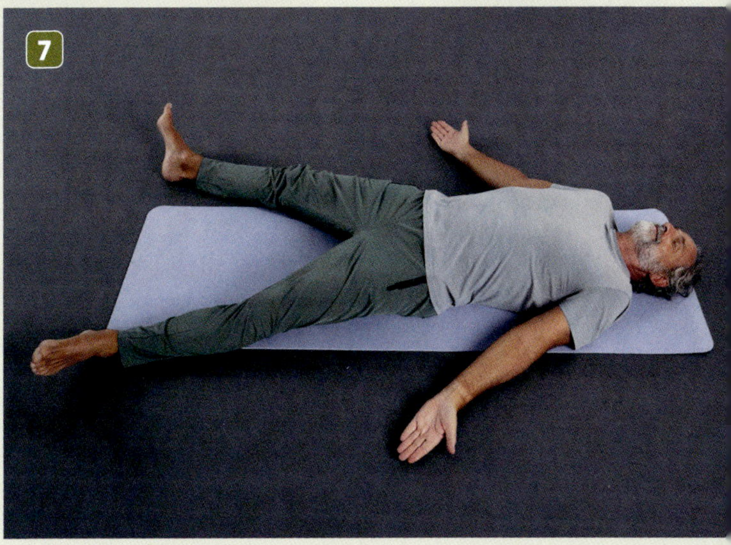
7

# Entspannung und Schmerzlinderung

Bei der Parkinson-Krankheit kommt es durch den Abbau der dopaminergen Zellen zu einem Ungleichgewicht im Hirnstoffwechsel, der in der Folge auch Auswirkungen auf andere Hirngebiete hat. Dieses System ist allerdings anfällig für Überlastungen und die Anspannung steigt. Stress führt jedoch zusätzlich zu einer Verschlechterung der Bewegungsfähigkeit und Schmerzen.

Vertieft und kräftigt die Atmung, wirkt entspannend und schmerzlindernd.

Nach dem Aufwärmen wechseln sich Atemübungen mit sanften Dehnübungen ab. Sie können die Dehnübungen auch mit den Atemübungen kombinieren und auf diese Weise eine noch effektivere Muskelentspannung erzielen.

**Trainingsdauer:** ca. 20 Minuten

| | Name der Übung | Wiederholungen/ Dauer | Tempo | Seite |
|---|---|---|---|---|
| | **Steh- und Gehtraining für Parkinson-Profis oder -Newbies** | **Insgesamt 10 Min., aufgeteilt auf alle Übungen** | **Starten Sie langsam und steigern Sie das Tempo, bis zu einer Anstrengung von 15 bis 17 Punkten auf der Borg-RPE-Skala** | 232/ 234 |
| 1 | **Zwerchfellatmung** | 5–10 tiefe Atemzüge | Steigern Sie sich auf 4 Sek. Ein- und 6 Sek. Ausatmung oder mehr | 216 |
| 2 | **Muschel** | 3–5 Wdh. | Haltedauer: 20–60 Sek. | 170 |
| 3 | **Flankenatmung** | 5–10 tiefe Atmezüge | Steigern Sie sich auf 4 Sek. Ein- und 6 Sek. Ausatmung oder mehr | 217 |
| 4 | **Halbmondlagerung** | 3–5 Wdh. | Haltedauer: 20–60 Sek. | 171 |
| 5 | **Rückenatmung** | 5–10 tiefe Atemzüge | Steigern Sie sich auf 4 Sek. Ein- und 6 Sek. Ausatmung oder mehr | 219 |
| 6 | **Nackendehnung in Rückenlage** | 3–5 Wdh. | Haltedauer: 20 Sek. | 174 |
| 7 | **Tiefe 4-7-8 Atmung** | 5–10 tiefe Atemzüge | Steigern Sie sich auf 4 Sek. Einatem-, 7 Sek. Halte- und 8 Sek. Ausatemphase | 221 |
| 8 | **Savasana** | Mind. 1 Min. | ohne Zeitlimit | 185 |

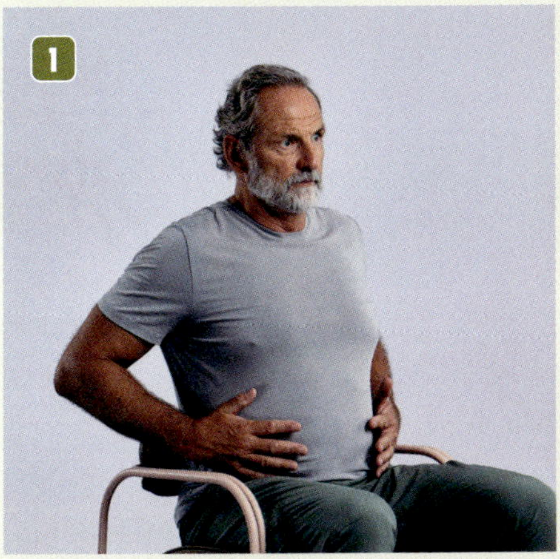
1

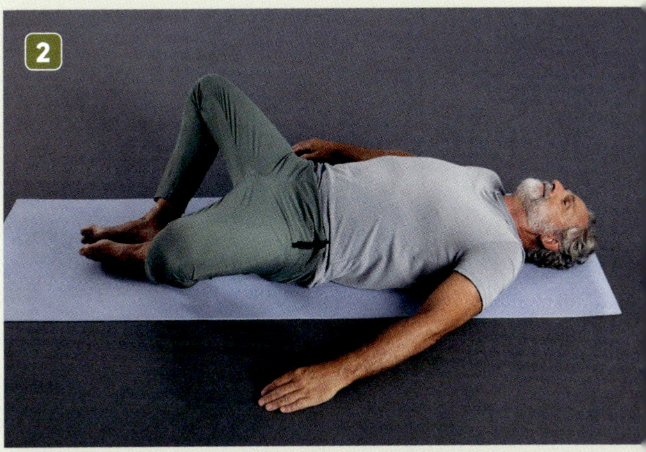
2

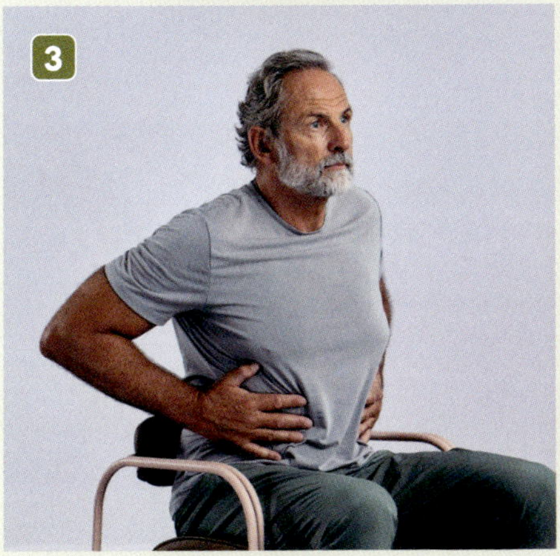
3

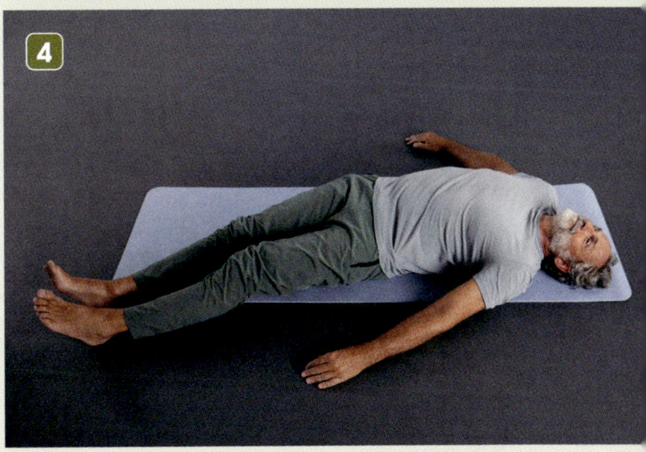
4

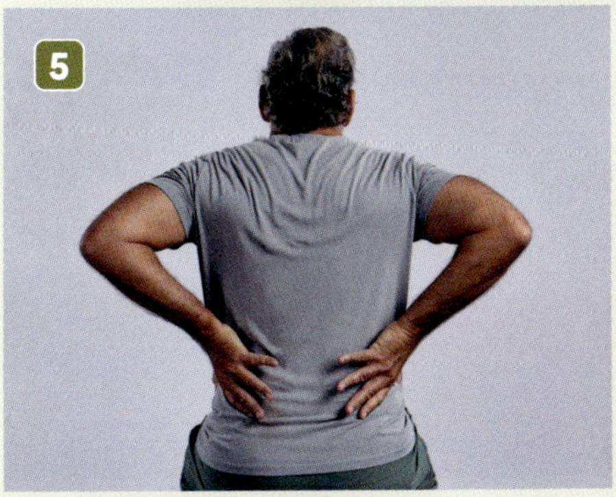
5

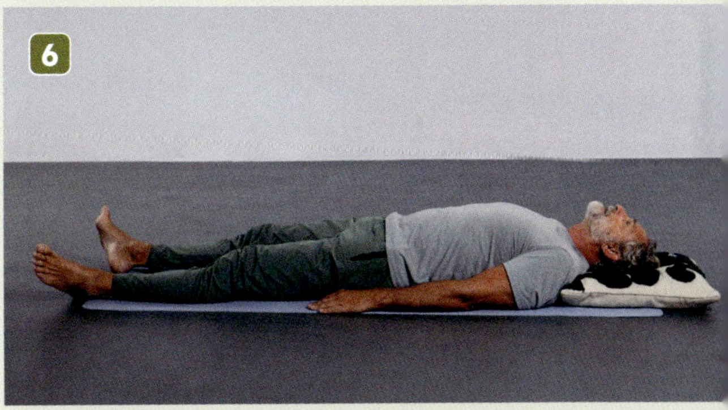
6

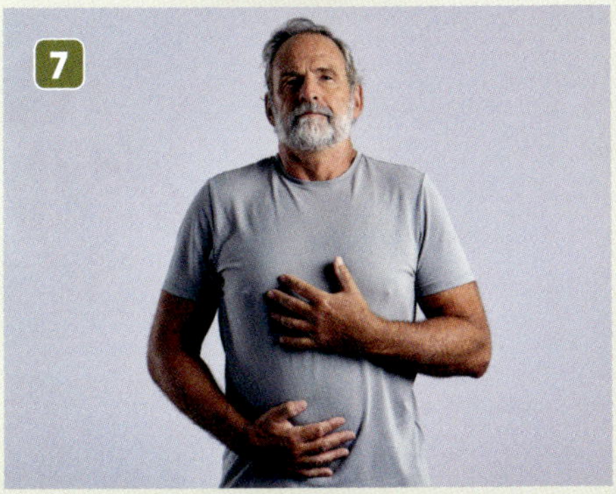
7

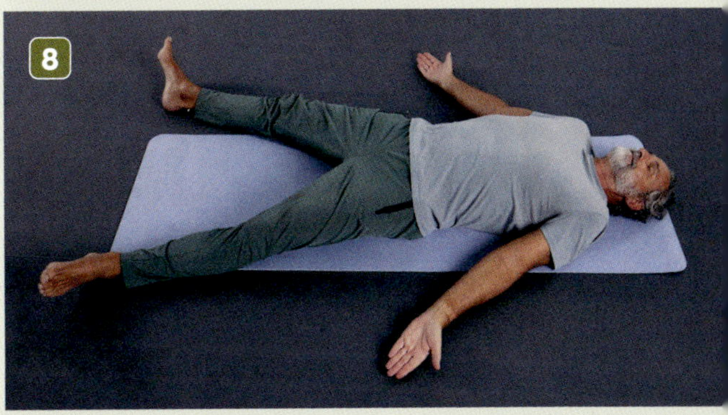
8

# Obstipation

Verstopfung ist eines der frühen Symptome einer Parkinson-Krankheit und begleitet manche Betroffene schon Jahre vor einer Diagnosestellung und auch danach. In diesem Übungsplan wird die Passage des Stuhls durch den Darm durch mechanische Reize angeregt und so die Ausscheidung unterstützt.

Mobilisiert den Rumpf, unterstützt die Verdauungsorgane und vertieft die Atmung.

**Trainingsdauer:** ca. 20 Minuten

| | Name der Übung | Wiederholungen/ Dauer | Tempo | Seite |
|---|---|---|---|---|
| | **Steh- und Gehtraining für Parkinson-Profis** | **Insgesamt 10 Min., aufgeteilt auf alle Übungen** | **Starten Sie langsam und steigern Sie das Tempo, bis zu einer Anstrengung von 15–17 Punkten auf der Borg-RPE-Skala** | 232 |
| 1 | **Katzenbuckel – Pferderücken** | 10–15 Wdh. bei 2–3 Sätzen | 2–3 Sek. pro Bewegung mit anschließender Haltephase | 177 |
| 2 | **Fahrrad fahren** | 10–15 Wdh. bei 2–3 Sätzen | 2–3 Sek. pro Bewegung | 156 |
| 3 | **Bridging** | 3–5 Wdh. bei 2–3 Sätzen | Haltedauer: 20–60 Sek. | 152 |
| 4 | **Knie zur Brust in Rückenlage** | 3–5 Wdh. bei 2–3 Sätzen | Haltedauer: 20 Sek. pro Seite | 178 |
| 5 | **Dreh-Dehn-Lagerung** | 3–5 Wdh. pro Seite | Haltedauer: 20 Sek. pro Seite | 166 |
| 6 | **Zwerchfellatmung** | 5–10 tiefe Atemzüge | Steigern Sie sich auf 4 Sek. Ein- und 6 Sek. Ausatmung oder mehr | 216 |
| 7 | **Savasana** | Mind. 1 Min. | ohne Zeitlimit | 185 |

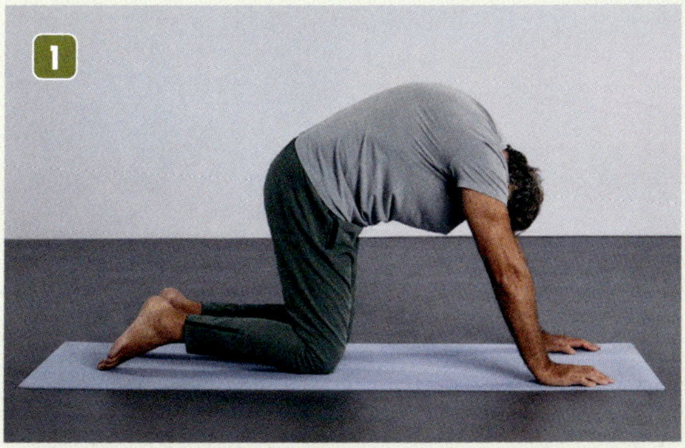
1

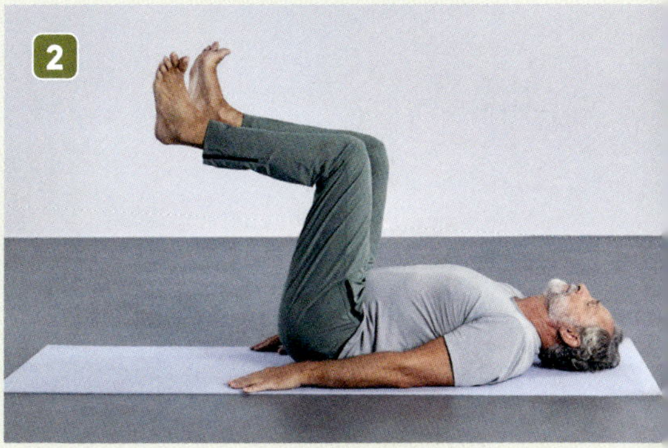
2

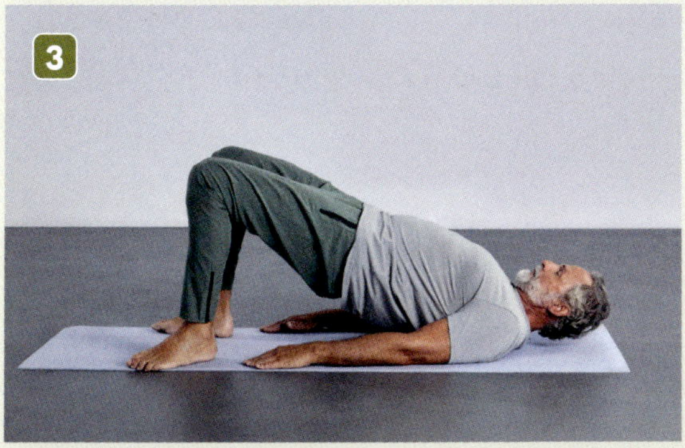
3

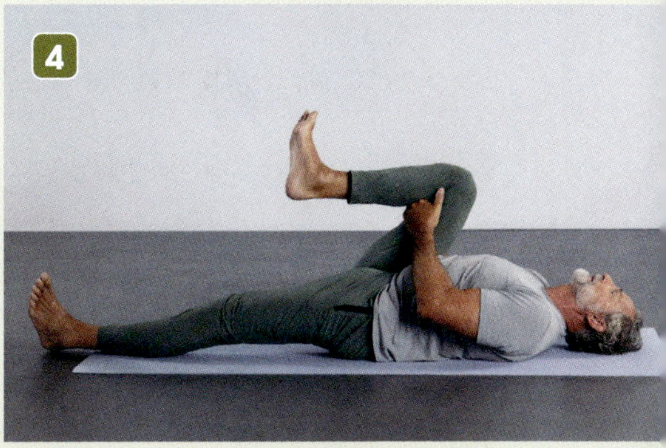
4

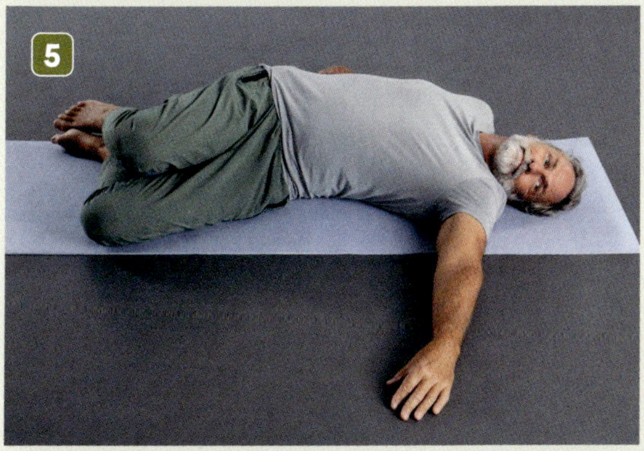
5

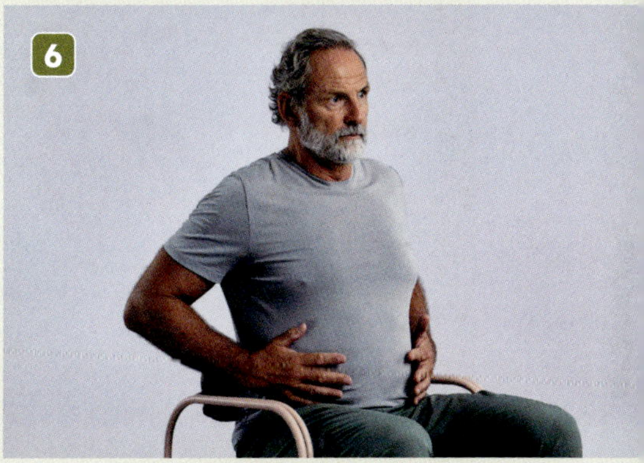
6

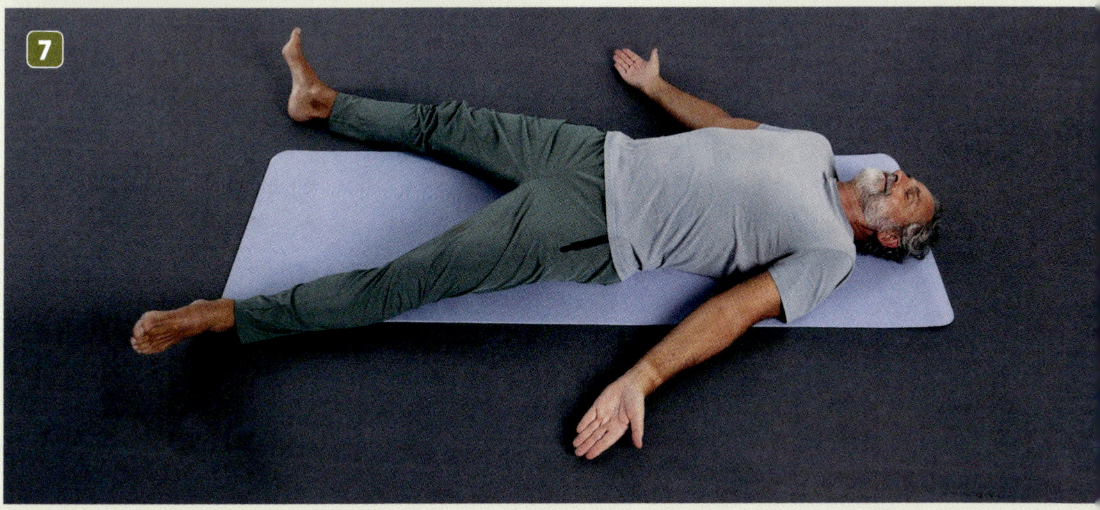
7

# Orthostase

Die orthostatische Dysregulation gehört zu den autonomen Störungen bei der Parkinson-Krankheit. Um zu verhindern, dass der Kreislauf absackt, habe ich Ihnen ein Programm zusammengestellt, welches Sie im Liegen auf dem Bett absolvieren können, bevor Sie aufstehen.

Dient als Vorbereitung des Kreislaufs auf die Belastungen der Schwerkraft.

**Trainingsdauer:** ca. 15 Minuten

| | Name der Übung | Wiederholungen/ Dauer | Tempo | Seite |
|---|---|---|---|---|
| 1 | **Fahrrad fahren** | 2–3 Min. | Starten Sie langsam und steigern Sie das Tempo pulsentsprechend | 156 |
| 2 | **Seil ziehen** | 10–15 Wdh. bei 3 Sätzen | 2–3 Sek. pro Bewegung | 144 |
| 3 | **Knie zur Brust in Rückenlage** | 3–5 Wdh. bei 2–3 Sätzen | Haltedauer: 20 Sek. pro Seite | 178 |
| 4 | **Bridging** | 3–5 Wdh. bei 2–3 Sätzen | Haltedauer: 20–60 Sek. | 152 |
| 5 | **Auftippen in Rückenlage** | 10–15 Wdh. bei 2–3 Sätzen | 2–3 Sek. pro Bewegung | 145 |
| 6 | **Dreh-Dehn-Lagerung** | 3–5 Wdh. pro Seite | Haltedauer: 20 Sek. pro Seite | 166 |
| 7 | **Easy Kobra** | 3–5 Wdh. | Haltedauer: 5–20 Sek. | 162 |

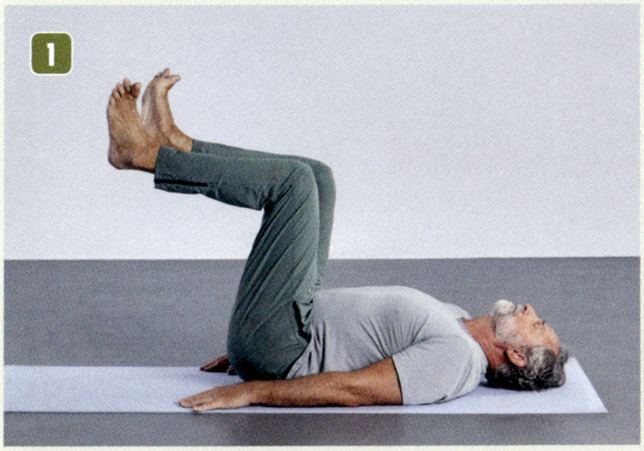
1

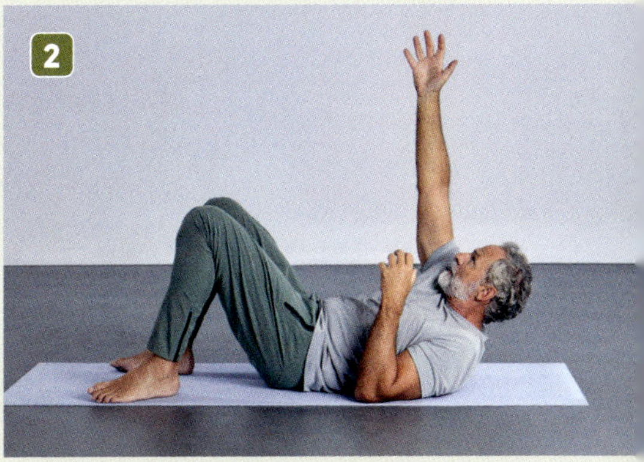
2

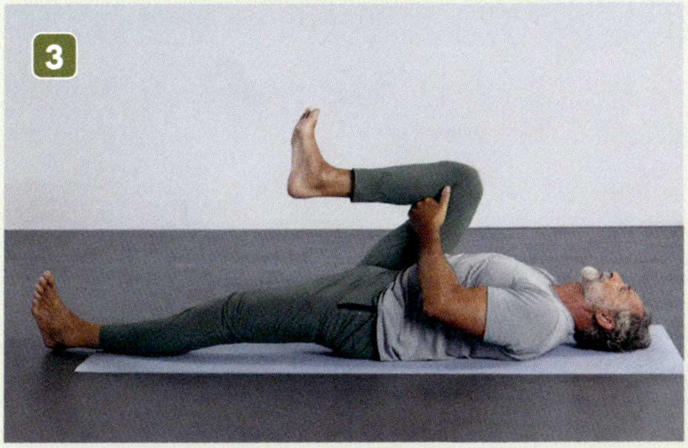
3

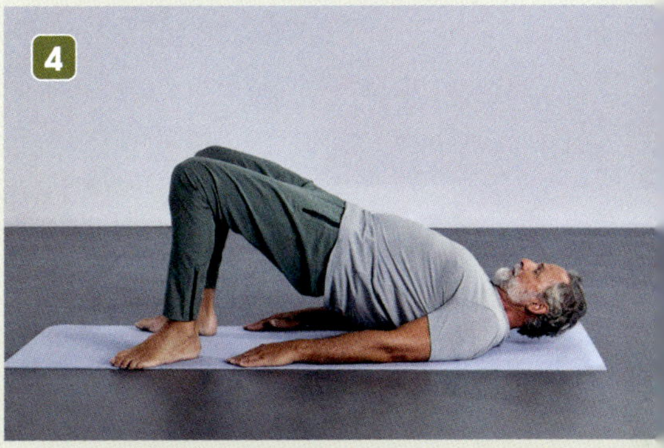
4

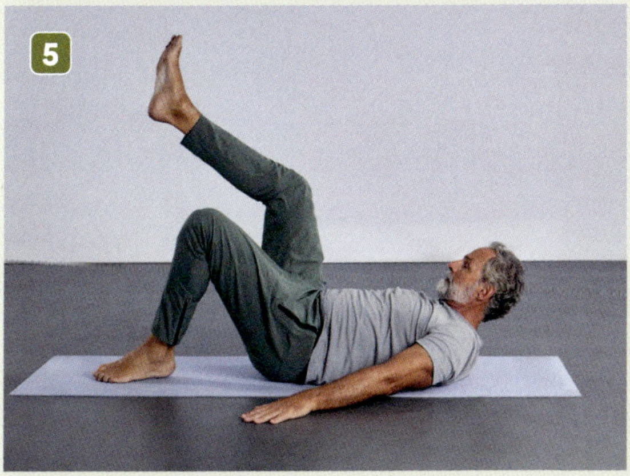
5

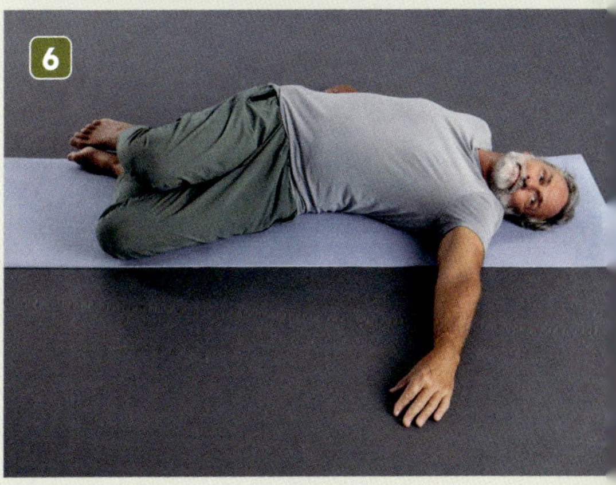
6

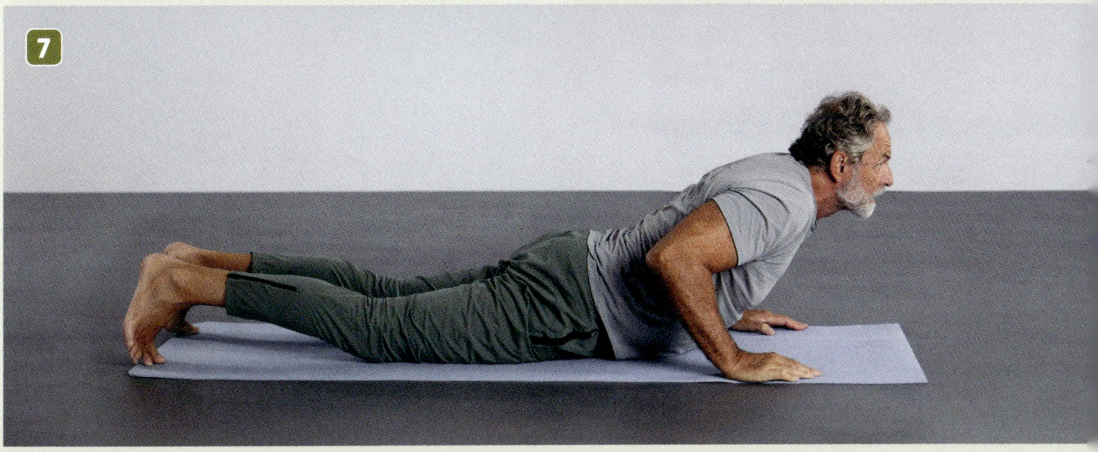
7

# Schlusswort

Liebe Leserinnen und Leser, anders als vor über 200 Jahren, als James Parkinson die Parkinson-Krankheit beschrieb, stehen Ihnen heute viele gut wirksame Therapieoptionen zur Verfügung. In Zusammenarbeit mit einem interdisziplinären Team haben Sie die Möglichkeit, das Beste aus Ihrer Situation zu machen.

Durch Ihre aktive Mitarbeit können Sie viel bewirken, denn den aktivierenden Therapien wird in der Parkinson-Behandlung ein ebenso großer Stellenwert eingeräumt wie den Medikamenten. Wie Sie erfahren haben, kann ein angepasstes Sportprogramm das zentrale Nervensystem genauso effektiv aktivieren wie die Medikation. Für die vielen verschiedenen Symptome stehen Ihnen spezifische Trainingsschwerpunkte zur Verfügung. Durch Sport können Sie aus dem Off finden und darauf achten, gar nicht erst so tief hineinzufallen. Sie können Reparaturmechanismen stärken, entzündliche Prozesse eindämmen und ganz gezielt alternative Aktivierungsmuster stärken. Mit Imaginationstraining trainieren Sie sogar, ohne sich zu bewegen, und wenn Sie beim Training Musik laufen lassen, hilft das auch Ihrem Gehrhythmus. Vielleicht haben Sie sich bei den biomechanischen Zusammenhängen von Bewegungseinschränkungen wiedergefunden und wissen, wie Sie sich mit etablierten Tests aus der Physiotherapie selbst einschätzen können.

Lassen Sie diese große Chance auf die Verbesserung Ihrer Lebensqualität nicht brachliegen. Nutzen Sie Ihre Möglichkeiten, werden Sie aktiv und nehmen Sie die sportliche Herausforderung an. Drei Stunden Sport in der Woche, gezielt auf Ihre Erkrankung zugeschnitten, können Ihren Therapieerfolg maßgeblich erhöhen. Begegnen Sie Ihren Symptomen mit einer passenden Antwort und sportlichem Ehrgeiz für mehr Lebensqualität.

**Ihre Cathérine Hölzen**

# Danksagung

Ich bin sehr dankbar für all die Unterstützung und den Zuspruch, den ich beim Schreiben dieses Buches erfahren habe.

Als Erstes möchte ich mich bei meiner Familie für ihre liebevolle Unterstützung bedanken. Sie haben mir trotz des vollen Alltags den Freiraum gegeben, den ich brauchte, um dieses Buch zu schreiben. Ich danke euch von Herzen dafür, dass ihr mein Herzensprojekt so umfassend mitgetragen habt.

Mein Dank geht auch an meine lieben Kolleginnen und Kollegen der Klinik für Geriatrie und Palliativmedizin des Klinikums Osnabrück und des Zentrums für Parkinson-Syndrome und andere Bewegungsstörungen (ZPSB) am Klinikum Osnabrück, die mich mit ihrem Rückhalt liebevoll bestärkt haben. Ich danke euch!

Prof. Dr. Tobias Warnecke, auch Ihnen gilt mein herzlicher Dank für das Schreiben des Vorwortes zu diesem Buch und Ihr Vertrauen in dieses Projekt. Als Initiator des Parkinsonnetzwerkes Münsterland+ und Osnabrück+ haben Sie maßgeblich dazu beigetragen, dass ich seit 2020 alle drei Monate das Neueste über die Parkinson-Krankheit lernen und meine Patienten in ihrem Leben mit ihrem Parkinson-Begleiter dadurch noch besser unterstützen kann. Vielen Dank!

Mein Dank geht auch an alle Mitglieder der Parkinsonnetzwerke Münsterland+ und Osnabrück+, mit denen ich mich seit Jahren regelmäßig über die Behandlungsmöglichkeiten der Parkinson-Krankheit austauschen und von ihnen lernen kann. Ich danke euch!

Und ich danke meinen lieben Patientinnen und Patienten, die mich seit 2013 auf meinem Weg begleitet haben. Manche von euch haben mich sportlich herausgefordert, alles zu geben und immer mehr Wissen zu erlangen. Daraus ist dieses Buch entstanden! Ich danke euch auch für euer Vertrauen in meine Arbeit und dafür, dass ihr den Mut habt, neues Wissen mit mir praktisch anzuwenden. Manche von euch haben mich über Jahre begleitet und ich fühle mich geehrt, dass ihr mich und unsere gemeinsame Zeit auch nach meinem Wechsel in die rein stationäre Arbeit nicht vergessen habt.

Mein besonderer Dank gilt Prof. Dr. Jutta Wermke, die einen wunderschönen, inspirierenden Parkinson Parcours kreiert hat. Vielen Dank, dass du mir erlaubt hast, einen Teilauszug davon in dieses Buch aufzunehmen. Ich hoffe, die Zitate geleiten den Leser genauso mühelos durch das Buch, wie ich mit meinen Patientinnen und Patienten auf dem Parkinson Parcours des Klinikums Osnabrück zu laufen übe.

Und last, but not least gilt mein tiefer Dank dem Riva Verlag, allen, die an diesem Buch mitgearbeitet haben, und meinen lieben Lektorinnen Raphaela Fingado und Susanne Schneider für ihr Vertrauen, ihre Unterstützung und ihre Anregungen, die das Buch zu dem gemacht haben, was es ist. Ich danke euch!

# Quellenverzeichnis


1 AWMF online (2023): Parkinson-Krankheit – Leitlinien für Diagnostik und Therapie in der Neurologie; www.register.awmf.org/de/leitlinien/detail/030-010
2 ebd.
3 ebd.
4 Jankovic, J. (2008): »Parkinson's disease: clinical features and diagnosis«. *Journal of neurology, neurosurgery, and psychiatry* 79 (4), S. 368–376
5 ebd.
6 Lees, A. J. et al. (2009): »Parkinson's disease«. *The Lancet* 373 (9680), S. 2055–2066
7 Jankovic, J. (2008): »Parkinson's disease: clinical features and diagnosis«
8 Bundesministerium für Arbeit und Soziales (2025): Berufskrankheit »Parkinson-Syndrom durch Pestizide« (Stand: 01.12.2025); www.bmas.de/DE/Service/Presse/Meldungen/2025/berufskrankheit-parkinson-syndrom-durch-pestizide.html?cms_templateQueryString=parkinson&cms_showNoGesetzesstatus=true&cms_showNoStatus=true
9 DGNB Medizin und Recht (2025): Begutachtung der »Wie-Berufskrankheit Parkinson« – erste Empfehlungen (Stand: 14.04.2025); www.dgnb-ev.de/ploxmedia/_1_/9128bdd798a276752ad9be4e0b43b490/DGNBNewszurBegutachtungWie-Berufskrankheit+Parkinsonerste+EmpfehlungenFINAL.pdf?utm_source=copilot.com
10 Deutsches Ärzteblatt (2019): Regierung prüft Anerkennung von Parkinson als Berufskrankheit bei Landwirten (Stand: 22.07.2019); www.aerzteblatt.de/news/regierung-prueft-anerkennung-von-parkinson-als-berufskrankheit-bei-landwirten-40566ea4-5d23-4f9b-82ff-c360945d009e
11 Langston, J. (2017): »The MPTP Story«. *Journal of parkinson's deseas* 7(s1), S. 11–19
12 Pesticide Action & Agroecology Network (PAN) North America (2025): Designed to Kill: Who Profits From Paraquat?
13 BBC News (2015): The woman who can smell Parkinson's (Stand: 22.10.2015); www.bbc.com/news/uk-scotland-34583642
14 ebd.
15 AWMF online (2023): Parkinson-Krankheit – Leitlinien für Diagnostik und Therapie in der Neurologie
16 Trivedi, D. K. et al. (2019): »Discovery of Volatile Biomarkers of Parkinson's Disease from Sebum«. *ACS central science* 5(4), S. 599–606
17 AWMF online (2023): Parkinson-Krankheit – Leitlinien für Diagnostik und Therapie in der Neurologie
18 Walton-Doyle, C. et al. (2025): »Classification of Parkinson's disease and isolated REM sleep behaviour disorder: delineating progression markers from the sebum volatilome«. *NPJ Parkinsons Disease* 11(1), S. 202
19 Jankovic, J. (2008): »Parkinson's disease: clinical features and diagnosis«
20 ebd.
21 AWMF online (2023): Parkinson-Krankheit – Leitlinien für Diagnostik und Therapie in der Neurologie
22 ebd.
23 ebd.
24 Obeso, J. A. et al. (2017): »Past, present, and future of Parkinson's disease: A special essay on the 200th Anniversary of the Shaking Palsy«. *Movement Disorders* 32(9), S. 1264–1310
25 Dorsey, E. R. et al. (2018): »The Emerging Evidence of the Parkinson Pandemic«. *Journal of Parkinson's Disease* 8(s1), S. S3–S8
26 Poewe, W. et al. (2017): »Parkinson disease«. *Nature Reviews Disease Primers* 3, 17013

27 AWMF online (2023): Parkinson-Krankheit - Leitlinien für Diagnostik und Therapie in der Neurologie
28 Sian, J. et al. (1999): »MPTP-Induced Parkinsonian Syndrome« in: *American Society for Neurochemistry*. Lippincott-Raven, Philadelphia
29 Langston J. W. (2017): »The MPTP Story«
30 ebd.
31 ebd.
32 ebd.
33 ebd.
34 Sian, J. et al. (1999): »MPTP-Induced Parkinsonian Syndrome«
35 Gilat, M. et al. (2021): »A systematic review on exercise and training-based interventions for freezing of gait in Parkinson's disease«. *NPJ Parkinsons Disease* 10(7), S. 81
36 ebd.
37 ebd.
38 ebd.
39 ebd.
40 ebd.
41 ebd.
42 Revuelta, G. J. (2012): »Anterocollis and Camptocormia in Parkinsonism: A Current Assessment«. *Current neurology and neuroscience reports*, 12(4), S. 386–391
43 AWMF online (2023): Parkinson-Krankheit – Leitlinien für Diagnostik und Therapie in der Neurologie
44 ebd.
45 ebd.
46 AWMF (2025): Leitlinie Parkinson-Krankheit für Patientinnen und Patienten im Erwachsenenalter
47 Shannon et al. (2002): »Water drinking as a treatment for orthostatic syndromes«, *The American Journal of Medicine* 112(5), S. 355–360
48 AWMF (2025): Leitlinie Parkinson-Krankheit für Patientinnen und Patienten im Erwachsenenalter
49 Ishaq, S. et al. (2025): »Effects of exercise training on nigrostriatal neuroprotection in Parkinson's disease: a systematic review«. *Frontiers in neuroscience* 8(18), S. 1464168
50 ebd.
51 Beall, E. B. et al. (2013): »The Effect of Forced-Exercise Therapy for Parkinson's Disease on Motor Cortex Functional Connectivity«. *Brain Connectivity* 3(2), S. 190–198
52 Ishaq, S. et al. (2025): »Effects of exercise training on nigrostriatal neuroprotection in Parkinson's disease: a systematic review«
53 ebd.
54 ebd.
55 ebd.
56 ebd.
57 ebd.
58 Tembhurne, R. et al. (2025): »Impact of Lee Silverman Voice Therapy (LSVT) Big Exercises on Motor Disability, Posture and Functional Gait Performance of Parkinson's Disease Patients: A Systematic Review«. *International Journal of Research and Analytical Reviews* 12(2), S. 10
59 LSVT Global (Stand 12.03.2026). www.lsvt.de
60 Tembhurne, R. et al. (2025): »Impact of Lee Silverman Voice Therapy (LSVT) Big Exercises on Motor Disability, Posture and Functional Gait Performance of Parkinson's Disease Patients: A Systematic Review«

61 ebd.
62 ebd.
63 ebd.
64 ebd.
65 Ishaq, S. et al. (2025): »Effects of exercise training on nigrostriatal neuroprotection in Parkinson's disease: a systematic review«
66 Beall, E. B. et al. (2013): »The Effect of Forced-Exercise Therapy for Parkinson's Disease on Motor Cortex Functional Connectivity«.
67 Alberts, J. L. et al. (2016): »Cortical and motor responses to acute forced exercise in Parkinson's disease«. *Parkinsonism & realted disorders* (24), S. 56–62
68 Beall, E. B. et al. (2013): »The Effect of Forced-Exercise Therapy for Parkinson's Disease on Motor Cortex Functional Connectivity«
69 Alberts, J. L. et al. (2016): »Cortical and motor responses to acute forced exercise in Parkinson's disease«
70 Beall, E. B. et al. (2013): »The Effect of Forced-Exercise Therapy for Parkinson's Disease on Motor Cortex Functional Connectivity«
71 ebd.
72 ebd.
73 ebd.
74 ebd.
75 ebd.
76 Zhang, M. et al. (2023): »Exercise sustains motor function in Parkinson's disease: Evidence from 109 randomized controlled trials on over 4,600 patients«. *Frontiers in Aging Neuroscience* 15, S. 1071803
77 ebd.
78 ebd.
79 ebd.
80 ebd.
81 ebd.
82 ebd.
83 ebd.
84 ebd.
85 ebd.
86 ebd.
87 ebd.
88 ebd.
89 Matthews, T. E. et al. (2023): »The Pleasurable Urge to Move to Music Through the Lens of Learning Progress«. *Journal of Cognitive Neuroscience* 6(1), S. 55
90 ebd.
91 Lee, H.; Ko, B. (2023): »Effects of Music-Based Interventions on Motor and Non-Motor Symptoms in Patients with Parkinson's Disease: A Systematic Review and Meta-Analysis«. *International Journal of Environmental Research and Public Health* 20(2), S. 1046
92 ebd.
93 Cochen De Cock, V. et al. (2021): »BeatWalk: Personalized Music-Based Gait Rehabilitation in Parkinson's Disease«. *Frontiers in Psychology* 12
94 ebd.

95 Cuenca-Martínez, F. et al. (2022): »Motor effects of movement representation techniques and cross-education: a systematic review and meta-analysis«. *European Journal of Physical and Rehabilitation Medicine* 58, 1: S. 94–107
96 Lahuerta-Martín, S. et al. (2022): »Effectiveness of Therapies Based on Mirror Neuron System to Treat Gait in Patients with Parkinson's Disease – A Systematic Review«. *Journal of Clinical Medicine* 11, 14: S. 4236
97 Cuenca-Martínez, F. et al. (2022): »Motor effects of movement representation techniques and cross-education: a systematic review and meta-analysis«
98 Lahuerta-Martín, S. et al. (2022): »Effectiveness of Therapies Based on Mirror Neuron System to Treat Gait in Patients with Parkinson's Disease – A Systematic Review«
99 Cuenca-Martínez et al. (2022): »Motor effects of movement representation techniques and cross-education: a systematic review and meta-analysis«
100 Lahuerta-Martín, S. et al. (2022): »Effectiveness of Therapies Based on Mirror Neuron System to Treat Gait in Patients with Parkinson's Disease – A Systematic Review«
101 Hulzinga, F. et al. (2021): »Repeated Gait Perturbation Training in Parkinson's Disease and Healthy Older Adults: A Systematic Review and Meta-Analysis«. *Frontiers in Human Neuroscience* 15, S. 732648
102 ebd.
103 ebd.
104 ebd.
105 ebd.
106 Paggou, D. et al. (2023): »Shoulder dysfunction in Parkinson disease: review of clinical, imaging findings and contributing factors«. *Journal of Musculoskeletal and Neuronal Interactions* 23(2), S. 263–280
107 ebd.
108 Putz, R. (1986): »Biomechanik des Schultergürtels«. in: Manuelle Medizin, Bd. 24, S. 1–7
109 ebd.
110 Revuelta, G. J. (2012): »Anterocollis and Camptocormia in Parkinsonism: A Current Assessment«
111 Donker, S. F. et al. (2001): »Coordination between arm and leg movements during locomotion«. *Journal of Motor Behaviour* 33(1), S. 86–102
112 Lin, C, C. et al. (2018): »The impact of walking speed on interlimb coordination in individuals with Parkinson's disease«. *Journal of Physical Therapy Science* 30(5), S. 658–662
113 Donker, S. F. et al. (2001): »Coordination between arm and leg movements during locomotion«
114 Lin, C, C. et al. (2018): »The impact of walking speed on interlimb coordination in individuals with Parkinson's disease«
115 Donker, S. F. et al. (2005): »Effects of velocity and limb loading on the coordination between limb movements during walking«. *Journal of Motor Behaviour* 37(3), S. 217–230
116 Lin, C, C. et al. (2018): »The impact of walking speed on interlimb coordination in individuals with Parkinson's disease«
117 Roelker, S. A. et al. (2019): »Muscle contributions to mediolateral and anteroposterior foot placement during walking«. *Journal of Biomechanics* 95, S. 109310
118 ebd.
119 Jiroumaru, T. et al. (2025): »Changes in Iliopsoas Muscle Activity and Hip/Pelvic Kinematics With Variations in Step Length and Cadence at a Fixed Walking Speed«. *Cureus* 17(5), e84737
120 Magrinelli, F. et al. (2020): »Upper camptocormia in Parkinson's disease: neurophysiological and imaging findings of both central and peripheral pathophysiological mechanisms«. *Parkinsonism & Related Disorders* 71, S. 28–34
121 Rodríguez-Antigüedad, J. (2024): »Facial emotion recognition deficits are associated with hypomimia and related brain correlates in Parkinson's disease«. *Journal of Neural Transmission* (Wien) 131(12), S. 1463–1469
122 Roßkopf, S. et al. (2024): »Effects of facial biofeedback on hypomimia, emotion recognition, and affect in Parkinson's disease«. *Journal of the International Neuropsychological Society* 30(4), S. 360–359

123 Yun, Q. et al. (2024): »Constipation preceding depression: a population-based cohort study«. *eClinical Medicine (The Lancet)* 67, S. 102371
124 ebd.
125 ebd.
126 ebd.
127 Yao, L. et al. (2023): »Constipation in Parkinson's Disease: A Systematic Review and Meta-Analysis«. *European Neurology* 86, 1: S. 34–44
128 Antar, T. et al. (2021): »Longitudinal Risk Factors for Developing Depressive Symptoms in Parkinson's Disease«
129 ebd.
130 ebd.
131 Yao, L. et al. (2023): »Constipation in Parkinson's Disease: A Systematic Review and Meta-Analysis
132 Antar, T. et al. (2021): »Longitudinal Risk Factors for Developing Depressive Symptoms in Parkinson's Disease«. *Journal of Neuroscience* 429: S. 117615
133 ebd.
134 Yao, L. et al. (2023): »Constipation in Parkinson's Disease: A Systematic Review and Meta-Analysis«
135 ebd.
136 ebd.
137 Horak, F. (2009): »Postural Control«. In: *Encyclopedia of Neuroscience*, S. 3212–3219
138 ebd.
139 ebd.
140 Panday, S. B. et al. (2022): »Complexity of Running and Its Relationship with Joint Kinematics during a Prolonged Run«. *International Journal of Environmental Research and Public Health* 19(15), S. 9656
141 Horak, F. (2009): »Postural Control«
142 Panday, S. B. et al. (2022): »Complexity of Running and Its Relationship with Joint Kinematics during a Prolonged Run«
143 Horak, F. (2009): »Postural Control«
144 Arippa, F. et al. (2020): »A novel summary kinematic index for postural characterization in subjects with Parkinson's disease«. *European Journal of Physical and Rehabilitation Medicine* 56(2), S. 142–147
145 ebd.
146 ebd.
147 ebd.
148 ebd.
149 Horak, F. (2009): »Postural Control«
150 Bundeszentrale für gesundheitliche Aufklärung (2017): *Nationale Empfehlungen für Bewegung und Bewegungsförderung*; www.bundesgesundheitsministerium.de/fileadmin/Dateien/5_Publikationen/Praevention/Broschueren/Bewegungsempfehlungen_BZgA-Fachheft_3.pdf
151 AWMF (2025): Leitlinie Parkinson-Krankheit für Patientinnen und Patienten im Erwachsenenalter
152 Alberts, J. L. et al. (2020): »The Universal Prescription for Parkinson's Disease: Exercise«
153 Borg, G (2004): »Anstrengungsempfindungen und körperliche Aktivität«. *Deutsches Ärzteblatt, 2004 (15)*
154 Alberts, J. L. et al. (2020): »The Universal Prescription for Parkinson's Disease: Exercise«
155 Vogler, A. et al. (2015): »German Translation and Validation of the »Freezing of Gait Questionnaire« in Patients with Parkinson's Disease«. *Parkinson's Disease*, 2015, 982058. https://doi.org/10.1155/2015/982058
156 Digotor GbR Fortbildungen für orthopädische Medizin und manuelle Therapie: »Freezing of Gait Questionnaire (FOG-Q)«. Deutsche Version abrufbar unter www.digotor.info/Downloads/Scores/Neuro/Freezing_of_Gait_Questionnaire_Questionnaire_FOG_09-2023.pdf?m=1696625100

# Zum Weiterlesen

## Über die Anerkennung der Parkinson-Krankheit als (Wie-)Berufskrankheit:

- Wissenschaftliche Empfehlung für die Berufskrankheit »Parkinson-Syndrom durch langjährig, häufig und selbst angewendete Pestizide«:
  www.bmas.de/SharedDocs/Downloads/DE/Soziales/Unfallversicherung/aktualisierte-empfehlung-berufskrankheit-parkinson-syndrom-durch-pesti zide.pdf?__blob=publicationFile&v=2
- Audiobeitrag über die Anerkennung der Parkinsonkrankheit als Berufskrankheit:
  www.dgn.org/mediathek/videoplayer/deep-dive-parkinson-als-berufskrankheit

## Parkinsonnetzwerke:

- Die gemeinsame Website der Parkinsonnetzwerke Osnabrück+ und Münsterland+
  www.pnplus.de
- Hier finden Sie den link zu den Parkinsonnetzwerken Deutschland e.V.
  www.parkinsonnetzwerke.de
- Hier können Sie sich über die Parkinson-Krankheit informieren, andere Betroffene und Kliniken finden:
  www.dpv-bundesverband.de/start
- Lassen Sie sich durch umfangreiche Informationen inspirieren. Suchen Sie mithilfe des Parkinson-Lotsen nach qualifiziertem Fachpersonal in Ihrer Nähe:
  www.aktive-parkinsonstiftung.de/
- Hier können Sie andere Betroffene online oder in Präsenz finden:
  www.jung-und-parkinson.de
- Hier können Sie Anlaufstellen in ganz Deutschland finden:
  www.kompetenznetz-parkinson.de

## Zum Anschauen, Anhören und Ausprobieren:

- Ein sehr lohnenswerter Podcast über das Leben mit Parkinson von Katrin Wersing:
  www.jetzt-erst-recht.info
- Film: *The Case of the Frozen Addict*, verfügbar auf Englisch mit deutschem Untertitel:
  www.dailymotion.com/video/x95edl8
- Finden Sie heraus, wie gut Sie Gesichtsausdrücke deuten können:
  www.paulekman.com/quizzes/whats-that-facial-expression-test-quiz/
- Hier spricht Joy Milne über ihre Erfahrungen als Supersmeller, verfügbar auf englisch mit englischem Untertitel:
  www.bbc.com/news/uk-scotland-31849592
- Hier können Sie Ihre Leistung beim 6-Minuten-Gehtest mit der Gesamtbevölkerung vergleichen:
  www.6mwt.org

## Hier können Sie sportlich aktiv werden:

- Finden Sie anerkannte LSVT®-Therapeuten in Ihrer Nähe:
  www.lsvt.com
- Wie wäre es mit einer Runde Tischtennis?
  www.pingpongparkinson.de
- Oder lieber Tango?
  www.tango-therapie.com

# Symptomregister

# Übungsregister

# Programmübersicht

# Sachregister

## S



## T



## U



## V



## W



## Y

# Über die Autorin

Cathérine Hölzen ist Physiotherapeutin in Osnabrück. Seit 2013 hat sie sich sowohl im stationären als auch im ambulanten Rahmen zunehmend auf die Behandlung von Patienten mit Parkinson-Krankheit spezialisiert. Ihre Freude am Schreiben begleitet sie seit ihrer Kindheit – und selbst während ihrer Ausbildung blieb sie ihr als Mitarbeiterin der Neuen Osnabrücker Zeitung treu. Um immer auf dem neuesten Stand zu sein, erweitert sie ihr Wissen regelmäßig im Parkinsonnetz Osnabrück+ und bildet sich selbst stetig fort.

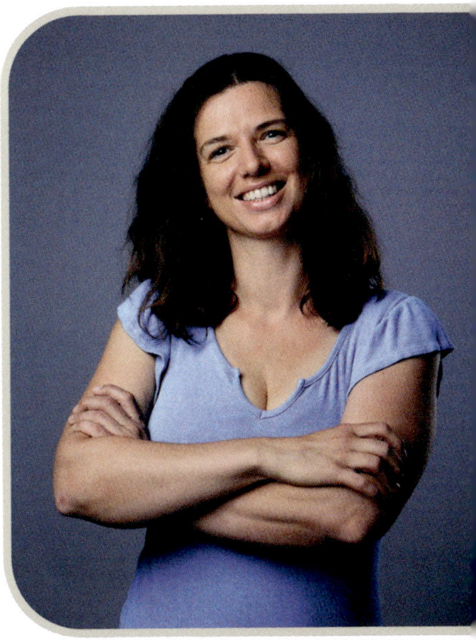

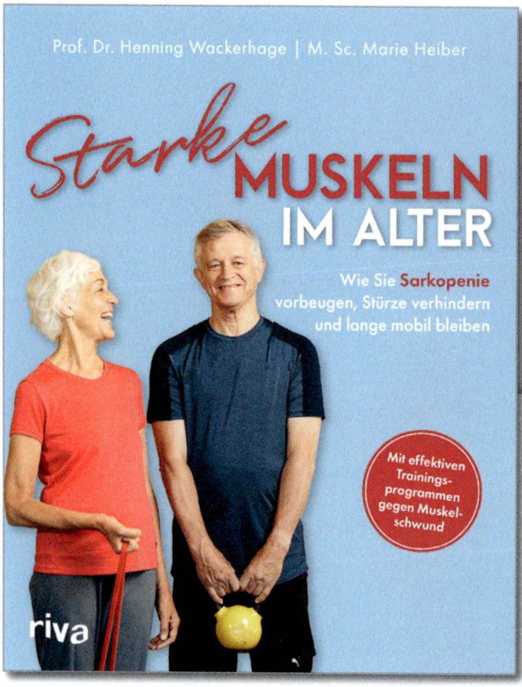


Auch als **E-Book** erhältlich

240 Seiten
22,00 € (D) | 22,70 € (A)
ISBN 978-3-7423-2245-6

Marie Heiber
Prof. Dr. Henning Wackerhage

## Starke Muskeln im Alter

Wie Sie Sarkopenie vorbeugen, Stürze verhindern und lange mobil bleiben

Ab dem 60. Lebensjahr nimmt der altersbedingte Muskelschwund, die sogenannte Sarkopenie, deutlich zu. Dies führt zu einem Verlust von Kraft und Reaktionsfähigkeit, wodurch das Sturzrisiko erheblich steigt. Studien zeigen, dass gezieltes Fitnesstraining die Sturzrate um bis zu 40 Prozent senken kann. Prof. Dr. Henning Wackerhage und Marie Heiber haben ein umfassendes Programm entwickelt, das Senioren zwischen 60 und 80 Jahren dabei unterstützt, ihre Muskulatur zu stärken und die Mobilität im Alltag zu erhalten. Neben ausführlichen Informationen zur Sarkopenie und deren Folgen enthält der Ratgeber über 50 detailliert bebilderte Übungen sowie einfache Ernährungstipps. Dieses Buch bietet eine praktische Anleitung, um Kraft und Beweglichkeit bis ins hohe Alter zu bewahren.

riva

**Bibliografische Information der Deutschen Nationalbibliothek**
Die Deutsche Nationalbibliothek verzeichnet diese Publikation in der Deutschen Nationalbibliografie. Detaillierte bibliografische Daten sind im Internet über https://dnb.de abrufbar.

**Für Fragen und Anregungen**
info@m-vg.de

**Wichtige Hinweise**
Dieses Buch ist für Lernzwecke gedacht. Es stellt keinen Ersatz für eine individuelle medizinische Beratung dar und sollte auch nicht als solcher benutzt werden. Wenn Sie medizinischen Rat einholen wollen, konsultieren Sie bitte einen qualifizierten Arzt. Der Verlag und die Autorin haften für keine nachteiligen Auswirkungen, die in einem direkten oder indirekten Zusammenhang mit den Informationen stehen, die in diesem Buch enthalten sind.

Ausschließlich zum Zweck der besseren Lesbarkeit wurde auf eine genderspezifische Schreibweise sowie eine Mehrfachbezeichnung verzichtet. Alle personenbezogenen Bezeichnungen sind somit geschlechtsneutral zu verstehen.

Originalausgabe
1. Auflage 2026

Türkenstraße 89
80799 München
Tel.: 089 651285-0



Redaktion: Susanne Schneider
Umschlaggestaltung: Manuela Amode
Umschlagabbildung: Nils Schwarz
Abbildungen im Innenteil: alle Bilder von Nils Schwarz, außer:riva Verlag: S. 23, 26; Shutterstock: /Dzivak Alena S. 7; /Anton Vierietin S. 9; /SusannSchr S. 13; /Kateryna Kon S. 14; /Designua S. 15, 55; /vesnakostic S. 17; /Tartila S. 20; /VD Image Lab S. 53; /nikolay_artjuhoff S. 62; /VectorMine S. 71; /Pikovit S. 75; /suma2020 S. 79; /mentalmind S. 80; /Liana Nagieva S. 83; /4LUCK S. 97o.; /procurator S. 97u.; /SREE SADHIN CHANDRO S. 99, 122, 136, 186, 231
Model: Ingo Möbius, elbmodels
Layout und Satz: feschart print- und webdesign, Michaela Röhler, Leopoldshöhe
Druck: Florjancic Tisk d.o.o., Slowenien
Printed in the EU

ISBN Print 978-3-7423-0112-3